牙体硬组织仿生矿化研究

基础与应用

U0251709

主　审　李　伟

主　编　张凌琳

编　委　（以姓氏笔画为序）

丁隆江　王　琨　王秀清　王雨霏　牛玉梅　古萌琴

田　甜　冯泽宁　卢子倩　任　倩　吕晓慧　刘珍琪

张凌琳　张尹默　李　伟　李忠成　李欣蔚　李莹雪

李浩然　杨　阳　何　婷　陆君卓　陈相书　陈　悦

范莹莹　罗俊元　郑雯月　郑赛男　胡　蝶　姜文韬

秦　汐　涂欢芯　彭　琇　蒋雪莲　韩思理　曾禹豪

四川大學出版社

SICHUAN UNIVERSITY PRESS

项目策划：许　奕
责任编辑：许　奕
责任校对：仲　谋
封面设计：墨创文化
责任印制：王　炜

图书在版编目（CIP）数据

牙体硬组织仿生矿化研究 ：基础与应用 / 张凌琳主编. — 成都 ：四川大学出版社，2021.8
ISBN 978-7-5690-4976-3

Ⅰ. ①牙… Ⅱ. ①张… Ⅲ. ①牙体－修复术－研究 Ⅳ. ①R781.05

中国版本图书馆 CIP 数据核字（2021）第 176877 号

书名　牙体硬组织仿生矿化研究：基础与应用
YATI YINGZUZHI FANGSHENG KUANGHUA YANJIU：JICHU YU YINGYONG

主　　编	张凌琳
出　　版	四川大学出版社
地　　址	成都市一环路南一段 24 号（610065）
发　　行	四川大学出版社
书　　号	ISBN 978-7-5690-4976-3
印前制作	四川胜翔数码印务设计有限公司
印　　刷	四川盛图彩色印刷有限公司
成品尺寸	185mm×260mm
印　　张	17.75
字　　数	390 千字
版　　次	2021 年 11 月第 1 版
印　　次	2021 年 11 月第 1 次印刷
定　　价	86.00 元

版权所有 ◆ 侵权必究

◆ 读者邮购本书，请与本社发行科联系。
电话：(028)85408408/(028)85401670/
(028)86408023　邮政编码：610065
◆ 本社图书如有印装质量问题，请寄回出版社调换。
◆ 网址：http://press.scu.edu.cn

四川大学出版社
微信公众号

前言

仿生矿化是基于生物矿化研究，在生命科学和材料科学的交汇点上发展起来的一个新兴学科领域，即利用有机分子模板对无机物的成核、生长和组装过程进行有序调控，从而体外合成类似骨骼、牙齿等矿化组织形态及功能的新型无机-有机复合材料。牙体硬组织作为具有显著分级结构的典型生物矿物，在结构上分为牙釉质、牙本质及牙骨质，其生物矿化过程主要包括从周围环境中选择性吸收矿物质，并在严格的生物控制下将其组装成功能化的结构，可概括为有机成分的预组织、界面分子识别、晶体生长调制及细胞调控与外延生长四个阶段。

在正常口腔环境中，牙体硬组织处于一个脱矿与再矿化交替进行的动态平衡过程中。然而，龋病、酸蚀症等疾病引起的脱矿与再矿化生态失衡，牙体硬组织发育不全或矿化不全，磨损等原因均可导致牙体硬组织的不可逆流失。虽然临床上可通过复合树脂粘接等技术来实现牙体硬组织缺损的修复，但仍存在着边缘微渗漏、继发龋、充填体脱落、牙体折断、边缘着色以及粘接不耐久等问题。因此，牙体硬组织的理想修复成为当下研究的难点和热点。

随着仿生医学的兴起与发展，通过仿生矿化的方式模拟牙齿形成的过程，促进脱矿牙体硬组织的再矿化生长，复制出与天然牙体矿化组织相似的矿化结构，恢复牙齿的机械性能和生物力学性能，为修复牙体硬组织缺损、实现微创牙科的临床治疗提供了新的方法和思路，有望成为一种极具应用前景的策略。

本书基于矿化相关的牙体硬组织发生发展过程和牙体硬组织常见疾病病因，从脱矿与再矿化动态平衡理论入手，介绍了生物矿化基础与牙体硬组织仿生矿化理念，对牙体硬组织再矿化和仿生矿化的研究现状进行了深入探讨，展示了牙体硬组织仿生修复良好的应用前景。

本书共十章，在编写过程中，遵循仿生矿化理论与实践、基础与应用相结合的原则，对国内外牙体硬组织仿生矿化研究的前沿进展和成果应用进行了汇总与归纳。感谢编写团队每一位编委的辛勤工作。然而，科学研究永无止境，人类对牙体硬组织仿生矿化的认识和研究也在不断深入。本书难免存在不足之处，恳请各位专家、同道批评指正，提出宝贵意见。

李　伟　张凌琳

2021年11月于华西坝

目录

第一章 生物矿物与生物矿化基础

生物矿化指生物体中无机矿物质的形成过程，其广泛存在于生物体中，且最终可以形成组织良好的生物矿物。该过程包括从周围环境中选择性吸收矿物质，以及在严格的生物控制下将其组装成功能化的结构，这一过程在生命科学中占有重要位置。生物矿化研究不仅要了解矿化组织在体内是如何生成的，而且还是设计先进材料的灵感源泉。本章从生物矿物的概述、羟基磷灰石和生物矿化的晶体生成三个方面进行介绍。

第一节 生物矿物概述

生物矿化形成的生物矿物不仅有助于保护生物体（如成熟的软体动物壳、腕足动物壳和甲壳动物角质层），还能支持生物体感受周围环境的信号（如骨骼、牙齿、珊瑚骨架和海绵骨针等）。生物矿物是天然的，是生物体不可或缺的组成部分，并为生物体的重要功能提供结构基础。

一、生物矿物的种类和分布

生物矿物主要包括碳酸钙、磷酸钙、硅化物和含铁矿物四类。具有代表性的有软体动物壳中的碳酸钙（$CaCO_3$）、哺乳动物骨骼和牙齿中的羟基磷灰石（hydroxyapatite，HAP）[$Ca_{10}(PO_4)_6(OH)_2$]、硅藻和海绵中的无定形二氧化硅（SiO_2）以及石鳖牙齿中的磁铁矿（Fe_3O_4）。

（一）碳酸钙

碳酸钙广泛存在于生物体中，主要分布于无脊椎动物和藻类，包括6种常见的结晶形态：方解石、文石、球文石、一水合碳酸钙、六水合碳酸钙和无定形碳酸钙。其中，方解石和文石最为多见。方解石是碳酸钙中最稳定的矿物相，生物方解石多形成于陆生淡水环境或寒冷的海水表层，主要见于蓝细菌、轮藻、海鳃目、大多数爬行动物的蛋壳和内耳沉淀物、高等植物胞石以及双壳类等。文石则是现代正常海水中碳酸钙的唯一沉积相，生物文石主要分布于软体动物门、绿藻、红藻等。在自然界中，软体动物壳的珍珠层中的碳酸钙主要为文石，棱柱层主要为方解石；在海鞘类动物的骨针中，碳酸钙主要以球文石形式存在；海螺壳的基本成分99.5%为文石；鸡蛋壳和某些结石的主要成分为方解石。

（二）磷酸钙

磷酸钙是生物硬组织中最重要的无机物，主要存在于骨、软体动物的壳、牙齿及作为生物传感器的耳蜗等正常矿化产物中，在病理矿化产物如动脉硬化、尿结石和牙结石等中也存在。生物相关的磷酸钙矿物见表1-1。磷灰石是最主要的磷酸钙类晶体，其化学式为$A_4B_6(MO_4)_6X_2$，其中A和B在很多生物组织中都为钙离子，MO_4是磷酸基团，根据附加的阴离子X的不同，可分为氟磷灰石、氯磷灰石、HAP等，除此之外，其中的钙离子可以被多种金属离子通过离子交换反应代替，形成对应金属离子的M磷灰石（M代表取代钙离子的金属离子）。生物源磷灰石晶体的形成机制不同于地质中的磷灰石晶体，与地质中的磷灰石晶体相比，其晶体尺寸更小，表面积更大，由此可以吸附更多的离子和微粒到磷灰石表面，并且磷酸基团或羟基可部分被碳酸基团取代，生物来源的矿物质可以在更短的时间内（仅需数天或数月）获得更高的结晶度和更有序的结构。HAP就是一种典型的生物源磷灰石，是脊椎动物骨骼和牙齿的主要无机组成成分。人的牙釉质中HAP的含量约96Wt.%（92Vol.%），骨骼中也占到约69Wt.%。在20世纪初期，X射线衍射模型显示骨骼与地质中钙磷比为1.67的HAP相似。然而后来的研究发现，由于哺乳动物会利用骨骼作为储库通过置换方式来维持钙磷等离子在体内的稳态，故碳酸羟基磷灰石才是该类骨组织中含量最丰富的磷灰石矿物，骨骼钙磷比也因而与理想值1.67相差甚远。牙齿通常不参与维持机体离子稳态，因此牙齿的钙磷比更接近1.67。作为人体硬组织的主要成分，HAP参与人体内的蛋白质代谢、酶活性调节、硬组织创伤愈合等生理过程，其基本特性及其对人体内生理过程的一系列影响将于本章第二节详述。

表1–1　生物相关的磷酸钙矿物

矿物质	化学式	钙磷比	溶度积（log *Ksp*）
磷酸二氢钙	$Ca(H_2PO_4)_2 \cdot H_2O$	0.5	高度可溶
二水磷酸氢钙	$CaHPO_4 \cdot 2H_2O$	1.0	-6.4
磷酸八钙	$Ca_8H_2(PO_4)_6 \cdot 5H_2O$	1.33	-46.9
磷酸三钙	α- and β-$Ca_3(PO_4)_2$	1.5	-29.5
羟基磷灰石	$Ca_{10}(PO_4)_6(OH)_2$	1.67	-114.0
氟磷灰石	$Ca_{10}(PO_4)_6F_2$	1.67	-118.0

碳酸钙和磷酸钙矿物具有高的晶格能和低的溶解性，因此在生物环境中具有很好的热力学稳定性。相反，含水相的碳酸钙和硫酸钙溶解性要大得多，因而并不广泛存在于生物中。

（三）硅化物

硅以不同浓度存在于所有的生物体中，大多数的陆地和海洋生态系统中都存在硅的生物循环，从硅藻中DNA的合成到哺乳类骨骼的形成，硅都起着重要的作用。二氧化硅在生物中形成非晶硅、α-方石英、α-鳞石英和石英等矿物。非晶硅一般呈球状、纤状和片状，球状见于植物叶子中，纤状则见于植物的茎和毛。按非晶硅内部含水量高低可将其进一步分为硅胶、植物硅石、蛋白石和海绵硅石。石英广泛产出于沉积岩中，根据其偏光显微镜下特征可分为微晶石英、纤晶石英和粗晶石英三种。而α-方石英和α-鳞石英则是非晶硅转变为石英的中间过渡产物。在自然界中，微生物作用形成的铁硅酸盐沉积物主要见于温泉和深海热液环境；二氧化硅主要存在于原生生物和藻类中，在海绵、微管植物和高等植物体内也分布有二氧化硅沉积物；硅胶广泛存在于生物体内，如硅藻细胞、鱼鳞、动物骨针和海绵骨骼中。

（四）含铁矿物

在60余种生物矿物中，含铁矿物仅次于含钙矿物和含硅矿物。其矿物类型主要为磁铁矿、水铁矿、赤铁矿、针铁矿、纤铁矿和磁赤铁矿等。含铁矿物主要是由细菌产生的，细菌产生的磁铁矿颗粒是部分湖泊和海洋沉积物磁性的主要载体，迄今已发现的趋磁细菌有约20种。在许多软体动物、部分鱼类、细菌、昆虫、鸟类和人体中皆发现了生物形成的磁铁矿颗粒。

以碳酸钙、磷酸钙、硅化物与含铁矿物为代表的生物矿物广泛地存在于自然界，在各级生命体的固有生理、病理过程中扮演着重要角色。作为天然的无机-有机复合材料，生物矿物的存在形式、结构特点与生理作用等均有待深入了解，以期为进一步探究生命体内的生物矿化过程提供基础。

二、生物矿物的结构

在生物矿化的过程中，细胞分泌的有机基质与无机矿物质之间存在多种复杂的相互作用和多种形式的结合，形成高级自组装结构，这也是生物矿化最基本的规律。这一过程使得基质大分子的微观结构发生改变，有利于形成高度有序的生物矿物，从而使生物矿化产物显示出优异的物理性能、化学性能和生物学性能。一方面，生物矿物结构的高度有序性使其具有出色的强度，如牙齿、骨骼与软体动物的贝壳珍珠层均具有极高的硬度与断裂韧性；另一方面，这些优异的物理性能也与该高级自组装结构中无机晶体的规则取向及紧密排列有关，生物矿物一般具有确定的晶体取向，不同的微观结构将赋予生物矿物不同的力学特性。

（一）碳酸钙

生物体中碳酸钙晶体的矿化过程发生在特殊的隔室之中，基质大分子经组装后对碳酸钙的沉积起模版作用。碳酸钙类晶体具有特定的晶相、形貌、取向、尺寸和结构，并且其通过许多增长单元的充填与组装完成宏观生长。常见的方解石生成于低Ca^{2+}浓度、较低pH值和低温环境，晶型多为粒状、纤状、柱状和叶片状。而文石生成于较高Mg^{2+}浓度、较高温（或高压）、高pH值环境，生物文石多成纤状，也有粒状、片状、圆状、六方板状。鸡蛋壳中的方解石以*c*轴垂直于蛋壳表面。软体动物壳层中的方解石常沿（001）面垂直生长。珍珠层中文石的*a*轴平行于β-几丁质纤维，*b*轴平行于β-折叠的类丝心蛋白多肽链。

（二）磷酸钙

磷酸钙类生物矿物主要存在于骨和牙齿等生物体硬组织中。在骨的矿化过程中，磷灰石晶体的生长受到有机基质的严格调控，最终形成具有优异力学性能的骨骼。骨中的碳磷灰石晶体以板型结构存在，于胶原纤维的孔隙区域排列成层，晶体的*c*轴平行于胶原纤维的长轴，*a*轴垂直于胶原纤维的长轴。骨中的碳磷灰石有较大的比表面积，能吸附或键接生物大分子和CO_3^{2-}。例如，胶原可直接键接在碳磷灰石表面而不通过中间的水键系统，碳磷灰石中的CO_3^{2-}有近一半吸附在矿物表面，用以维持血清pH值的稳定。牙齿中主要的生物矿物为HAP，其结构较骨更为复杂。牙体硬组织的生物矿物结构会在后文详述。

（三）硅化物

植物体内SiO_2的沉积大多发生于细胞壁、细胞间隙和导管分子内，主要与次生细胞壁中碳水化合物和细胞膜里的脂类亲水基团有关，其生物矿化同样受到有机模板的指导。由于不同植物细胞壁组分不同，有机模板结构不同，SiO_2的沉积形式也不同。例如在结缕草和羔羊茅体内，SiO_2沉积形成有序排列的柱状结构体；在芦荟针刺中，SiO_2形成针状结构；在荨麻中，SiO_2则在荨麻毛发顶端形成玻璃状的突起。

（四）含铁矿物

含铁矿物的结构较为多变，红条毛肤石鳖舌牙中的含铁矿物主要以堆积的长条片状结构存在，其周围布满可能与矿物形成相关的纳米粒子。在趋磁细菌中，含铁矿物颗粒则组装成链，其晶体颗粒有立方八面体、拉长六边棱形和子弹型等几种形态。趋磁细菌中的磁小体常沿细菌长轴呈链状排列，特定种类细菌中的磁小体的特征及排列的一致性使得晶体链可以提供一个足够强的永磁矩，从而让细菌能够在地磁场中取向。

（王雨霏）

第二节　羟基磷灰石

羟基磷灰石（HAP）是一种磷酸钙类晶体，属于种类繁多的磷灰石的一种。在自然界中，HAP主要存在于生物有机体并成为机体硬组织的主要成分，它可能参与钙磷储存等生物过程，影响人体内的复杂代谢活动。机体硬组织中，牙体硬组织的HAP含量最高，达60%~97%。

一、羟基磷灰石的形式与分布

HAP有天然HAP和人工合成HAP两种。天然HAP除少数以矿物形式存在于自然界外，主要存在于生物有机体并成为机体硬组织的主要成分，如骨、牙、壳、外骨骼等。而人工合成HAP已经作为一种生物相容性良好的生物材料，被广泛用作人体硬组织替代材料和其他医用材料。

人体内的HAP主要分布于牙体组织、骨组织、软骨组织以及各部位的结石中，其总量约占人体体重的5%。HAP是牙体组织的主要成分，在牙釉质中以HAP为主的无机物占总重量的96%~97%，在牙本质中约占总重量的70%，在牙骨质中约占60%。HAP也是天然骨及软骨组织的主要无机成分，约占骨组织固体成分的65%及软骨组织固体成分的3%~6%，骨中HAP主要以结晶形式沿胶原纤维的排列方向沉积，使骨骼具有足够的强度。同时，骨组织中的HAP还是人体钙离子、磷酸根离子的贮藏场所，起到调节人体体液中钙、磷浓度和维持平衡的作用。此外，在胆结石、尿路结石、涎腺结石以及牙结石等体内结石中也有HAP存在。

二、羟基磷灰石的结构与理化性质

HAP属于六方结构，$P6_3/m$空间群（一个六次轴和与其垂直的三个三次轴以及另一个垂直于六次轴的反映面），晶格常数为a=b=9.42Å，c=6.88Å。HAP有与自然骨磷灰石类似的结构。人体骨、牙中存在的HAP为六角柱状体，如图1-1所示。晶体中钙离子和磷酸根离子按六方晶体系规则排列，晶体的外观与水晶相似。晶体结构中在平行于*c*轴的方向有较大的通道，且结构中存在两种位置不同的Ca^{2+}，具有两种配位数，Ca_1=9，Ca_2=7，两种Ca结构都不对称，因而Ca^{2+}具有一定的活性。HAP的分子量为1004.8，理论钙、磷原子比为1.67，理论钙、磷重量比为2.16。

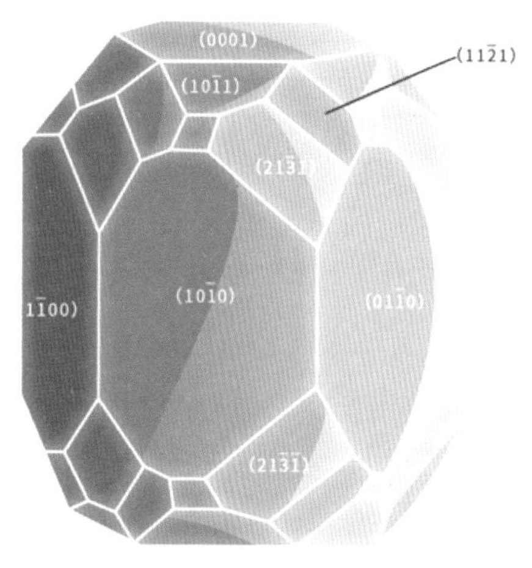

（a）HAP的晶体结构

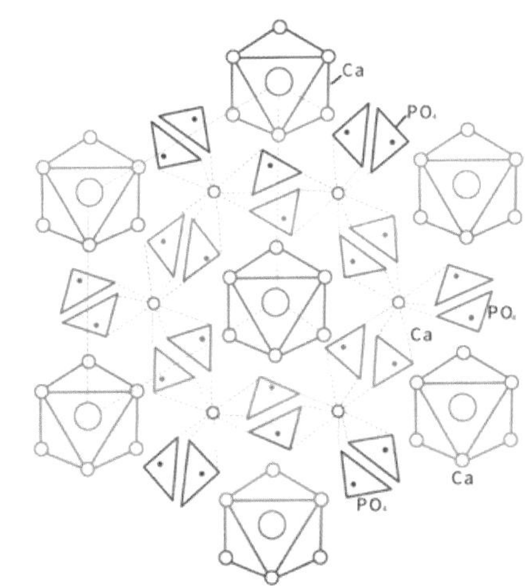

（b）HAP晶体结构在（0001）面的投影

图1-1　HAP晶体和原子排列模式图

晶体结构中在平行于c轴的方向有较大的通道，存在两种不同位置、不同配位数的Ca^{2+}。

HAP难溶于水，长期浸泡于水中可有微量溶解。在水中一般溶解度约为0.001%（w/v）。其溶解度积（pKs）在110~120之间。在皮下的溶解速度约为1μm厚度/年。HAP在盐溶液中（如氯化钠溶液、氯化钾溶液）的溶解性随溶液浓度的增高而增高，在酸性溶液中的溶解性则是随pH值的下降而增高，当pH值在4以下时，HAP的溶解度急剧增加。HAP在水溶液中的Zeta电位为0，当溶液的pH值高于6时，Zeta电位为负值，pH值低于6时，Zeta电位为正值。HAP中的钙、磷和羟基可以通过离子交换方式而被多种元素或基团置换取代，因此HAP被认为是一种活跃的物质。铅、铬、钒等对人体有毒的元素容易在骨组织中沉积，导致中毒性疾病，这与它们和HAP间的离子交换有关。HAP在加热到1200℃时，磷开始缓慢挥发而分解，生成α-TCP、β-TCP、CaO、$Ca_4P_2O_9$、$Ca_{10}(PO_4)_6O$（氧磷灰石）等物质。进一步升高温度，HAP晶体将最终分解为氧化钙。

HAP是牙体组织的主要成分，因此，牙体组织的机械性质、热传导性质、膨胀系数、比重等均和HAP近似（表1-2、表1-3）。从晶体大小上看，位于牙釉质的HAP晶体最大，长0.1~1.0μm，宽0.03~0.06μm，厚0.01~0.04μm，是呈一定方向排列的扁六棱柱形晶体。而存在于牙本质和牙骨质的HAP晶体较小，长0.03~0.05μm，宽0.01~0.03μm，厚0.002~0.005μm。HAP在骨组织中的基本单元则为针状磷灰石晶体，长0.2~0.4μm，厚0.015~0.030μm。骨骼中HAP晶体较小，晶体缺陷多，以微晶形式沉积，有序性较低，是不完整的纳米相磷灰石。而牙釉质的晶体更加完整，组装高度有序，晶体间堆积更加紧密，晶体较大。

表1–2　HAP和牙体组织的一般机械性质比较

	抗压强度（MPa）	抗拉强度（MPa）	硬度（莫氏）	膨胀系数
羟基磷灰石	500~700	100~200	5	14.0~15.0
牙釉质	400	10	6~7	11.4
牙本质	300	50	4~5	13.0

表1–3　HAP和牙体组织的一般物理性质比较

	融点（℃）	比重	膨胀系数（$℃^{-1}$）	热传导率（J/cmSK）
羟基磷灰石	1614	3.15	15.0×10^{-6}	0.0130
牙釉质	—	2.89~3.00	11.4×10^{-6}	0.0092
牙本质	—	2.05~2.35	13.0×10^{-6}	0.0063
牙骨质	—	2.02~2.04	—	—

三、羟基磷灰石的生物化学反应

HAP是人体硬组织的主要矿物成分，对人体内的蛋白质代谢、酶活性调节、硬组织创伤愈合等具有重要的作用。牙体组织中的HAP参与了牙体组织表面的再矿化过程，可能与涎石、牙结石的形成有关。骨组织中的HAP还是人体钙离子、磷酸根离子的贮藏场所，起到调节人体体液中钙、磷浓度和维持平衡的作用。HAP在这些人体生理代谢过程中发生的生物化学反应是其发挥生理作用的重要基础。

（一）羟基磷灰石与氨基酸、蛋白质、脂肪和糖的反应

研究构成蛋白质的氨基酸与HAP的反应对于了解机体内HAP的作用是非常重要的。HAP与氨基酸的反应特性与骨组织、牙体组织和病理性钙化组织的钙化和溶解有关。氨基酸拥有氨基和羧基两种基团。HAP对酸性氨基酸有较强的吸附能力，例如HAP对谷氨酸有很强的吸附能力，对精氨酸、赖氨酸的吸附能力较弱，而对苯丙氨酸、丙氨酸、脯氨酸等氨基酸几乎没有吸附作用。这种吸附能力来源于HAP表面磷酸根和氢氧根的氧原子与氨基酸的氢键结合。通过这种吸附过程，钙结合蛋白质可以控制体内HAP晶体晶核的生长，从而控制机体的钙化过程。另外，一些具有特殊空间结构的氨基酸在骨组织再生中也发挥着非常重要的作用。如天冬氨酸，学者分析认为，天冬氨酸是一个富含碳酸根而缺乏钙离子的化学组成，可以不改变其空间构型来组装HAP，当四个磷酸根替代了碳酸根后会出现四个空位，这些空位可以调整天冬氨酸的末端羧基，最终提供成核单位，促进骨组织的无机成分HAP的生长。HAP对脂肪和糖类也有较强的吸附作用，将脂肪或多糖溶液通过HAP层析柱

后，连续测定洗出液中脂肪和糖的浓度，可以测定HAP对脂肪和糖的吸附能力。

（二）羟基磷灰石与唾液成分的反应

HAP能够吸附唾液中的蛋白质、脂质和多糖。通过对唾液中被吸附的蛋白质的分析发现，这些蛋白质中谷氨酸和赖氨酸组成比例较高。

HAP在唾液中有轻微的溶解性。X线衍射分析（XRD）发现，HAP在唾液中的溶解主要发生在HAP晶体的*a*平面，而*c*平面几乎不发生溶解。牙釉质表面主要由HAP的*c*平面构成，因此在口腔环境中牙釉质并不发生明显的溶解，加上唾液中钙离子、磷酸根离子的再矿化作用，牙釉质中的HAP能够保持长期的平衡状态。

（三）细胞外基质对羟基磷灰石矿化的作用

骨组织中有机质主要为胶原蛋白和非胶原蛋白。电镜观察HAP的微晶，发现其*c*轴与胶原纤维长轴平行，呈周期性。HAP矿化层间的距离近似于胶原纤维两空隙区间的距离。胶原原纤维（collagenous fibre）的基本单位是原胶原分子（tropocollagen），原胶原分子错开1/4排列形成胶原原纤维，所得每一列原胶原分子间的空隙区（40nm）是骨组织形成中HAP晶体最先成核和形成的主要部位，迫使HAP在胶原中周期性排列。

基质最基本的作用是使HAP以异相成核的方式形成，但又不同于一般的异相成核。基质对HAP晶体的形成起指导和模板作用，决定矿物结晶的方式和结晶的大小，提供矿物晶体形成的生长点。生长点有序排列使矿物晶体具有有序结构。有机分子结构的预构造控制了HAP晶体的成核部位、结晶物质、晶体大小、取向及最终形貌。基质中胶原蛋白本身不能完成全部功能，不能引起矿化和指导矿化。对矿化有指导作用的是一些非胶原蛋白，如牙本质磷蛋白、釉蛋白、骨结合蛋白、骨钙蛋白、骨桥蛋白、骨涎蛋白等。这些非胶原蛋白的共同点是带有周期性的负电荷，含有磷酸化的氨基酸残基，以及含有与细胞结合的功能区域。

基质蛋白推动成核，使成核按一定方式有序进行。但如果HAP晶体在基质上开始形成后不加控制，则将不断地形成无序和生长不规则的结晶体。与钙离子结合的基质通过抑制晶体形成和转化速度来控制矿化进度。

（四）羟基磷灰石与牙体组织的再矿化

牙体组织长期暴露在口腔内，受到唾液的长期浸泡和牙菌斑细菌的侵蚀，加之长期饮用酸性饮料（如碳酸饮料、啤酒等），牙体组织表面会产生一定的钙、磷溶解而发生脱矿反应。生理条件下，唾液中的钙和磷持续不断地沉积到牙体组织上形成新的HAP。这种周围环境中的钙、磷重新沉积在牙体组织形成HAP的反应称为再矿化。

经扫描电子显微镜观察发现，离体牙体组织在经酸蚀后表面变得粗糙，但用HAP进行处理后，原被酸蚀后粗糙的牙釉质表面重新恢复光滑形态。证明HAP对牙体组织有再矿化作用。将HAP微晶体和磷酸钙分别填入表面钻有小孔的离体牙釉质标本的小孔内，在口腔环境内留置一段时间后观察发现，HAP微晶体填充部位变得致密和牢固，硬度逐渐增加并和周围融为一体，而磷酸钙填充部位很容易被唾液洗涤掉。这一实验表明HAP微晶体对牙体组织表面的缺损有充填修复的作用。

（五）羟基磷灰石与牙结石的形成

牙结石是人体最常见的结石，它是导致牙龈炎和牙周炎的主要因素。牙结石分为龈上结石和龈下结石，其主要成分为磷酸八钙[$Ca_8H_2(PO_4)_6 \cdot 5H_2O$]、HAP[$Ca_{10}(PO_4)_6(OH)_2$]、β-磷酸三钙[β-$Ca_3(PO_4)_2$]或磷钙矿[$Ca_{10}(HPO_4)(PO_4)_6$]。磷酸氢钙二水盐（$CaHPO_4 \cdot 2H_2O$）仅出现在牙结石形成的早期阶段。因此，人们认为牙结石中HAP的形成过程为：结石内先有磷酸氢钙二水盐的沉积，然后生成磷酸八钙，再经磷酸八钙水解生成HAP。其可能的化学反应过程如下：

$$CaHPO_4 \cdot 2H_2O \rightarrow Ca_8H_2(PO_4)_6 \cdot 5H_2O \rightarrow Ca_{10}(PO_4)_6(OH)_2$$

牙结石的形成受到很多因素的影响，如唾液的成分和流速、牙菌斑的附着情况等。局部微环境的pH值是影响HAP形成非常重要的因素。HAP在牙结石形成过程中存在动态平衡，可以用公式表示如下：

$$Ca_{10}(PO_4)_6(OH)_2 \rightleftharpoons 10Ca^{2+}+6PO_4^{3-}+2OH^-$$

当pH值下降时，微环境中的H^+浓度提高，H^+可以结合PO_4^{3-}和OH^-，形成磷酸和水，导致平衡向右偏移，HAP发生溶解；反之，当pH值升高时，平衡向左移，加速了HAP的形成。因此，解脲细菌因其能够提高局部微环境的pH值，在牙结石形成中起到促进作用，进而引起学者关注。

四、羟基磷灰石生物材料

人工合成的HAP因具有良好的生物学性能，已经广泛应用于生物医学的各个领域。目前对HAP的研究大量集中在其生物相容性和作为硬组织替代材料等方面。

HAP生物材料具有良好的生物相容性和生物活性，植入体内安全、无毒、无刺激性、无致癌性、无致畸性，还能诱导骨生长。HAP生物材料植入体内后能与组织在界面上形成化学键结合；植入肌肉或韧带等软组织后被一薄层结缔组织紧密包绕，无炎性细胞存在；做穿皮种植时，能在颈部和上皮组织密合，无炎症或感染发生。HAP对大部分人体蛋白质具有亲和性，在水溶液和体液中能保持稳定。

随着人工合成技术的发展，HAP生物材料作为硬组织的修复体或置换材料已成为近30年来生物材料研究领域的热门课题，其作为硬组织的人工材料有广泛的应用范围，几乎涉及全身的硬组织缺损。在口腔医学领域，HAP最常被用于人工替代骨，如人工下颌骨、颌面部外伤缺损充填材料、腭裂和牙槽突裂的修复材料等。这类人工替代骨具有良好的生物相容性和与骨组织矿物成分的一致性，能与骨组织紧密接触，具有良好的骨传导性，并对骨组织生长具有一定的诱导作用。此外，HAP

还可作为辅助材料或成分，用于牙种植体的表面涂层、盖髓剂和根管充填材料等。

（陈相书）

第三节　生物矿化的晶体生成

在生物体中，体液是物质和能量传输的基本途径，生物矿物几乎都是从溶液相中沉积而形成的。因此，生物矿化的最主要形式是溶液结晶，包括成核、生长和聚集三个阶段。和大多数物理化学过程一样，能量的最小化是结晶（生物矿化）的最初驱动力，也是控制矿物的相、形貌、尺寸和排列等要素的根本。不同生物矿物的矿化过程各不相同，但均与有机大分子和有机基质密切相关，并且共同构成复杂的分级结构。

一、生物矿化过程

生物矿化过程可概括为有机成分的预组织、界面分子识别、晶体生长调制及细胞调控与加工（外延生长）四个阶段。

有机大分子构造有序的反应环境决定了无机物成核的位置。预组织原则：有机基质与无机相在分子识别之前将识别无机物的环境组织得越好，则它们的识别效果越佳，形成的无机相越稳定。这一过程是生物矿化的前提。之后有机-无机界面的分子识别可以控制晶体的成核、生长和聚集。分子识别可以理解为底物与受体的选择性结合，是具有专一性的过程。互补性和预组织是决定分子识别过程的两个关键性因素。分子识别可引起体系构象和电学性质、光学性质、化学性质的变化，这些变化伴随着化学信息的存贮、传递及处理。在已形成的有机基质组装体的控制下，无机物在溶液中的有机-无机界面成核。其中的分子识别表现为：有机基质分子在界面处通过晶格几何特征、静电电势相互作用、极性、立体化学互补、氢键相互作用、空间对称性和形貌等方面影响和控制无机物的成核部位、结晶物种选择、晶形、取向和形貌等。晶体的生长调制则可以使晶体初步组装形成亚单元，同时形状、大小、取向和结构受到有机基质分子组装体的控制，实际上生物体内矿化中有机基质是动态变化的，所以，生物矿化在时间和空间上也受有机基质分子组装体的调节。在许多生物体系中，生物矿化的第三个阶段即通过化学矢量调节赋予矿化产物独特的结构和形态的基础。最后在外延生长阶段，亚单元矿物组装形成多级结构的生物矿物。在细胞参与下，亚单元组装成更高级的结构。该阶段是造成天然生物矿化材料与人工材料差别的主要原因，也是复杂超精细结构在细胞活动中的最后修饰阶段。

二、晶体生成

晶体热力学、晶体动力学及相转变是生物矿化的重要物理学基础。在结晶过程中，无论是成核还是生长都反映同一个相转变过程：物质从溶液状态变成固体状态。从热力学的能量角度来看，这意味着在结晶过程初始相中溶液的吉布斯（Gibbs）自由能高于所形成晶体和最终溶液的吉布斯自由能的总和。体系如果处于平衡态，则系统的吉布斯自由能最小；若系统处于非平衡态，则系统中的相为亚稳相，就会出现相转变，也就是晶核形成的开始。相和相之间是否能够实现转变以及如何转变，涉及相转变动力学的内容，因此整个生物矿化过程既包括热力学、动力学过程，也包括相转变过程。

（一）晶体成核

在亚稳相中，新相（稳定相）能否出现及何时出现，是新相的成核问题，也是结晶学要解决的第一个问题。在过饱和的亚稳相中，新相一旦成核，就能自发长大，这是因为新相的长大是系统吉布斯自由能降低的过程。但是仅仅制造一个过饱和溶液是不足以诱导溶液中自发均相成核发生的。只有当溶液的过饱和度超过了一个临界值（临界过饱和度）的时候，结晶（沉淀）才能被观测到。在实验和应用中，如果人为地加入固相杂质和晶种，可以不同程度地降低乃至消除临界现象，人工降雨就是这方面最好的实例。产生临界现象的主要原因：在晶核形成的过程中，固相作为一个新相（晶体）在原先单一的液相（过饱和溶液）中出现，因而产生一个新的界面，即固-液界面，导致界面能的出现。

生物矿化过程中的成核是在生物有机基底上发生的，当有机基质作为一个异相在溶液中存在时，就能够在很大程度上改变甚至控制无机矿物的成核过程。通常，晶核沉积在一个固相基底而产生的固-固界面能会低于晶核和溶液间的界面能，这是因为晶体中的分子或离子可以和固体基质，特别是具有官能团的有机基质，产生化学的成键作用，其键能高于它们和溶剂分子间的作用。界面能主要来自两相物质间的物理、化学的键合作用，强的键合对应低的界面能，从而使成核的势能位垒降低。此外，有机和无机间的键合作用还能赋予生物矿化定向成核的特性。显然，这种界面间的成键作用取决于晶体和基底的表面结构。如果在分子或原子层次上，两相间的结构互补并排列一致，它们不仅能够将界面间由晶格不匹配所产生的张力（界面能的重要组成部分）降到最小，其化学成键还可以大大降低体系中的熵，从而促进匹配晶面在基底上的优先选择性成核。

如果溶液是过饱和的，那么无论其中是否能够形成大于临界尺寸的晶核或者是否存在异相，结晶过程最终仍会发生。以上讨论了由界面能所产生的临界效应，其重要性在于它决定了成核过程的时间尺度，也就是成核的动力学过程。在物理化学中，动力学是个过程函数，决定了从亚稳态到稳定态变化的途径和速度，而热力学这一状态函数决定了最终的状态。从另一角度来说，对于热力学不稳定状态，如果在动力学上仍然处于相对的稳定状态，就会产生亚稳态。所以，尽管生物体系是一个非平衡体系，但它仍然维持着相对的稳定性，因为其中存在大量的亚稳态。这在生物矿化的研究中也不例外。当成核能垒暂时未能被克服，即体系处于亚稳态时，虽然成核反应不能即时发生，但经过一段时间后均相的结晶仍然会在溶液中发生，因为体系最终还是要回到能量最低化的稳定状态。经过的这段时间被称为成核诱导时间（induction time，τ）。均相成核中τ和过饱和度之间为负相关关系，在异相成核中，τ和过饱和度也有类似的关系，但由于此时界面能往往小于均相成核体系，异相成核相对于均相成核来说容易得多，从而优先发生。

（二）经典的晶体生长理论

晶核在形成后又是怎样生长并最终形成完整的晶体的呢？这是晶体生长动力学所要解决的问题。图1-2在分子层次上展示了晶体表面状况。晶面包含相对光滑的几何平面，称为台地（terrace）。晶面上还存在台阶（step）。台阶往往并不十分完美，具有很多的扭折（kink）。晶体生长的微观动力学是这样描述晶体生长过程的：溶质作为生长单元首先吸附在晶体的表面。在此过程中台阶上的扭折扮演着十分重要的角色，因为在晶体的表面，扭折比台阶及台地能给生长单元提供更多的成键位点，这样生长单元可以被晶体更为牢固地结合并更容易融入晶体结构中。如果生长单元最初吸附在台地上，那么生长单元可以通过晶面运动或者晶体-溶液中的解附/吸附过程接近台阶，尤其是台阶扭折处，从而更多成键以实现更好的吸附。除此以外，这些在台地上的小生长单元也可以通过聚集形成大的聚集体，称为岛结构（island），以进一步产生新的台阶。这一过程可以视为晶面上的二维成核。

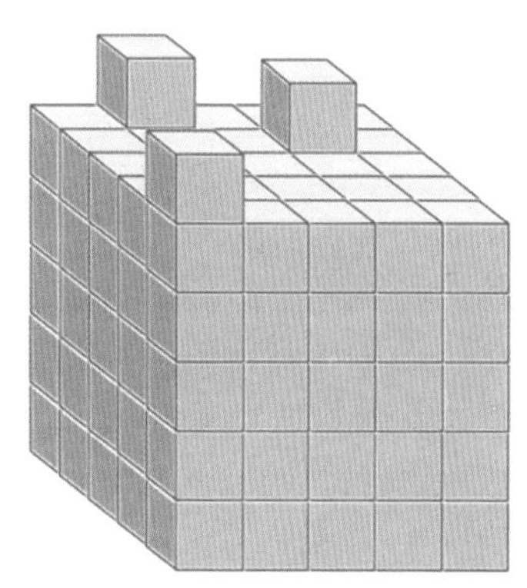

（a）晶体的微观结构是由一个个生长单元整齐堆积而形成的，而晶体的表面在原子层次上并不是完美平整的

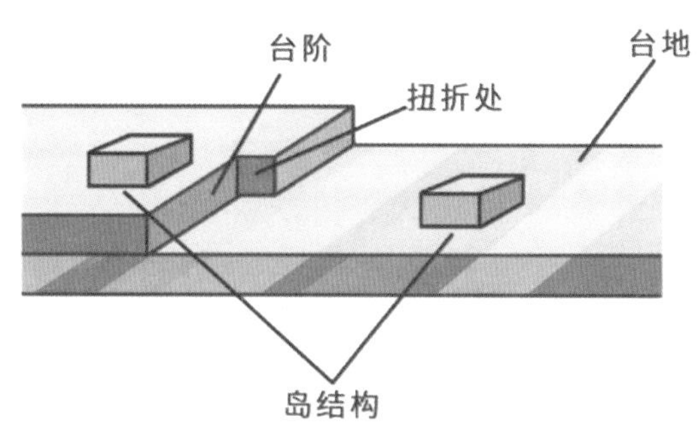

（b）在晶面上存在台阶、台地和岛结构等

图1-2　分子层次上的晶体表面状况

在台阶生长理论中，光滑界面不能借助热激活来自发地产生晶体生长必需的台阶，而只能通过二维成核（岛结构的形成）不断地形成台阶以维持晶体的持续生长。二维成核同样需要克服由台阶能产生的热力学位垒，因而可以导出与溶液中三维成核类似的速率和驱动力之间的指数关系，并且可以推论其同样存在临界驱动力。除了二维成核，晶体中的缺陷，如位错、孪晶，都能够消除或减少二维成核的能量位垒，并往往能够提供天然的生长台阶。二维晶核及其台阶一旦形成，台阶会在驱动力（过饱和度）的作用下沿着晶面运动。当台阶扫过整个晶面时，晶体就生长了一层。在晶体生长中，台阶的运动主要取决于面（晶面）扩散或者体（从溶液到晶体表面）扩散到达台阶的分子吸附流量。经典的晶体生长理论认为，颗粒构成的晶体生长过程中，大尺寸颗粒能以小颗粒的溶解为代价进行生长，这一过程的驱动力是表面能的降低。

（三）纳米晶体的组装

上述经典的晶体生长模型近年来受到了挑战。水热法合成的纳米TiO_2晶体的生长和形貌演化不同于传统模型，纳米颗粒之间最终直接相连形成了链状的高级结构（图1-3）。在此基础上，Banfield等提出，在许多无机纳米晶体的生长过程中，纳米颗粒与颗粒之间可以通过有向连接（oriented attachment）的方式实现生长。这种生长机制适合相邻纳米颗粒的自发组织过程，相邻的颗粒之间通过调整面以获取相同的晶体学取向，当两个颗粒的距离靠近至一定范围时，颗粒之间的范德华力将颗粒吸引在一起。在此过程中，两个取向一致的晶面可以融合从而最大限度地降低界面能。截至目前，已经有一系列的纳米晶体满足这种“取向连接”的生长模式。这种新的机制在纳米晶体的领域中较为常见，原因在于：纳米颗粒尺寸小，更容易调整构型和取向；同时纳米晶体的悬挂键较多，相互靠近的颗粒通过融合使悬挂键大幅度下降。

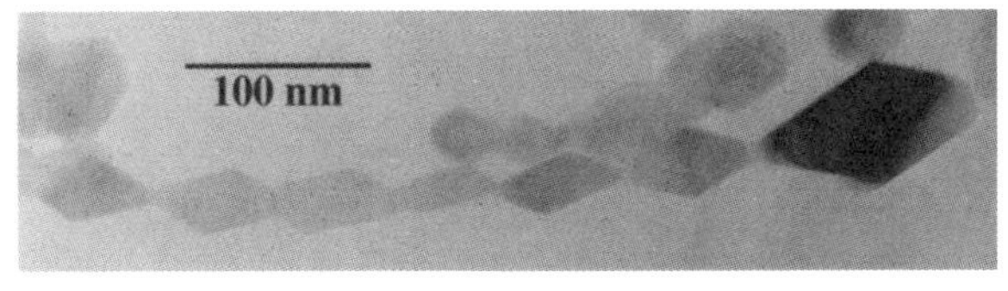

（a）水热法生长的锐钛矿晶体中纳米颗粒连接成链状结构的TEM图

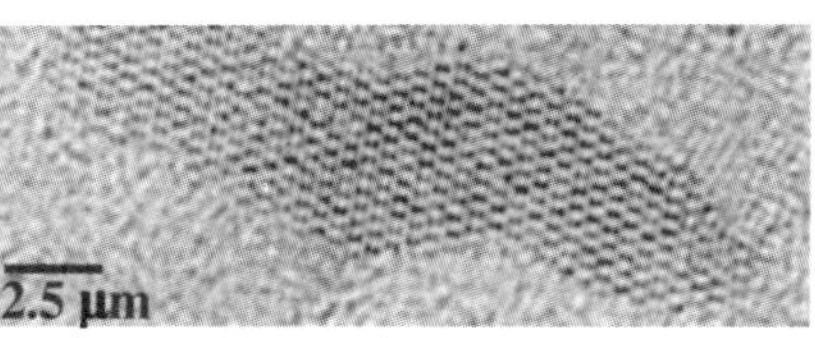

（b）相邻两个纳米颗粒的高分辨TEM图

图1-3　纳米颗粒之间直接相连形成链状的高级结构

Penn RL, Banfield JF. Morphology development and crystal growth in nanocrystalline aggregates under hydrothermal conditions: Insights from titania[J]. Geochimica Et Cosmochimica Acta, 1999, 63(10):1549-1557。

除此以外，Cölfen等发现，当纳米颗粒体系中存在高分子表面活性剂等调控分子时，纳米颗粒可以排成结构有序的有机-无机复合超晶体，称为介晶（mesocrystal）。

在介晶中，有机分子充当了连接相邻纳米颗粒的桥梁，利用这种方法所构建出的超结构具有比单一成分纳米颗粒更高的对称性。介晶是一种广义上的胶体晶体，它的构成单元不是原子或通常意义上的分子，而是纳米颗粒。介晶中的纳米颗粒排列成类似原子在晶格中的结构，且相邻颗粒之间的晶面基本一致，所以介晶具有与单晶极其类似的散射特性。由于介晶往往具有类似单晶的形貌和衍射特征，它在实际的研究中很难被发现。如果介晶中有机分子和纳米颗粒的晶面结合强度不大，介晶很容易通过排出有机物和颗粒的有向连接、融合而成为单晶。因此，介晶往往是纳米颗粒在有大量有机高分子存在时向单晶专变过程中的中间状态（图1-4）。

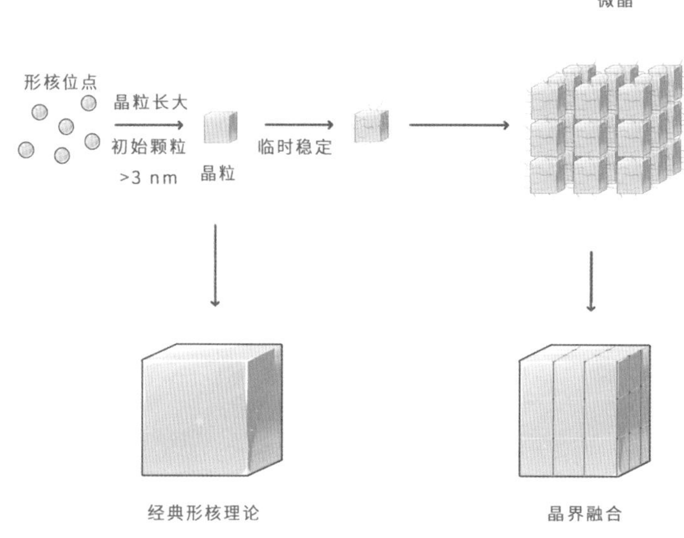

图1-4　经典的结晶过程

离子或者分子生长成单晶。通过纳米颗粒的介观自组装生成介晶后通过介晶中颗粒的融合和有向连接生成单晶前驱相和相转化。

取向连接和介晶模型都属于介观组装，是对经典晶体生长理论的重要补充。它解释了在纳米颗粒体系中如何得到复杂的多级结构和高有机含量的复合结构，能够用来回答为什么生物矿物具有复杂的多级结构和类似单晶的特征，但是这个模型不能解决生物体内的纳米颗粒是如何生成的、颗粒与颗粒之间的识别是如何实现的等问题。

除了以上经典的晶体生长和介观组装，最近人们更加关注存在于生物矿化早期的前驱亚稳定相。这种前驱亚稳定相在受控条件下转化成最终的稳定晶体相，而不是直接由离子或分子生长得到。在前驱亚稳定相中受到关注最多的是无定形相。最早的无定形相是Weiner和Lowenstam于1985年在贻贝牙齿的矿化过程中发现的，最早形成的物相是无定形磷酸钙（amorphous calcium phosphate，ACP），经过数周，ACP转化成含碳酸根的HAP。ACP和无定形碳酸钙（amorphous calcium carbonate，ACC）对应的结晶相构成了当前生物矿化的主题内容，是目前研究的最主要无定形相，其中又以观测生物体内的无定形相为多，如海洋和陆生甲壳纲生物的甲壳中的无定形相。由于无定形相溶解度较大，它不仅能起到前驱体的作用，还能够作为离子储存的临时载体。

许多研究发现，当钙盐和碳酸盐溶液混合时，虽然最终得到的碳酸钙沉淀是方解石或其他结晶相，但溶液中首先形成的是胶状无定形相，随后再通过相转换变成结晶相，也就是在动力学上经过一个多步转化的过程，而非直接一步形成最稳定的相。Faatz等提出了液-液相分离的机制来解释溶液中ACC的形成，并用Spinodal分相模型描述了这个过程。这一过程中自由能的曲率为负，任意的浓度扰动均可导致体系的自由能下降，局部离子浓度升高，大部分区域的离子浓度降低，从而形成离子的富集区，这一区域最终演化成液相ACC。Gower等则提出了高分子诱导液相前驱体，形成无定形碳酸钙和有机物的复合物的过程。在这个过程中，高分子能够局部富集钙离子，使得局部的过饱和度升高，从而诱导ACC前驱体的生成。高分子改变了相分离之前的体系相图。由于高分子的吸附和夹带，ACC的流动性更好，而且水合能力更强，这往往能够在基底上成膜。如果没有高分子存在，ACC的成膜性会大幅度下降。Politi等和Mahamid等用斑马鱼的尾鳍骨作为研究对象，发现在骨形成的早期有大量的ACP，随着骨的成熟，ACP的含量会下降。这一结果首次证明了骨中ACP作为前驱体的可能性（图1-5）。他们进一步还指出ACC是棘皮动物骨骼、软体

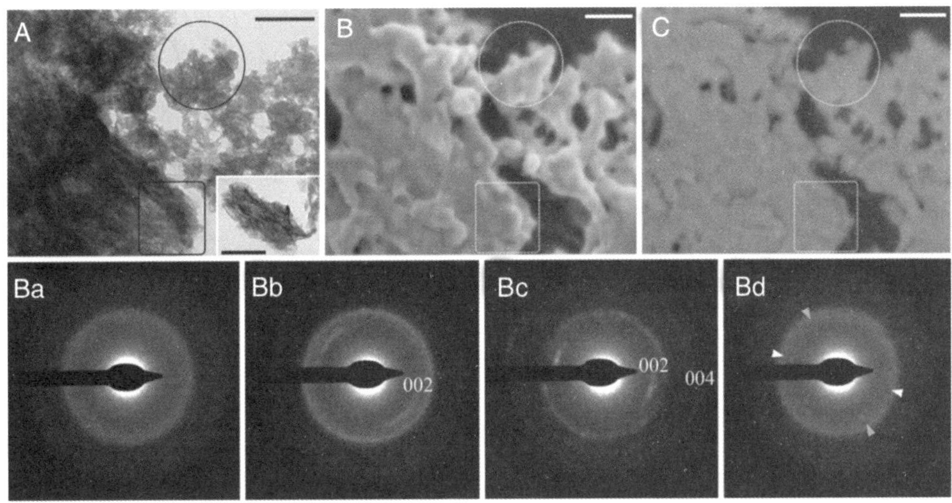

图1-5　斑马鱼尾鳍骨端部提取的矿物样品的TEM和SAED照片

A为TEM图：（Ba）为（A）中用圆圈包围的区域，显示的是无定形的弥散环；（Bb）为（A）中用矩形包围的区域，显示的是HA弱的结晶环；（Bc）为（A）中插入的区域，显示的是HA较强的结晶环；（Bd）为（A）中用圆圈包围的区域，显示的是室温下储存1周部分结晶的特征。B为高分辨的冷冻SEM图。C为背散射（ESB）图，显示出ACC和结晶区域信号强度没有显著区别。

Mahamid J, Sharir A, Addadi L, et al. Amorphous calcium phosphate is a major component of the forming fin bones of zebrafish: Indications for an amorphous precursor phase[J]. Proceedings of the National Academy of Sciences of the United States of America, 2008, 105(35):12748-12753。

动物幼虫甲壳和甲壳类生物的外壳中成熟晶相（文石或者方解石）的重要前驱体，在以上的生物矿化过程中先于结晶相出现。相对于结晶态，无定形相具有各向同性和可塑性的特点，容易被塑造成生物所需要的各种形状，然后转化为相应形状的结晶相。

（王雨霏）

小　结

生物矿物由生物体中无机矿物质经由复杂而严格的作用形成，这一过程称为生物矿化。生物矿物广泛存在于自然界的各级生命体中，主要包括碳酸钙、磷酸钙、硅化物和含铁矿物。人体硬组织中最主要的生物矿物是HAP，参与人体内的蛋白质代谢、酶活性调节、硬组织创伤愈合等生理过程。随着仿生材料的发展，人工合成的HAP已作为一种生物相容性良好的生物材料，被广泛用作人体硬组织替代材料和其他医用材料。生物矿物的形成依赖生物矿化，其过程主要包括从周围环境中选择性吸收矿物质，以及在严格的生物控制下将其组装成功能化的结构，可概括为有机成分的预组织、界面分子识别、晶体生长调制及细胞调控与加工（外延生长）四个阶段。生物矿物及生物矿化是生命科学的重要组成部分，指导着对矿化相关生命过程的深入认识，也为生物材料的开发提供了基础。

参考文献

[1] 崔福斋. 生物矿化[M]. 2版. 北京：清华大学出版社，2012.

[2] 李伟. 口腔生物化学与技术[M]. 北京：人民卫生出版社，2011.

[3] 薛中会，武超，戴树玺，等. 生物矿化研究进展[J]. 河南大学学报（自然科学版），2003（3）：21-25.

[4] 张刚生. 生物矿物材料及仿生材料工程[J]. 矿产与地质，2002（2）：98-102.

[5] Arakaki A, Shimizu K, Oda M, et al. Biomineralization-inspired synthesis of functional organic/inorganic hybrid materials: organic molecular control of self-organization of hybrids[J]. Organic & Biomolecular Chemistry, 2015, 13(4):974-989.

[6] Barabási A L, Stanley H E. Fractal concepts in surface growth[M]. Cambridge: Cambridge University Press, 1995.

[7] Banfield J F, Welch S A, Zhang H, et al. Aggregation-based crystal growth and microstructure development in natural iron oxyhydroxide biomineralization products[J]. Science, 2000, 289(5480):751-754.

[8] Boskey A L. Mineralization of bones and teeth[J]. Elements, 2007, 3(6):385-391.

[9] Chernov A A. Formation of crystals in solutions[J]. Contemporary Physics, 1989, 30(4):251-276.

[10] Chen Y Y, Feng Y M, Deveaux J G, et al. Biomineralization forming process and bio-inspired nanomaterials for biomedical application: a review[J]. Minerals, 2019, 9(2):68.

[11] Faatz M, Gröhn F, Wegner G. Amorphous calcium carbonate: synthesis and potential intermediate in biomineralization[J]. Advanced Materials, 2010, 16(12):996-1000.

[12] Gower L B, Odom D J. Deposition of calcium carbonate films by a polymer-induced liquid-precursor (PILP) process[J]. Journal of Crystal Growth, 2000, 210(4):719-734.

[13] García-Godoy F, Hicks M J. Maintaining the integrity of the enamel surface[J]. Journal of the American Dental Association, 2008, 139:25S-34S.

[14] Lowenstam H A, Weiner S. Transformation of amorphous calcium phosphate to crystalline dahillite in the radular teeth of chitons[J]. Science, 1985, 227(4682):51-53.

[15] Mann S, Archibald D D, Didymus J M, et al. Biomineralization-biomimettc potential at the inorganic-organic interface[J]. Mrs Bulletin, 1992, 17(10):32-36.

[16] Mahamid J, Sharir A, Addadi L, et al. Amorphous calcium phosphate is a major component of the forming fin bones of zebrafish: Indications for an amorphous precursor phase[J]. Proceedings of the National Academy of Sciences of the United States of America, 2008, 105(35):12748-12753.

[17] Niwa M, Li W, Sato T, et al. The adsorptive properties of hydroxyapatite to albumin, dextran and lipids[J]. Bio-medical Materials and Engineering, 1999, 9(3):163-169.

[18] Niederberger M, Cölfen H. Oriented attachment and mesocrystals: non-classical crystallization mechanisms based on nanoparticle assembly[J]. Physical Chemistry Chemical Physics, 2006, 8(28):3271-3287.

[19] Penn R L, Banfield J F. Morphology development and crystal growth in nanocrystalline aggregates under hydrothermal conditions: Insights from titania[J]. Geochimica Et Cosmochimica Acta, 1999, 63(10):1549-1557.

[20] Politi Y, Metzler R A, Abrecht M, et al. Transformation mechanism of amorphous calcium carbonate into calcite in the sea urchin larval spicule[J]. Proceedings of the National Academy of Sciences of the United States of America, 2008, 105(45):17362-1736.

[21] Wong K K W, Brisdon B J, Heywood B R, et al. Polymer-mediated crystallization of inorganic solids-calcite nucleation on the surfaces of inorganic polymers[J]. Journal of Materials Chemistry, 1994, 4(9):1387-1392.

[22] Weiner S, Traub W, Wagner H D. Lamellar bone: structure-function relations[J]. Journal of Structural Biology, 1999, 126(3):241.

第二章 牙体硬组织的结构与发生

矿化组织具有随时间推移而逐步形成的显著的分级结构，这种分级结构在各种生物体中发挥着重要作用。牙体硬组织的分级结构是其中的重要分支。牙体硬组织包括牙釉质、牙本质及牙骨质，在组成上均包含无机矿物及有机成分。理解牙体硬组织的生物学组成、结构及形成，可以启发组织工程支架的新设计及修复或再生人体矿化组织的新疗法和新策略。

第一节 牙釉质的组成与结构

牙冠最外层的牙釉质是全身唯一的无细胞性的矿化组织，覆盖牙冠表面，在全身组织中矿化程度最高并具有最强的机械性能。成熟的牙釉质质量的96%~97%为无机物，但有机成分在牙釉质的形成和调控中发挥重要作用。牙釉质结构高度复杂，条带状的HAP有序排列成多种结构层级，才使得牙釉质对咀嚼压力和摩擦力具有高度耐受性。

一、牙釉质的组成

牙釉质的无机成分几乎全部由HAP和少量的其他磷酸盐晶体等组成。X射线衍射等显示，牙釉质晶体与标准HAP非常相似，但是在牙釉质晶体形成时，最初形成的矿物是碳酸羟基磷灰石，而且牙釉质晶体的核心较外周含有较多的碳酸盐，这使晶体容易自其一端的中心开始溶解。此外，这些晶体内往往还含有一些微量元素，这些微量元素有的可增强晶体的耐龋潜能，如氟、硼、镁等。

成熟牙釉质中的有机物不足1%，主要由蛋白质和脂类组成。蛋白质主要来自成釉细胞，主要有釉原蛋白（amelogenin）、非釉原蛋白（non-amelogenin）和蛋白酶（proteinases）三大类。这些蛋白质的主要作用是引导牙釉质晶体的生长，也可能具有粘接釉柱的作用。

釉原蛋白是成釉细胞的主要分泌产物，占牙釉质中有机成分的90%以上。在很多物种中釉原蛋白序列是高度保守的，C-末端和N-末端尤为保守。釉原蛋白的序列可以分为三个部分。第一部分是一段富含酪氨酸的45氨基酸N-末端区域，这个区域的酪氨酸基序可能参与了釉原蛋白-细胞活釉原蛋白-非釉原蛋白的相互作用，并保留于成熟牙釉质中。它含有凝集素结合基序PYPSYGYEPMGGW，其负责在成釉细胞回缩时定向组装釉原蛋白纳米球。相比于N-末端与中央片段，C-末端序列具有带负电荷的酸性残基，它可能为磷酸钙提供成核位点。而中间区段富含脯氨酸，密切参与了釉原蛋白的自我折叠及自组装形成纳米球的过程。这三个结构域共同赋予了釉原蛋白两亲性，并决定了其功能和自组装能力。釉原蛋白具有聚合倾向，在生理条件下溶解度很低。重组和天然的全长釉原蛋白在溶解度方面差异很小，在4.0~6.0的pH值环境中极易溶解，在pH值约为7.0时突变为不可溶形式，并且在等电点（p*I*约8.0）显示最低的溶解度。依赖pH值的溶解度变化可能在釉原蛋白的自组装和酶促降解中发挥重要作用。

非釉原蛋白是一类性质和作用目前尚不明确的硫酸化的酸性糖蛋白，主要包括釉蛋白（enamelin）、成釉蛋白（ameloblastin）、釉丛蛋白（tuftelin）和釉成熟蛋白（amelotin）等。尽管非釉原蛋白的含量很低，但是其全长或翻译后剪切产物很可能在牙釉质形成过程中发挥不可或缺的作用。釉蛋白是一种糖蛋白，因具有强力的吸附于牙釉质晶体上的能力而得名。全长釉蛋白仅可在矿化前沿（大概距牙釉质顶端表面1μm）被找到，其分解产物集中于棒或间棒中，大概占牙釉质全部蛋白质成分的1%。成釉蛋白最早是从其蛋白水解产物中鉴定出来的。其水解产物包括从C-末端切下的两种多肽（27kDa和29kDa）和从N-末端切下的许多13~17kDa的多肽。它们由已分化的成釉细胞表达，并且作为细胞黏附分子稳定其分化状态并抑制其增殖。釉丛蛋白是一种存在于牙釉质基质的酸性糖蛋白，它聚集于牙釉质-牙本质界（DEJ）。牙釉质基质中釉丛蛋白的功能尚不清楚，但由于它含有一个钙结合结构域和磷酸化残基，被认为参与了牙齿发育过程中的初始牙釉质成核，此外，在未矿化的软组织中也发现了釉丛蛋白，表明它在人体中可能有多种作用。近期对于釉成熟蛋白的探索日益增多，釉成熟蛋白仅由成釉细胞分泌，这意味着釉成熟蛋白在成釉器中可能具有独特的功能。在鼠切牙模型中，这种蛋白质在出生后两周达到表达巅峰，表明其可能是在牙釉质成熟的后半阶段发挥作用，釉成熟蛋白的这种表达模式更贴近丝氨酸蛋白酶4（serine proteinases，kallikrein-4，KLK-4）的模式，提示釉成熟蛋白可能在酶促剪切中起作用。

釉基质蛋白酶包括牙釉质溶解蛋白（enamelysin）即基质金属蛋白酶20（matrix metalloproteinases20，MMP20）和KLK-4。蛋白质基质的蛋白水解加工已被证明是牙釉质生物矿化的一个重要步骤，此过程可以移除有机基质并促进晶体完全成熟。这个过程在牙釉质中是独一无二的，可以为在体外获得更大的晶体提供生物方法。MMP20在分泌期表达，负责分解基质蛋白。MMP20缺失小鼠具有反常的牙齿表型和变异的棒状模型，导致牙釉质层与牙本质层易分离。KLK-4则是在牙釉质成熟期表达，它被认为介导了釉原蛋白等的分解，有利于成釉细胞对它们的再吸收，为牙釉质晶体的进一步生长提供空间。

二、牙釉质的结构

釉柱是牙釉质的基本构成单位，为细长的柱状结构。釉柱起于牙釉质-牙本质界，在牙釉质内层2/3组成相互交叉的釉柱层，而在表层1/3范围内，其相互平行，呈放射状排列，并垂直于表面。釉柱的晶体在显微范围内沿长轴方向互相平行排列并可形成团聚，进而构成釉柱和釉柱间质。牙釉质是通过精确的分级组装方式形成的，从纳米到毫米尺度，牙釉质包括7级分级组装结构。

六方HAP晶体是分级结构的最低一级。在纳米尺度上，牙釉质的基本结构单元，也就是第二级分级结构，为由很多细小晶体组成的纳米级纤维，其主要成分是优先沿*c*轴生长的HAP晶体。牙釉质横断面的纳米结构如图2-1（a）所示，单个纳米级晶体厚约30nm，宽60nm，细长的纳米HAP晶体纤维在局部互相平行排列并聚集成微纤维，这些微纤维便是第三级分级结构。在介观尺度下，由纳米纤维组成的微纤维互相平行并紧密排列，继续组装成更粗的纤维束。这些纤维束便形成了牙釉质的第四级分级结构，因为微纤维和纤维束均由互相平行的纳米纤维逐级组装形成，因此它们具有和纳米纤维一致的取向[图2-1（b）]。在微米水平，可观察到牙釉质是多级结构组装而成的，纤维束在釉柱区和釉柱间质区的择优排列方向明显不同：在釉柱区，纤维束垂直于观察面，而在釉柱间质区，纤维束取向发生了一定角度的转动[图2-1（c）]。釉柱和釉柱间质是分级结构的第五层，这是牙釉质的主要承力结构。

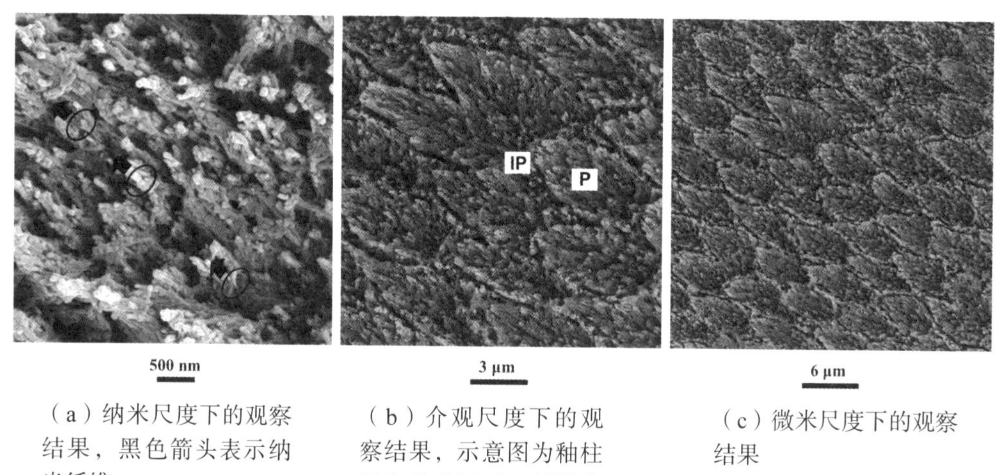

（a）纳米尺度下的观察结果，黑色箭头表示纳米纤维

（b）介观尺度下的观察结果，示意图为釉柱区和釉柱间质区纤维束的不同取向

（c）微米尺度下的观察结果

图2-1　牙釉质横断面在不同分辨率下的SEM观察结果

IP: interprism, 釉柱间质；P: prism, 釉柱。

在更宏观的水平，釉柱在牙釉质表面1/3层内以放射状排列，在内2/3层则以交叉方式排列，这些排列方式就是第六级分级结构。最终釉柱以不同排列方式构成覆盖在整个牙冠表面的牙釉质层则为第七层分级结构。

牙釉质的分级结构存在这样的特点：各分级典型结构特征尺度的分布有一定的规律，即每一级的特征尺度是下一级的10倍。这样的分级方式可使由大量子单位组成的系统趋于稳定，并降低整个系统的自由能，与牙釉质的力学性能分布有密切的对应关系。在牙釉质表层，因为釉柱呈放射状平行紧密排列，所以有较高的硬度和弹性模量。而在靠近DEJ的区域，釉柱逐渐变为弯曲交叉排列，因此该区域的力学性能出现明显的下降。明确牙釉质的分级结构不仅具有结构生物学的意义，也有助于加深对材料力学性能和分级结构关系的认识。

（王雨霏）

第二节　牙釉质的发生与调控

与所有发育过程一样，牙的发育也是由一系列复杂的基因级联表达所调控，从而控制细胞进入预定位置并向特定方向分化。牙釉质形成是一个严密的过程，涉及严格的遗传控制、蛋白质-蛋白质相互作用、蛋白质-矿物质相互作用和细胞膜的相互作用，以及多种来源于上皮细胞的细胞形成。牙釉质来源于由上皮构成的成釉器，起源于口腔外胚层。按成釉细胞的活动，牙釉质的发生可分为三个时期：分泌前期，分泌期和成熟期。

一、牙釉质的发生与形成

在牙胚发育中，牙釉质发生于成釉器。成釉器及成釉细胞的形态变化明显且具有明确的特征。最内层的内釉上皮是分化为成釉细胞的单层细胞。最外层也是单层细胞，被称为外釉上皮。内釉上皮和外釉上皮汇聚在被称为颈环（cervical loop）的部位，该区域是牙齿上皮干细胞的生态位，由此可以提供形成牙釉质的稳定细胞来源，直到牙釉质牙冠完全成形。

分泌期和成熟期的牙釉质器官所包含的细胞的形态有很大的差异。分泌期可见四种细胞群，包括单层的分泌型成釉细胞、中间层、星状细胞组成的星状网层和外釉上皮层（图2-2）。经过短暂的过渡期，分泌型成釉细胞发生转化，迅速变短，成为矮胖的成熟细胞。

除了成釉细胞，其他牙釉质器官细胞群的功能目前知之甚少。中间层具有高碱性磷酸酶（alkaline phosphate，ALP）活性，说明它的功能可能是促进磷酸盐从体循环中转移到发育中的牙釉质器官里。星状网层的细胞通过众多的胞桥小体和缝隙连接保持相互接触，呈星状形态。星状网层的细胞表达糖胺聚糖，积聚在细胞间隙中，从而缓冲压力，保护成釉器。外釉上皮是覆盖整个牙釉质器官的单层立方细胞，形成了隔离牙釉质器官其他细胞的保护性缓冲层。

在向成熟期过渡期间，在分泌期发现的其他三种细胞群（中间层、星状网层和外釉上皮层）变为乳头层细胞，其褶皱中富含血管（图2-2），且在成熟期参与从血液循环到成釉细胞的离子转移。

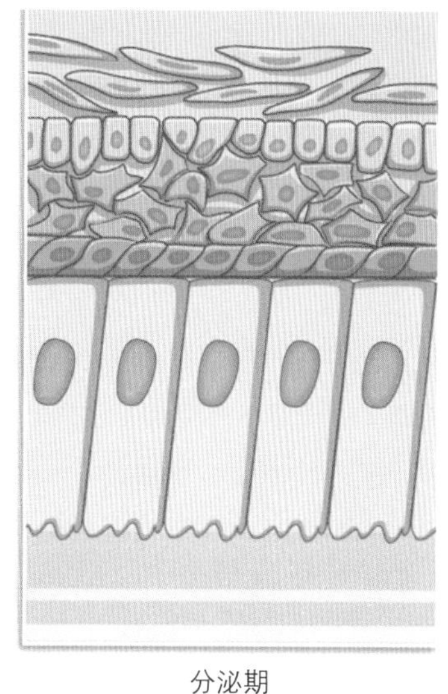

分泌期

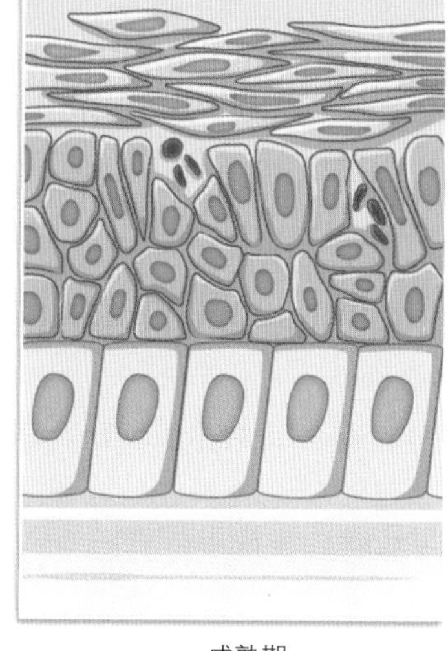

成熟期

图2-2　分泌期和成熟期的成釉细胞示意图

分泌期：高度极化的分泌期成釉细胞和托姆斯突刺入牙釉质形成前线。成熟期：较短的成熟成釉细胞、结缔组织、外釉上皮、星网状层、中间层和乳头层细胞。血管可见于乳头层细胞的褶皱中。

在分泌前期，分化的成釉细胞极性改变，蛋白合成相关的细胞器数量增加，为牙釉质有机基质的分泌做准备。在分泌期，成釉细胞是高度极化的细胞，其高度平均为70μm，最高可达90μm，但其宽度可窄至5μm。这些细胞合成并分泌结构性牙釉质基质蛋白（enamel matrix proteins，EMPs），包括上文提及的釉原蛋白、成釉蛋白和釉蛋白等。分泌型成釉细胞独有的特征是形成了托姆斯突，这是一种位于细胞远端并呈三角形插入牙釉质的结构，对于胞吐分泌囊泡以及确定釉柱及釉柱间隙的边界十分重要。分泌期早期的细胞外pH值维持在中性范围且蛋白质丰富，此时牙釉质晶体的前体开始形成。薄层的磷灰石样晶体几乎沿着其*c*轴生长，且在EMPs的影响下垂直于DEJ。牙釉质最初呈很软的凝胶状，由EMPs、矿物质和水构成。通常认为，牙釉质微晶是在牙釉质基质中开始形成的，但最近一些观点认为牙釉质晶体的生长是从牙本质矿化的胶原纤维上开始的，然后这些晶体穿过DEJ至成釉细胞层，进而穿透牙釉质。

成釉细胞通常在成熟期之前还有一个非常短暂的过渡期，过渡期中成釉细胞变短，失去托姆斯突，形成乳头层细胞，且在这个过程中有约25%的细胞发生凋亡。成熟期的成釉细胞比分泌期的成釉细胞短，高度约为40μm。牙釉质成熟期间成釉细胞的主要功能包括离子转运、酸碱平衡和EMPs碎片去除/内吞等。成熟期的成釉细胞具有两种形态，即RA细胞和SA细胞。它们具有不同的生理功能，两者之间的形态学周期变化与pH调节和碳酸氢根转运有关。无论是在促使离子进入牙釉质还是离开牙釉质的过程中，RA细胞的运输离子能力都更强，并且还能够内吞EMPs碎片，而具有不完全连接复合物的SA细胞可以允许流体在细胞间移动，这可能有助于稳定牙釉质基质的pH值。

二、牙釉质的发育调控

在牙釉质发育过程中，牙釉质基质与其他硬组织基质相似，不仅有有机成分，而且有无机成分。早期形成的牙釉质基质可称为发育中的牙釉质，发育中的牙釉质几乎全部由蛋白质组成，因此牙釉质基质蛋白的正确装配、牙釉质成熟期蛋白质的正确消化以及全程pH稳态对牙釉质发育至关重要。

（一）基质蛋白的装配与牙釉质形成

牙釉质基质中十分丰富的结构蛋白是釉原蛋白、成釉蛋白和釉蛋白，其中对釉原蛋白的组装与釉质形成的关系研究较为透彻。使用常规靶向敲除方法制成的釉原蛋白缺陷小鼠，仅在牙釉质出现明显的表型，在这些突变小鼠中仅能观察到一层薄薄的牙釉质，厚度约为正常牙釉质的20%，且其中没有任何棱柱形结构。通过大量的釉原蛋白缺陷小鼠模型可以得知，尽管釉原蛋白不是造成HAP成核和生长的主要原因，但它对纳米级的牙釉质晶体生长及取向，还有釉柱的微观生长都起到重要的作用。

釉原蛋白可以组装为纳米球，且具有调控形成针状HAP晶体的结晶倾向，有助于牙釉质复杂结构的形成[图2-3（A）]。釉原蛋白分泌至细胞外而后自组装为纳米球。釉原蛋白可以稳定磷酸钙簇。纳米球沿无定形磷酸钙的发育形状排列成行，形成链条状结构，无定形磷酸钙成熟为HAP晶体。然而在Martinez-Avila最近的研究中，釉原蛋白也可以如图2-3（B）所示组装为17nm宽的釉原蛋白带。釉原蛋白经囊泡分泌，可能以反平行二聚体的形式存在。微带的装配起始于Ca^{2+}和PO_4^{3-}在二聚体上形成离子桥。二聚体在被分泌到胞外后立即加入现存的釉原蛋白带上，因此在成釉细胞从矿化前线迁移离开的同时，微带会逐渐延长，并保持自我对齐。这种自我对齐可以模仿牙釉质发生时分泌期HAP纤维的排列方式。因此，它们可以作为模板，引导牙釉质中产生的HAP纳米纤维平行排列。

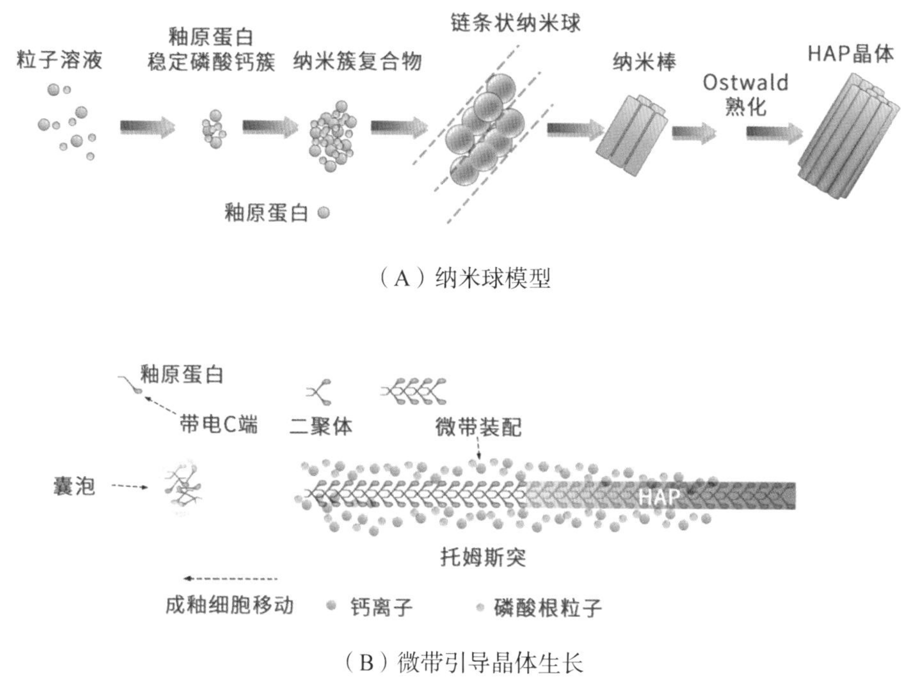

（A）纳米球模型

（B）微带引导晶体生长

图2-3　釉原蛋白调控的HAP生长的两种模型的对比

近年来，釉成熟蛋白逐渐成为研究热点。许多研究表明，全长的釉成熟蛋白及釉原蛋白均可以自组装，并存在相互作用。而釉成熟蛋白可以作为细胞黏附分子来影响成釉细胞生长和分化。虽然目前釉成熟蛋白的具体作用尚不明晰，但可以确定的是，釉成熟蛋白突变小鼠不能产生牙釉质或者矿化组织。与骨中矿化胶原纤维和牙本质磷酸化蛋白类似，蛋白质相互作用的机制目前被猜测可能是以酸性或磷酸化蛋白质作为载体，将矿物离子递送到自组装蛋白质支架上的成核位点处，然而有关研究目前仍在起步阶段。

（二）基质蛋白的消化与牙釉质形成

牙釉质矿化的方式是矿物沉积到牙釉质基质中，同时水和蛋白质从牙釉质中被吸收，如此反复交替，使牙釉质最后达到96%以上的矿化程度。因此在牙釉质发育的全程，牙釉质基质蛋白都需要正确消化从而为基质矿化留出足够的空间。如上节所述，基质蛋白的细胞外加工和降解主要依赖MMP20和KLK4两个蛋白酶的水解作用，而成釉细胞的内吞作用大都通过受体介导。

受体介导的内吞通常为网格蛋白依赖性过程，这是因为细胞外蛋白质的内吞摄取通常有网格蛋白装配和网格蛋白衔接蛋白（adaptor protein，AP）复合物参与，它们可以通过膜结合受体介导的配体结合等来活化和组装。Lacruz等的研究表明，在牙釉质发生期间会发生衔接蛋白复合物2（adaptor protein complex 2，AP-2）介导的网格蛋白依赖性内吞作用，并且AP-2和网格蛋白在成熟期成釉细胞的顶端表达最多。研究人员普遍认为AP-2介导的内吞作用是由受体介导的。研究发现大鼠切牙的牙釉质细胞中，转铁蛋白受体（transferrin receptor，TFRC）转录物的量在成熟期相比分泌期增加60倍，目前该领域还需要更多的相关研究。有一种观点认为，牙釉质基质残余物的移除可以直接由TF和EMP残余物之间的蛋白-肽相互作用完成，即EMP / TF / TFRC介导的AP-2内吞途径。

LAMP1、LAMP2和CD63被认为可能单独或共同作为膜结合蛋白受体，通过与大量AP复合体直接相互作用来启动AP内吞途径。这三种蛋白受体的共同特征是暴露于胞质的羧基末端上存在溶酶体靶向序列，通过溶酶体靶向序列，LAMP可与AP-2的mu/μ亚基直接相互作用，启动LAMP-AP复合物的形成，随后将携带了EMPs碎片的LAMP-AP复合体从细胞膜运输到溶酶体。现有研究证明，釉原蛋白和釉蛋白上存在可与LAMP1、LAMP2和CD63结合的结构域，这说明网格蛋白介导的EMPs降解产物内吞的假设模型可能是成立的。成熟期成釉细胞内吞作用如图2-4所示。

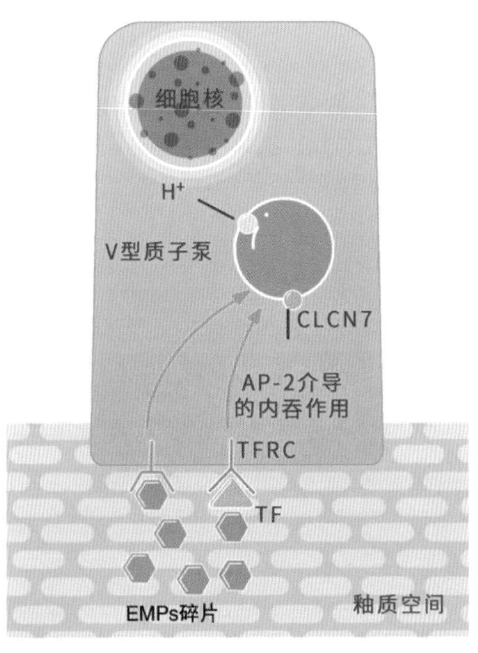

图2-4　成熟期成釉细胞内吞作用示意图

成釉细胞中AP-2启动，网格蛋白介导的EMPs降解产物内吞的假设模型。

与分泌期的成釉细胞相比，成熟期的成釉细胞内吞作用更强，且RA细胞和SA细胞皆具有内吞活性。图2-4说明内吞可由受体-配体的直接相互作用启动，例如EMPs碎片与LAMP1、LAMP2或CD63直接结合，或者EMPs碎片也可先与另一种TF的EMP蛋白质结合，然后该复合物再与TFRC结合，最终启动细胞外牙釉质基质肽的摄取。

（三）pH稳定与牙釉质形成

牙釉质细胞可通过活性碳酸氢盐（HCO_3^-）转运系统来调节细胞外游离的质子浓度，从而改变细胞外环境的pH值。研究表明，牙釉质中的pH值在牙釉质发生的分泌期保持在生理水平左右，而在成熟期，环境会从中性变化到酸性。这种差异与成熟期的钙化增加有关。牙釉质晶体发育成核需要形成稳定的可调控和生长的离子簇，Ca^{2+}与蛋白质基质结合，PO_4^{3+}和OH^-积累并引发晶体成核，形成每个单元的HAP晶体会释放8个质子至细胞外环境中，这会导致局部pH值暂时下降。

1. 参与维持牙釉质pH平衡的蛋白质

（1）碳酸氢盐转运蛋白：溶质载体4（solute carrier 4，SLC4）基因家族的SLC4A2和SLC4A4在牙釉质细胞中表达，分别编码阴离子交换蛋白（anion-exchanger，AE）家族的AE2和生电性碳酸氢钠协同转运蛋白1（electrogenic bicarbonate cotransporter，NBCe1）。有研究表明，成釉细胞中的NBCe1-B（NBCe1的B型异构体）主要分布在成熟期成釉细胞的基底外侧部，而AE2则更多分布在顶端，且这两种膜结合蛋白的表达水平取决于细胞外的pH值。不过目前NBCe1-B和AE2细胞定位的结果仍存在争议。

（2）氯化物转运蛋白：氯化物在上皮细胞中的转运是重要的水盐调节手段。细胞顶端质膜表面的氯离子通道允许氯离子通过电化学梯度穿过细胞膜。调节水和氯离子转运的蛋白主要是囊性纤维化传导跨膜调节蛋白（cystic fibrosis conductance transmembrane regulator protein，CFTR）。CFTR缺陷小鼠切牙的牙釉质磨损迅速，其晶体的微观结构和厚度的宏观表征似乎是正常的，但在透射电子显微镜下观察发现其外观多孔。总体而言，与对照相比，CFTR缺陷小鼠切牙的牙釉质较软且矿化程度较低，氯离子水平降低。CFTR大多位于成熟期成釉细胞的顶端，这种细胞定位与其具有调节牙釉质基质pH值能力的假设相符合。

（3）碳酸酐酶（carbonic anhydrases，CAs）：碳酸酐酶可以催化二氧化碳和碳酸氢根逆转化，还参与CO_2和HCO_3^-运输及pH稳态维持。在牙釉质细胞中有许多种CAs的同工酶表达，但其细胞定位不同。CA2是定位在细胞质中的表达最广泛的同工酶。成釉细胞可表达CA2，且在RA细胞中表达更加丰富。

2. 牙釉质中pH值调节模型

在成熟期，细胞外环境是酸性的，这与晶体生长过程中伴随的质子释放有关。为了恢复生理pH环境，必须将质子从牙釉质中移除，在这个过程中，与pH稳态维持有关的多种蛋白质表达均会增加，包括NBCe1、AE2、CFTR、多种SLC26A家族成员和多种CAs。碳酸氢盐可以通过吸收质子来实现质子移除功能。在该模型中，HCO_3^-可通过位于基底外侧膜的NBCe1并入成釉细胞中，并通过由CFTR、AE2和SLC26A家族促进的Cl^-交换从细胞顶部释放。通过CA6在细胞外结合CO_2和H_2O可产生HCO_3^-，但仅靠碳酸酐酶的活性作用并不能形成一个有效的系统，因为这种通过

CAs产生HCO_3^-的化学反应仅能局部移除一个质子。

CA2的胞质定位表明HCO_3^-也可以由成釉细胞产生。细胞内质子的移除可能由反向转运体NHE1（一种Na^+/H^+交换蛋白）介导。NHE1在分泌期成釉细胞以及RA细胞和SA细胞的细胞膜上表达，可以将质子移入细胞间隙。在RA细胞的顶端，ATPase质子泵也可以将质子转移进牙釉质空间，有助于该区域的酸化，而且SLC26A家族的许多阴离子交换器也位于RA细胞的顶端。负责移除质子和HCO_3^-的质子泵和碳酸氢盐通道的共同表达表明了细胞外pH值在牙釉质成熟过程中受到非常严格的调节。由此可见，在牙釉质成熟过程中，成釉细胞需要采用多种机制来调节细胞外pH值。

（王雨霏）

第三节　牙本质的组成与结构

牙本质构成牙齿的主体，作为一个内部的坚固基础，为硬度和脆性更高的牙釉质提供足够的支撑，也保护牙髓组织。牙本质高度组织化，富含矿物，由复杂的蛋白质结构和有组织的矿物成分组成。牙本质具有多层次结构，根据矿化时间和程度、所处位置，牙本质可分为不同类型。

一、牙本质的组成

从组成上看，牙本质是一种水化组织，由约50%的碳酸羟基磷灰石矿物、30%的有机成分以及其他液体组成。牙本质的矿化程度低于牙釉质，但高于骨或牙骨质（重量约为65%）。牙本质的无机成分主要是HAP晶体，另外还有少量无定形磷酸钙（主要见于新形成的牙本质）。牙本质的HAP晶体体积较小，其长度约为20nm，宽度和厚度为3.5~4nm。牙本质的有机基质主要包括胶原成分和非胶原成分。牙本质中几乎90%的有机相由胶原蛋白构成，胶原蛋白主要由Ⅰ型胶原构成，但也有少量Ⅲ型和Ⅴ型胶原。非胶原成分可分为磷酸化蛋白、非磷酸化蛋白以及蛋白多糖等。

（一）牙本质的胶原成分

Ⅰ型胶原蛋白在总胶原蛋白中的占比约为97%，由3条多肽链自组装而成，包括两个α1链和一个α2链，这些链被组装成一个三螺旋的螺旋形构象。该三螺旋构象由三个紧密堆积的超螺旋组成，多肽链中的每三个位置都需要一个甘氨酸残基，这就形成了$(X\text{-}Y\text{-}Gly)_n$重复序列，其中X和Y位置通常分别被脯氨酸和4-羟基脯氨酸残基占据。因此，所得到的多肽链呈左旋螺旋结构，每一螺旋约有三个残基。组装起来的三螺旋分子是由三条平行的链组成的，这三条链以右转的方式缠绕在一起，由此得到的胶原分子质量约为285kDa，宽约1.4nm，长300nm。约3%的胶原纤维由Ⅲ型和（或）Ⅴ型胶原组成。胶原纤维自聚集特性有助于钙球粒的形成，通过提供一个有组织的支架，在牙本质形成中发挥着重要作用。

（二）牙本质的非胶原蛋白

非胶原蛋白（non-collagenous proteins，NCPs）中含有大量生物活性调节分子，最重要的是一组磷酸化蛋白，属于小整合素结合配体*n*链糖蛋白（small integrin-binding ligand N-linked glycoproteins，SIBLINGs）家族，它们在牙本质形成中起着重要作用，最初在矿化组织骨和牙齿中被发现，也存在于唾液腺、肾脏和前列腺肿瘤等软组织。SIBLINGs家族是由位于4号染色体q21上的基因编码的，且都存在特征性的精氨酸-甘氨酸-天冬氨酸（Arg-Gly-Asp，RDG）三联序列结构域，可以在成核过程中起调节HAP成核的作用。SIBLINGs家族主要包括牙本质涎磷蛋白（dentin sialophosphopmtein，DSPP）、牙本质唾液蛋白（dentin sialo protein，DSP）、牙本质磷蛋白（dentin phosphoproteins，DPP）、牙本质基质蛋白1（dentin matrix protein-1，DMP1）、骨涎蛋白（bone sialoprotein，BSP）、骨桥蛋白（osteopontin，OPN）和细胞外基质磷酸糖蛋白（matrix extracellular phosphoglycoprotein，MEPE）等。

DSPP主要在牙本质中表达，该分子在骨中同样可被检测到，但检测水平仅为牙本质的1/400。其中一些分子存在于骨基质中，而另一些则更具有牙本质的特征，如DSP和DPP。DSP和DPP是DSPP在基质金属蛋白酶2（matrix metalloproteinases2，MMP2）和基质金属蛋白酶20（matrix metalloproteinases20，MMP20）催化下的裂解产物，主要由成牙本质细胞合成，在矿物质成核中发挥作用。DMP1是一种高度磷酸化的蛋白多糖。DMP1的分子量为53.5kDa，在合适的磷酸化条件下具有93个丝氨酸和12个苏氨酸残基。DMP1与其他分子相互作用，调控DSPP基因转录，并被TGF-β1下调。这种分子存在于成牙本质细胞、牙本质小管和成釉细胞中。DMP1对前期牙本质（predentine）的矿化和成熟至关重要。因此，DMP1除了具有信号传导特性，还可能在牙本质形成过程中发挥作用。BSP约占总NCPs的1%，蛋白分子合成后被糖基化、磷酸化和硫酸盐修饰。该蛋白多糖分子量为95kDa。BSP的特点是几个多聚谷氨酸片段和RGD序列重复，介导细胞附着。BSP是成骨分化的标志，存在于第三期牙本质和骨中，但在牙本质中相对较少。BSP在生物矿化中的作用可能是介导结缔组织矿化的初始阶段，并在其后成为晶体生长的抑制剂。OPN是一种分子量约为44kDa、含有314个氨基酸残基的磷酸化唾液糖蛋白，不仅在牙本质中表达，还在包括骨在内的各种细胞和组织中表达。该分子对HAP的形成和生长具有抑制作用。OPN不但是一种结构蛋白，而且是一种基质细胞分子，参与炎症过程。MEPE的中心部分包括一个RGD序列、一个黏多糖连接序列（glycosaminoglycan-attachment sequence，SGDG）和一个假想的钙结合序列。该糖蛋白能有效促进牙髓细胞向成牙本质细胞/成骨细胞分化，目前的研究认为其对矿化有抑制作用。由此可见，SIBLINGs家族可以通过促进或抑制的相互作用动态调节矿物成核过程。

NCPs中其他非磷酸化的蛋白在矿化调节中也起着重要作用，如骨钙素（osteocalcin，OCN）和分泌酸性富含半胱氨酸的蛋白质（secreted protein，acidic and rich in cysteine，SPARC）等。OCN在骨的细胞外基质中含量最丰富，在成牙本质细胞以及在影响相邻牙釉质成熟的生理过程中也能被检测到。SPARC也被称为骨黏连蛋白（osteonectin），含有3个结合域：酸性Ca^{2+}结合域、类卵泡素结合域、胞外钙结合域。作为Ca^{2+}结合蛋白和胶原结合蛋白，SPARC可能间接参与牙本质矿化，但这还有待证实。除此之外，蛋白多糖如小富含亮氨酸的蛋白多糖（small leucine-rich proteoglycans，SLRPs）也具有一定的调节矿化作用。SLRPs主要包括核心蛋白聚糖和二聚糖等，一般存在于前期牙本质中，通过其结合钙的能力在矿化过程中发挥作用。

二、牙本质的结构

牙本质虽然被称作一个整体，但并不是一个均匀的物质，可以根据不同标准对其进行分类，不同牙本质的组成和性质也各有特点。从矿化时间上来看，牙本质可以分为原发性牙本质（primary dentin）、继发性牙本质（secondary dentin）以及第三期牙本质（tertiary dentin）。原发性牙本质是牙发育过程中形成的牙本质，它构成牙本质的主体。继发性牙本质是牙根形成后分泌的一层牙本质。第三期牙本质是牙齿萌出后，在龋坏或磨耗等刺激下成牙本质细胞分泌的牙本质，也可称为反应性牙本质（reactionary dentin）。修复性牙本质是新分化的成牙本质细胞分泌的牙本质，而反应性牙本质是原有的成牙本质细胞分泌的牙本质。

最先形成的紧靠釉质和牙骨质的一层原发性牙本质，其基质胶原纤维主要是未完全分化成牙本质细胞分泌的科尔夫（Korff）纤维，胶原纤维的排列与牙本质小管平行。在中文文献中，在牙冠者称为罩牙本质（mantle dentin），在牙根部者称为透明层（hyaline Hopewell-Smith layer）和（或）托姆斯颗粒层（Tomes granular layer）。在英文文献中，它们通常被合称为牙本质外围层（peripheral outer layers）。牙本质外围层的功能尚不明确，但可以根据其物理化学性质进行合理推测。罩牙本质矿化程度低，其中的牙本质小管细小而弯曲，可以分散力，防止牙釉质崩解和脱落。同样，托姆斯颗粒层中的钙化小球结构使弯曲狭窄的牙本质小管发生偏移，也提供了抵抗轴向和侧向压力的能力。位于牙本质外围层内侧的牙本质则称作髓周牙本质（circumpulpal dentin），其胶原纤维较细，排列不如牙本质外围层规律。

牙本质在组织学上包括牙本质小管（dentinal tubule）、成牙本质细胞突起（odontoblastic process）及细胞间质。由于矿化程度不一，细胞间质中有多种不同矿化区域，如管间牙本质（intertubular dentin）、管周牙本质（peritubular dentin）等。成牙本质细胞伸长并极化为两个不同的部分，一个细胞体和一个突起。在下一步的演化过程中，细胞体位于矿化组织外，沿矿化前缘，长突起占据牙本质小管的管腔。牙本质内无血管，在牙发育过程中，成牙本质细胞对于形成原发性牙本质至关重要。当对殆牙尖之间的接触建立后，继发性牙本质的形成立即开始，并持续整个人的生命。最初，成牙本质细胞不断产生基质分子，形成10μm厚的一层，后来逐渐减少为每天4μm的沉积。原发性牙本质和继发性牙本质之间并没有太大的区别，唯一的区别是形态上的，由于成牙本质细胞逐渐被限制，小管的“~”曲线在继发性牙本质中更加突出，位于牙髓的周围。

（一）牙本质小管

牙本质小管贯通整个牙本质，自牙髓表面向DEJ呈放射状排列，在牙尖部及根尖部小管较直，而在牙颈部则弯曲呈“~”形，近牙髓端的凸弯向着根尖方向。小管近牙髓一端较粗，其直径为3~4μm，越向表面越细，近表面处约为1μm，且排列稀疏，因此牙本质在近髓端和近表面每单位面积内小管数目之比约为4：1。牙根部牙本质小管的分支数目比冠部多。牙本质小管自牙髓端伸向表面，沿途分出许多侧支，并与邻近小管的侧支互相吻合，以DEJ处最为明显。牙本质小管的内壁衬有一层薄的有机膜，矿化差，称为限制板（lamina limitans）。它含有较多的黏多糖（glycosaminoglycans），可调节和阻止牙本质小管矿化。

（二）管周牙本质与成牙本质细胞突起

管周牙本质是每个牙本质小管周围存在的一层高矿化层，由磷酸化蛋白、蛋白聚糖、葡糖氨基葡聚糖组成，缺少胶原蛋白。在管周牙本质中，已发现直径约为25nm的等径晶体结构，它们在牙本质小管周围形成一个环状结构，轻度脱矿后检测不到胶原纤维，但可见一薄层NCPs和磷脂网络。

成牙本质细胞突起是成牙本质细胞的胞质突，该细胞体位于髓腔近牙本质内侧，排列成一排，而成牙本质细胞突起则伸入牙本质小管内，在其整个行程中分出细的小支伸入小管的分支内，并与邻近的突起分支相联系。成牙本质细胞突和牙本质小管之间有一小的空隙，称为成牙本质细胞突周间隙（periodontoblastic space）。间隙内含组织液和少量有机物，为牙本质物质交换的主要通道。

（三）管间牙本质

与管周牙本质不同，管间牙本质是由胶原分子的超分子聚集体组成的，它们被组装成Ⅰ型纤维，由非胶原成分和水相互连接。这些有机分子构成了一个水合有机网络，作为HAP晶体成核和生长的支架，纤维的排列大部分与牙表面平行，而与牙本质小管垂直，彼此交织成网状。在冠部靠近釉质和根部靠近牙骨质最先形成的牙本质，胶原纤维的排列与小管平行，且与表面垂直，矿化均匀，镜下呈现不同的外观，在冠部者称为罩牙本质，厚10~15μm；在根部者称为透明层。在罩牙本质和透明层以内的牙本质称为髓周牙本质。

在管间牙本质中，板状晶体厚度为2~5nm，长度为60nm。在低倍镜下，管间结晶具有针状外观。它们要么位于胶原纤维表面，与胶原纤维轴平行；要么随机填充纤维间的空间。管间牙本质脱矿后显示出致密的胶原纤维网络，被NCPs包裹。牙本质和牙釉质在它们共同的界面上紧密结合，这个界面便是DEJ。DEJ是一个高矿化区，在显微镜下其外形呈贝壳状而非直线。该区域的存在和形态对牙釉质和牙本质的结构和功能完整性具有重要作用。如图2-5所示，由于存在牙本质小管，牙本质远比牙釉质更具渗透性。

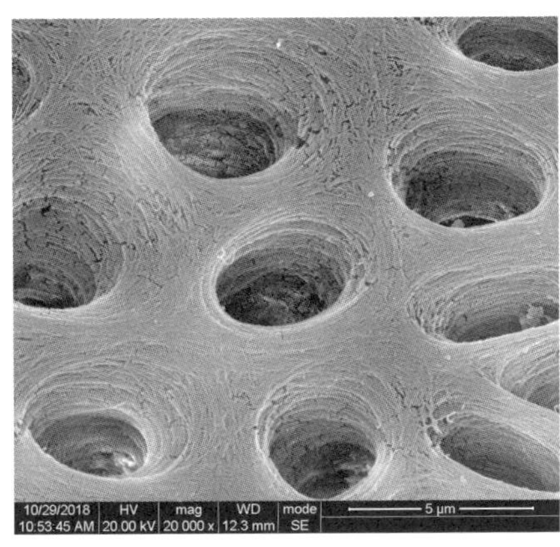

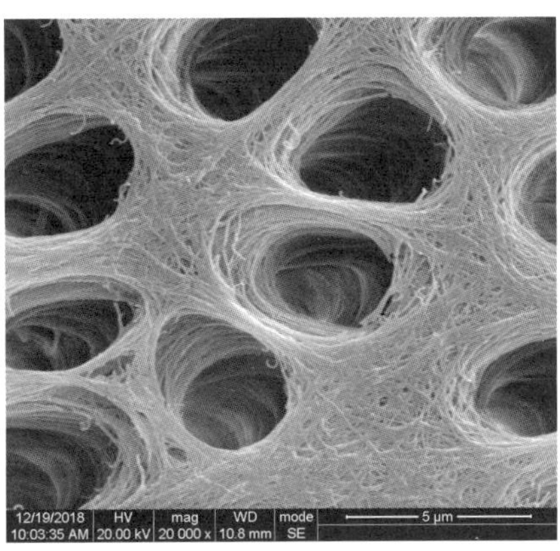

图2-5　牙本质结构观察图（牙本质横切面的SEM图）

牙本质构成牙体硬组织的主体，拥有复杂的成分和多层次结构，为牙釉质提供坚实有力的基础。牙本质与牙釉质相比，矿化程度较低，含有更多的有机相。根据矿化时间和位置，牙本质可以分为不同类型，分别具有不同的物理化学性质。了解牙本质的组成与结构不仅对理解牙本质相关疾病的发生发展有深刻意义，还有助于口腔修复材料性能的改进。

（李欣蔚）

第四节　牙本质的发生与调控

牙本质的形成包括细胞分化、成牙本质细胞分泌细胞外基质及基质矿化等过程。牙本质按发生时间及影响因素，可分为原发性牙本质、继发性牙本质及第三期牙本质。原发性牙本质的形成，是一个由非矿化组织逐步发展形成，从前期牙本质到矿化牙本质的过程。继发性牙本质是一种在原发性牙本质形成后发生的增龄性变化，成牙本质细胞在牙齿发育完成后继续分泌细胞外基质，细胞外基质发生矿化，缓慢地形成继发性牙本质。在外界刺激下，牙髓组织内成牙本质细胞和间充质细胞将分化形成第三期牙本质以抵御外界刺激，该过程可受多种因素影响。

一、牙本质形成过程

成釉器发育的钟状期，在靠近折叠的内釉上皮的凹面顶端的乳头状组织中开始形成牙本质，这里也是牙尖开始发育的地方（图2-6）。从这里开始，牙本质形成沿着成釉器的牙尖两侧向颈环延伸，并逐渐变厚，直到所有冠状牙本质形成。对于多尖牙，牙本质则是分别从未来每个牙尖的位置开始形成，并沿着牙尖的侧翼向下扩展，直到与相邻的形成中心融合为止，由此形成的牙本质构成了牙冠的牙本质，也就是冠状牙本质。

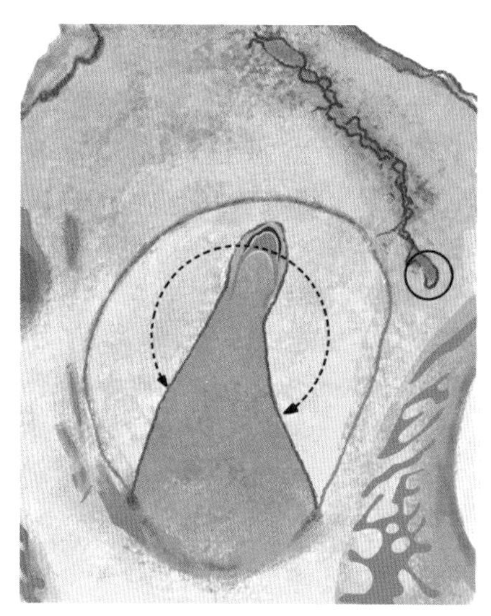

图2-6　牙本质形成结构图

牙本质形成于成釉器发育的钟状期晚期阶段。从牙齿顶端开始，牙本质形成沿牙尖两侧向下延伸。圆圈指示一个恒牙的牙胚。

Nanci A. Ten Cate's Oral Histology [M]. Oxford: Elsevier LTD, 2007.

根部牙本质的形成始于牙发育的较晚阶段，来自发育中牙髓周围的成釉器颈环上皮细胞（Hertwig's上皮根鞘）的增殖启动了成牙本质细胞的分化。牙根的形成早于牙齿的萌出，当牙齿达到功能位置时，大约2/3的根部牙本质已经形成了。乳牙在萌出后大约18个月根部牙本质才会完全形成，对于恒牙，根部牙本质在萌出二到三年后才会完全形成，在此期间根尖孔是敞开的。

牙本质首先沉积为一层称为前期牙本质的未矿化基质，其厚度为10~50μm，排列在最靠近牙髓的一层。前期牙本质主要由胶原构成，和骨发育中的类骨质相似。前期牙本质在组织切片上很容易鉴别出来，其染色弱于矿化的牙本质。随着各种牙本质非胶原蛋白进入矿化前沿，前期牙本质矿化为牙本质。矿化过程中，前期牙本质的厚度保持不变，因为不断有新的未矿化基质继续形成来维持平衡。前期牙本质在牙本质生成活跃期最厚，并随着年龄增加逐渐变薄。牙本质的沉积速率不仅在同一颗牙齿内有所不同，在不同牙齿间也是不同的。牙本质形成贯穿牙齿的整个生命周期，其形成也使得髓腔逐渐变小。

（一）原发性牙本质的形成

牙本质是由成牙本质细胞形成的，这种细胞是从内釉上皮影响下的牙乳头间充质细胞分化而来的。因此，牙乳头是牙本质的形成器官，并最终成为牙髓。

1. 成牙本质细胞分化

正常发育过程中，牙乳头分化成牙本质细胞受内釉上皮细胞表达的信号分子和生长因子的调控。牙本质形成前，牙乳头细胞小而未分化，细胞核位于中央且细胞器少。此时，它们与内釉上皮之间被含细小胶原纤维的无细胞区分隔。成釉细胞分化成熟后会对牙乳头产生诱导作用。与无细胞区相邻的外胚间充质细胞迅速增大伸长，首先成为前成牙本质细胞，然后细胞体积增大，蛋白质合成相关细胞器增多，最后成为成牙本质细胞。分化成熟的成牙本质细胞有明显的标志，富含粗面内质网、高尔基体、特殊的分泌泡，胞质突起可深入牙本质，其中含有丰富的微管和微丝。成熟的成牙本质细胞的细胞间及其与牙本质间有大量连接复合体，保证了细胞有序排列。牙乳头和内釉上皮之间的无细胞区逐渐消失，而成牙本质细胞不断分化并占据该区域。这些新分化细胞的特征是高度极化，细胞核远离内釉上皮（图2-7）。

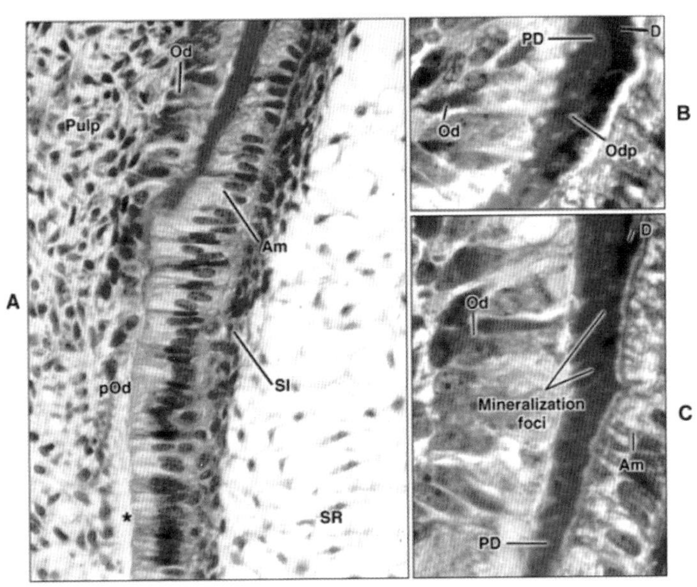

图2-7　与牙本质形成开始有关的牙乳头变化

A：无细胞区将牙乳头未分化的细胞从正在分化的内釉上皮分离出来。前成牙本质细胞伸长极化为成牙本质细胞，细胞核远离与成釉细胞交接的基底膜。B和C：基质首先沉积为未矿化的前期牙本质层，随后逐渐矿化形成罩牙本质。pOd：前成牙本质细胞；Am：成釉细胞；PD：前期牙本质；D：罩牙本质；Odp：成牙本质细胞突；SI：中间层；SR：星网状细胞层。

Nanci A. Ten Cate's Oral Histology [M]. Oxford: Elsevier LTD, 2007.

2. 罩牙本质形成

在成牙本质细胞分化之后，牙本质形成过程的下一步就是有机基质的形成。牙本质形成的第一个标志是称为von Korff纤维的粗大胶原纤维，直径为0.1~0.2μm。Von korff纤维主要是Ⅲ型胶原纤维，起始时有纤维连接蛋白存在，从成牙本质细胞深处发出向内釉上皮细胞扩展，并在上皮下的无结构基质呈扇形散开。随着成牙本质细胞体积增大，它们还产生较小的Ⅰ型胶原纤维，并与未来的DEJ平行。通过这种方式，前罩牙本质形成。

在这种胶原沉积的同时，与分化中的成釉细胞相邻的成牙本质细胞的细胞膜向形成中的细胞外基质发出粗短的突起。有时，某些突起会穿透基板插入内釉上皮，并在之后成为釉梭。在成牙本质细胞形成这些突起时，也会发出一些基质小泡（图2-8）到基板的表面。成牙本质细胞产生的细胞突称为成牙本质细胞突或托姆斯纤维，会在成牙本质细胞向牙髓移动的过程中被留在形成的牙本质基质中。矿化最先出现在基质小泡中，牙本质的矿化初始核心位于基质小泡内的大分子及小泡内膜上，小泡内存在高密度矿化结节，是罩牙本质矿化离子的来源。这些晶体迅速生长，并从小泡的边缘断裂下来，成簇地分布在突起周围和牙本质基质中，相邻的晶

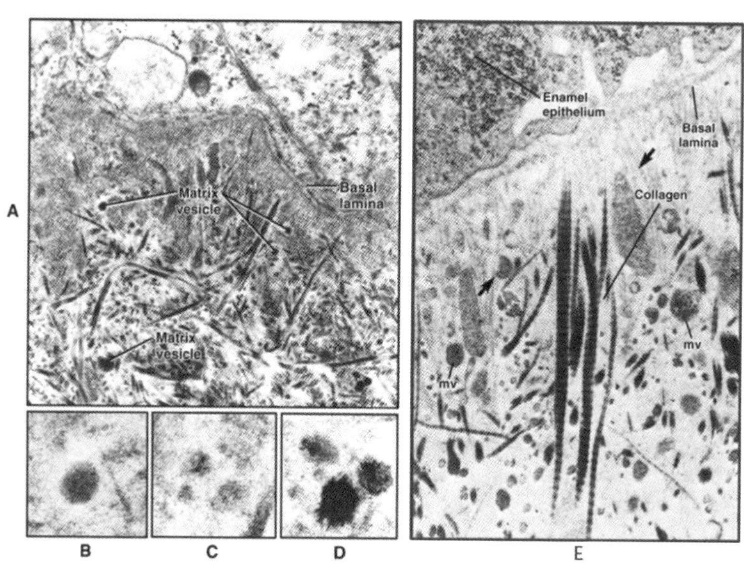

图2-8　钟状期早期阶段人牙胚初始牙本质的形成（ABCD）
及胶原纤维形成冠部罩牙本质的特征性沉积（E）

A：可以观察到首先形成的牙本质基质的胶原纤维，沿着基板排列在胶原纤维之间，散布着基质小泡，牙本质基质的初始矿化从这里开始。B、C、D：磷灰石晶体在基质小泡中出现和生长。E：大直径胶原纤维（collagen）与不规则纤维（箭头）交织，与支持釉质上皮的基板相连。mv：基质小泡。

Ten Cate AR. A fine structural study of coronal and root dentinogensis in the mouse: observations on the so-called ‘von Korff fibres’ and their contribution to mantle dentine[J]. Journal of Anatomy, 1978, 125(Pt 1):183-197.

体团簇互相融合，形成一层连续的矿化基质。在矿化前沿，非胶原基质蛋白周围出现盘状矿化带，随着离子浓度增高，不断有离子吸附于初始带上，在非胶原基质蛋白的调控下，矿物晶体逐渐长大成熟。矿物的沉积滞后于有机基质的形成，所以总是能在成牙本质细胞和矿化前沿之间找到一层有机基质，即前期牙本质。冠部罩牙本质形成15~20μm，随后的原发性牙本质（髓周牙本质）在其内侧继续形成。

3. 血液供应

良好的血液供应在硬组织的形成阶段是必要的。动物实验发现，在牙本质形成过程中，大鼠磨牙中与成牙本质细胞相连的毛细血管的分布和性质发生了有趣的变化。在罩牙本质开始形成时，毛细血管在新分化的成牙本质细胞下方。当髓周牙本质开始形成时，一些毛细血管向成牙本质细胞之间迁移，同时毛细血管内皮通透性增高，物质交换增多。随着牙本质形成的完成，毛细血管退离成牙本质细胞层，其内皮再次变得完整连续。

（二）根部牙本质形成

Hertwig's上皮根鞘细胞启动了形成根部牙本质的成牙本质细胞的分化。根部牙本质的形成与冠部牙本质类似，但有些许不同。根部牙本质的最外层，相当于冠部罩牙本质的地方，在胶原纤维的组织排列上有不同，部分原因是牙骨质中的胶原纤维与牙本质中的胶原纤维混合（图2-9）。也有报道指出，根部牙本质磷蛋白含量与冠部不同，形成速率较慢，矿化程度也不同于冠部牙本质。

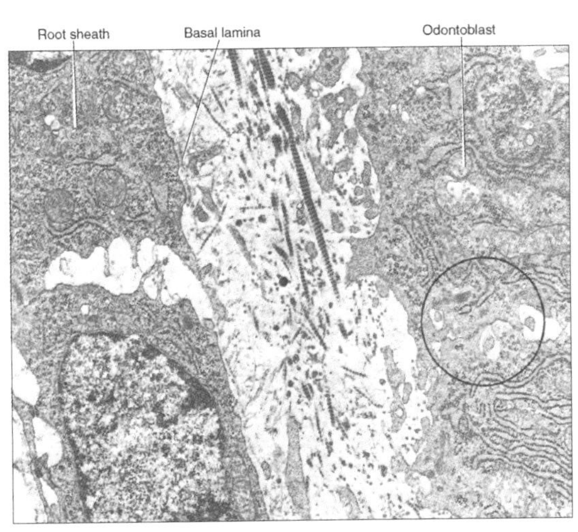

图2-9　电镜图片显示根部牙本质开始形成阶段

Hertwig's上皮根鞘细胞启动成牙本质细胞分化，使之开始形成牙本质。基质中的胶原纤维与基板平行排列，基板支撑着根鞘细胞，在这一阶段，基板变得不连续。圆圈指示了两个成牙本质细胞间的连接复合体。

Ten Cate AR. A fine structural study of coronal and root dentinogensis in the mouse: observations on the so-called 'von Korff fibres' and their contribution to mantle dentine[J]. Journal of Anatomy, 1978, 125(Pt 1):183-197.

（三）继发性牙本质和第三期牙本质形成

继发性牙本质是牙根形成后由形成原发性牙本质的成牙本质细胞形成的，是原发性牙本质的延续。继发性牙本质与原发性牙本质的形成过程相同，只是速度慢得多。继发性牙本质与原发性牙本质在组织学上有细微的分界线，继发性牙本质的牙本质小管排列稍不规则。事实上，在某些区域可能完全没有牙本质小管。因为随着牙本质层增厚，其内表面面积减少，导致成牙本质细胞排列拥挤和部分死亡。从原发性牙本质形成阶段到继发性牙本质形成阶段，虽然名称没有变化，但是成牙本质细胞的某些特征发生了变化。

第三期牙本质包括反应性牙本质和修复性牙本质，是非生理性的，是在外界刺激作用下形成的牙本质。在局部刺激下，静止状态的成牙本质细胞重新变得活跃。受损部位由成牙本质细胞或牙髓来源的细胞进行修复。第三期牙本质形成速率取决于损伤程度，损伤越严重，形成速率越快。由于沉积速度快，细胞经常被困在新形成的基质中，小管排列扭曲。第三期牙本质除了具有独特的结构，其组成也很特别。其形成过程中，胶原蛋白、DSP和DMP1下调，而BSP和DPN上调。

二、牙本质形成的调控

牙本质形成过程包括细胞分化、成牙本质细胞分泌细胞外基质和基质矿化。成牙本质细胞的分化过程主要涉及多种基因的复杂调控，同时牙本质的形成过程受特异性蛋白、骨形成蛋白及生长因子等多因素的调控。动物实验和体外研究证实，成牙本质细胞与成牙本质样细胞的分化受许多分子组成的信号网络调控，包括生长因子、受体分子、信号分子、转录因子和牙本质细胞外基质蛋白。

（一）牙本质的矿化模式及矿化控制

在牙本质形成过程中，牙本质矿化是通过矿物的不断沉积实现的，最开始是在基质小泡里，然后是在矿化前沿。关键问题是矿化是否是由成牙本质细胞引起和控制的。很明显，成牙本质细胞通过产生可以调节矿物沉积的基质小泡和蛋白质来控制矿化的启动，并通过在矿化前沿改造有机基质使其能容纳沉积的矿物。有研究发现，牙发育过程中存在明细胞和暗细胞两种成牙本质细胞。前者有丰富的细胞突，可穿透前期牙本质，与矿物离子运输有关；后者有丰富的细胞器，与矿化起始有关，位于前期牙本质下。

矿化所需的离子由成牙本质细胞通过跨膜运输转运。成牙本质细胞保持胞外高离子浓度，形成矿化前沿，并在该处由非胶原蛋白介导形成矿化晶体。然而，对于矿物离子如何抵达矿化部位还存在一些争议，因为将成牙本质细胞连接在一起的栅栏状结构是不完整的。理论上讲，含过饱和钙离子、磷酸根离子的组织液可以发生简单渗透。然而，L型钙离子通道位于成牙本质细胞的基底膜上，当通道被阻断时，牙本质矿化会受到影响。细胞远中端的碱性磷酸酶活性和钙-ATP酶活性也与细胞转运和释放矿物离子进入形成中的牙本质层有关。

组织学上可观察到球状钙化和线形钙化两种牙本质矿化形式，矿化形式取决于牙本质形成速率。球状钙化指在基质的几个离散区域沉积晶体，这些胶原捕获的晶体可能是不均一的。随着晶体的不断生长，球状团块不断扩大，最终融合为单一的钙化团块（图2-10）。这种矿化模式在罩牙本质中最为明显，基质小泡内含HAP晶体，随着晶体长大，小泡破裂，晶体进入基质中提供矿化灶，继续长大并融合，使基质矿化。髓周牙本质矿化前沿呈球状钙化或线形钙化。钙化球的大小取决于牙本质沉积速率，最大的钙化球出现在牙本质沉积最快的地方。当牙本质形成速率减慢时，矿化前沿变得更均匀，呈线形矿化（图2-11）。

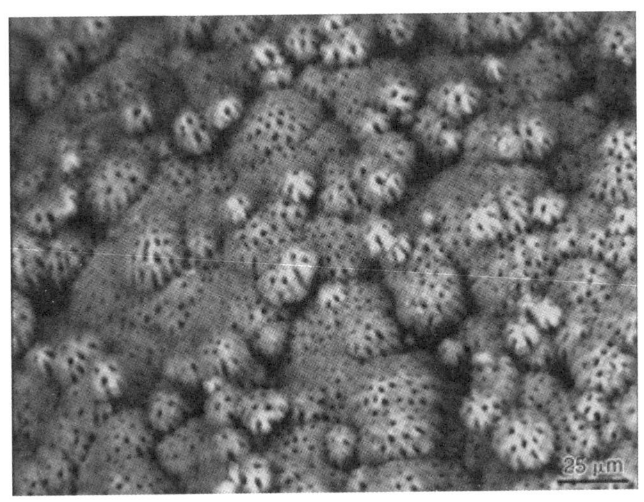

图2-10　扫描电镜下的牙本质球形钙化

Nanci A. Ten Cate’s Oral Histology [M]. Oxford: Elsevier LTD, 2007.

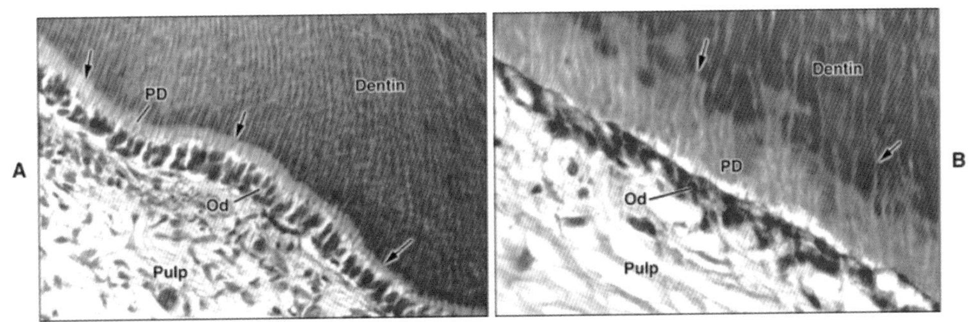

图2-11　前期牙本质和牙本质交界

A：前期牙本质和牙本质交界处的线形矿化前沿。B：前期牙本质和牙本质交界处的球形矿化前沿。Od：成牙本质细胞；PD: 前期牙本质。

Nanci A. Ten Cate’s Oral Histology [M]. Oxford: Elsevier LTD, 2007.

（二）非胶原基质蛋白与牙本质形成

非胶原基质蛋白包埋在胶原纤维之间，并沿牙本质小管周围聚集。非胶原基质蛋白可以调节矿物沉积，并且可作为矿化抑制剂、促进剂或稳定剂。它们的分布提示了它们的作用。比如，完整的蛋白聚糖多集中在前期牙本质中，可以使胶原纤维在成熟和达到一定规模前防止有机基质的过早矿化。DPP可诱导固有牙髓细胞分化为成牙本质细胞参与牙髓细胞代谢，促进基质分泌及矿化过程。DPP是一种不寻常的磷蛋白，其等电点为1，并且有许多天冬氨酸、丝氨酸残基，其中许多丝氨酸残基是磷酸化的。DPP带较多负电荷，可以结合大量钙离子。体外研究表明，DPP与胶原结合，并且启动HAP的形成。DSP和DMP1主要分布在管周牙本质，它们可能抑制管周牙本质生长，防止牙本质小管堵塞。DSP离体实验证实，DSP与牙本质的矿化速度有关，可能参与生物矿化的启动或抑制磷酸钙的形成和生长。DMP1在促进未分化的间充质细胞分化为成牙本质样细胞时起重要作用，同时DMP1也可以促进DSP的释放。*Dspp*基因的突变可能造成牙本质发育不良和牙本质发育不全。在三种牙本质发育不全中，Ⅰ型和Ⅱ型的髓腔因为牙本质的异常沉积而不可见。不表达DSPP和DMP1的老鼠（Ⅲ型牙本质发育不全可见）表现增大的髓腔，前期牙本质增厚但矿化不全，提示DSPP和DMP1对管周牙本质的调节作用。值得注意的是，非胶原基质蛋白的矿化调节作用是相互影响、相互诱导的。

（三）信号通路与牙本质形成

第三期牙本质形成代表牙髓-牙本质复合体具有重要的防御机制和再生功能。第三期牙本质的形成会受到外界刺激、剩余牙本质厚度等因素的影响。第三期牙本质形成的信号通路相当复杂，仍处于不断探索的阶段。

Notch信号通路、TGF-β/Smad信号通路、MAPK信号通路、Wnt信号通路、VEGF信号通路、Toll样受体信号通路等都与牙本质形成的调节密切相关。Notch信号通路与细胞增殖分化有关，参与牙髓损伤时干细胞的激活及向成牙本质细胞的分化。牙发育过程中，分化成熟的成牙本质细胞表达并分泌TGF-β于牙本质基质中，牙本质脱矿后，TGF-β释放出来，可促进第三期牙本质的形成。此外，隶属于TGF-β超家族的BMPs对成牙本质细胞分化、牙本质基质分泌和牙本质形成有调控作用。MAPK信号通路参与牙髓炎症过程、牙髓干细胞的黏附迁移和成牙本质细胞的分化。Wnt作为促活信号可促进牙本质再生。Wnt信号能负向调节牙髓干细胞的成牙本质样分化。Wnt-1可抑制碱性磷酸酶活性和钙化结节形成，当过表达β-连环蛋白时，牙髓干细胞的分化和矿化受抑制。VEGF是第三期牙本质形成中重要的血管生成因子，促进组织修复再生。VEGF可作用于牙髓细胞，促进其增殖分化，促进修复性牙本质的生成。损伤严重时，VEGF可加重炎症及组织坏死。Toll样受体9可通过识别特定序列，通过ERK和NF-κB活化信号途径诱导基质金属蛋白酶13的表达来调节牙本质的重建。

（四）成牙本质细胞分化的基因调控

成牙本质细胞在牙本质形成过程中经历了前成牙本质细胞期、分泌期和极化矿化期等多个阶段，不同基因于成牙本质细胞分化不同阶段特异性表达，调控牙本质的形成。*Col1A1*基因、*Osx*基因、*Dlx3*基因于前成牙本质细胞期开始表达，表达逐渐增强，并在矿化末期达到稳定；*Bsp*基因、*Opn*基因、*Dmp1*基因、*Dspp*基因、*Oc*基因在分泌期开始表达，并且表达逐渐增强，直至在矿化末期达到稳定；*Runx2*基因在前成牙本质细胞期开始表达，表达逐渐增强至成牙本质细胞期，然后表达减弱直至不表达；*Mepe*基因在矿化末期表达，表达逐渐增强。牙本质形成过程中涉及众多基因的表达调控，成牙本质细胞的分化过程是一系列基因时空特异性表达调控的结果。

（五）其他因素与牙本质形成

正常的牙本质形成过程可受多种因素影响。一些影响钙代谢、矿化的局部环境因素及全身因素都可导致异常牙本质的形成。维生素D缺乏、矿物质缺乏、青少年甲状旁腺功能减退及低磷酸酯酶症等疾病会影响牙本质的形成。低磷酸盐维生素D抵抗性佝偻病患者，其髓角深入牙釉质且髓周牙本质呈球形。球形的牙本质本身矿化正常而牙本质球间没有矿化。这表明，磷酸盐代谢紊乱会影响牙本质矿化。在原发性牙本质形成阶段，成牙本质细胞从矿化前沿撤回，留下的成牙本质细胞突仍留在牙本质小管中。活化的成牙本质细胞受激素调节，例如卵巢切除引起的雌激素缺乏可导致成年大鼠牙本质形成增强，表明雌激素受体存在于牙齿中，牙本质形成受激素影响。蛋白水解酶的激活是牙本质细胞外基质降解的关键步骤。许多基质金属蛋白酶可在矿化前沿的牙本质中发现，它们对于前期牙本质的改建至关重要，使牙本质得以开始形成。四环素类药物可使牙本质着色。环孢素A影响髓周牙本质的矿化，形成骨性牙本质刺、异常的生长线及髓周牙本质的牙本质球。高蔗糖饮食可影响成牙本质细胞的基质分泌和矿化过程，使前期牙本质增厚，牙本质量减少。

（姜文韬）

第五节　牙骨质的组成与调控

牙骨质是被覆牙根表面的骨样组织，内部呈板层状，无血管神经分布。由于牙骨质具有修复能力，其在各种原因导致的小范围根面折裂或某些治疗引起的反应性变化中表现活跃，并可在一定程度上重建牙体牙周联系。

一、牙骨质的组成

牙骨质通过牙周韧带的连接将牙体锚定于牙槽骨内，如图2-12所示。了解牙骨质的组成成分对研究牙骨质形成或再生意义重大。牙骨质的主要有机成分类似牙本质或骨组织，均为胶原蛋白，其中Ⅰ型胶原蛋白占90%以上，在生物矿化过程中起重要作用，可充当HAP成核位点，并继续形成纤维内晶体，最终形成高度有序的生物矿化组织。

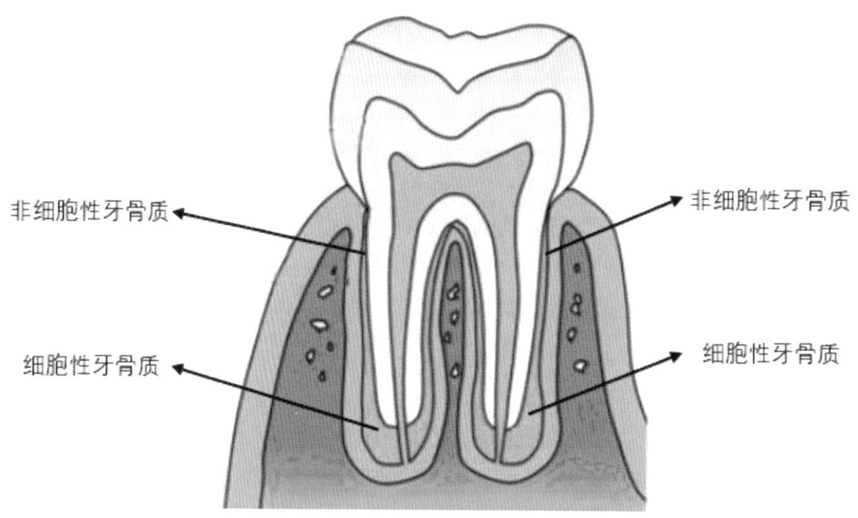

图2-12　牙骨质组织学分类示意图

（一）牙骨质的分类及结构

在组织学层面，牙骨质可根据是否包埋牙骨质细胞而分为细胞性牙骨质及非细胞性牙骨质。非细胞性牙骨质较薄，通常包被牙根颈部，而相对更厚的细胞性牙骨质包被牙根的根尖1/3。牙骨质的纤维结构主要包括固有纤维及非固有纤维（Sharpey's纤维）。固有纤维完全由成牙骨质细胞分泌形成，而非固有纤维则部分由外源性的成纤维细胞分泌，并与主纤维连通。现代牙骨质的分类则纳入了这些纤维结构作为牙骨质的分类标准。根据牙骨质细胞及纤维成分，牙骨质分为非细胞性非固有纤维牙骨质（AEFC）、细胞性固有纤维牙骨质（CIFC）、细胞性混合分层牙骨质（CMSC）和无细胞无纤维牙骨质（AAC）。其中AEFC代表原分类中的无细胞性牙骨质，包含致密的胶原结构，无牙骨质细胞包埋。而CIFC则包埋固有纤维及牙骨质细胞。CMSC代表原分类中的细胞性牙骨质，顾名思义，其包括分层分布的CIFC及AEFC。此外，一些细胞性牙骨质中还同时包含固有纤维及非固有纤维，这类牙骨质未进行单独分类，并归于CIFC的亚类。最后，还有AAC，这类牙骨质仅在最靠近牙颈部的位置可观察到。

1. 非细胞性非固有纤维牙骨质

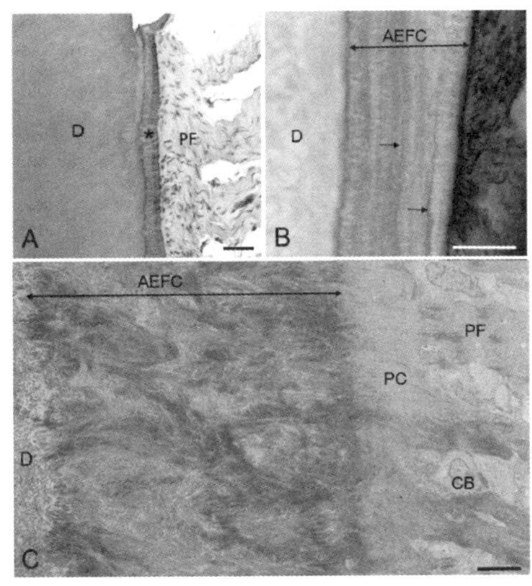

图2-13　非细胞性非固有纤维牙骨质光镜下（A、B）及透射电子显微镜下（C）典型图

D代表牙本质，PC代表前期牙骨质，PF代表主纤维，CB代表成牙骨质细胞。

Yamamoto T, Hasegawa T, Yamamoto T, et al. Histology of human cementum: Its structure, function, and development[J]. Japanese Dental Science Review, 2016, 52(3):63-74.

通常AEFC包埋在牙根颈部表面，其包被长度占单根牙根长的60%~90%，而在多根牙中，AEFC的包被长度占其根长的颈部1/3~1/2。其厚度通常随着其包被长度波动在50~200μm。AEFC是基于由胶原纤维及非胶原蛋白组成的有机基质，并经过充分矿化形成的牙体硬组织（图2-13）。非固有纤维在AEFC中垂直于牙根表面并密集排列，其直径在3~6μm之间。非固有纤维不是简单的直纤维束，而是具有分支和交织的特点。较厚的AEFC可见被苏木精深染的增厚线。这些增厚线高度矿化，被认为是在AEFC生长间歇期形成的静息线。

2. 细胞性固有纤维牙骨质

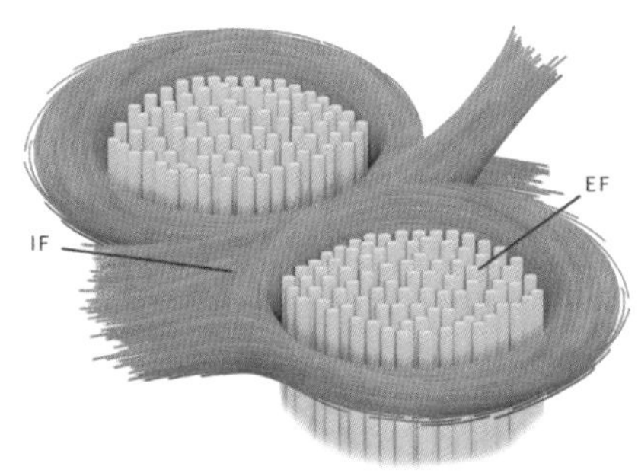

图2-14　牙骨质中固有纤维及非固有纤维结构模式图

EF代表非固有纤维，IF代表固有纤维。

CIFC通常是CMSC的组成部分。CIFC可同时含有固有纤维及非固有纤维，而根据纤维的排列紧密程度可将CIFC细致地分为多外源纤维CIFC、寡外源纤维CIFC及无外源纤维CIFC（图2-14）。在含有外源纤维的CIFC中，外源纤维的存在形式类似其在AEFC中的存在形式，呈分支交联状，并被固有纤维层层包裹。CIFC中的外源纤维直径通常大于AEFC中的外源纤维，但不超过10μm。此外，研究发现，CIFC中的外源纤维可观察到未发生矿化的中心空泡区域，其周围组织矿化充分。

3. 细胞性混合分层牙骨质

CMSC是根间区域牙骨质及根尖区牙骨质的主要组成成分（图2-15），中年个体中CMSC的厚度多在不同牙位差别较大。切牙CMSC厚度在400~600μm，尖牙在500μm左右，前磨牙厚度较大，为300~1000μm，磨牙在700~1500μm。在磨牙中，CMSC通常覆盖至根尖2/3。CMSC多由分层排列的CIFC组成，各层之间以苏木精深染的增厚线分隔。有时AEFC也出现于CMSC中。

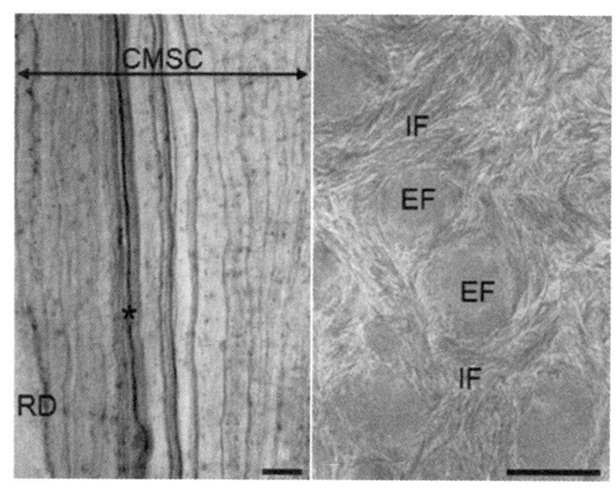

图2-15　细胞性混合分层牙骨质

左图为苏木精染色切片的光学显微镜观察典型图，可见CMSC典型分层结构，RD代表牙本质，可见苏木精深染生长线；右图为透射电子显微镜下纤维结构示意图，IF为固有纤维，EF为非固有纤维。

Yamamoto T, Hasegawa T, Yamamoto T, et al. Histology of human cementum: Its structure, function, and development[J]. Japanese Dental Science Review, 2016, 52(3):63-74.

4. 无细胞无纤维牙骨质

AAC是既不含纤维结构也无包埋的牙骨质细胞的牙骨质，通常仅存在于最靠近颈部的釉牙骨质交界处，呈孤立斑块状。其非胶原纤维组成成分与AEFC类似。目前对AAC的来源有三种可能的推测：①AAC是由结缔组织来源的细胞进行分泌矿化形成的，但在这个过程中结缔组织细胞需要取代釉上皮细胞的位置。②AAC是由原本将转化为上皮根鞘的内釉上皮细胞形成并矿化的。③AAC无特定来源，仅是由体液矿化沉积形成的。这些仅存在于颈部的特殊牙骨质的来源以及其是否具有不可替代的功能仍有待进一步研究。

（二）牙骨质非特异性成分

既往研究认为，牙骨质不同于牙釉质或牙本质，并不含有特征性的蛋白标志，其组织学特征更接近骨组织。

1. 糖胺聚糖

含糖胺聚糖的蛋白多糖是具有长重复二糖序列的异构糖蛋白群，人牙骨质内的糖胺聚糖类物质主要包括透明质酸、硫酸皮肤素、硫酸软骨素等。糖胺聚糖在诸如牙骨质等承受压力的组织中所占的比例很高。糖胺聚糖常被认为可以在各种组织中与胶原蛋白发生特异性结合，而在牙骨质中，它们可能发挥连接新旧牙骨质的作用，与牙骨质增厚线的形成相关。然而相比牙龈及牙周韧带等软组织，牙骨质内的糖胺聚糖类物质相对较少，因为蛋白多糖类物质具有抑制胶原矿化的作用，因此硬组织中的此类物质远少于软组织。在牙骨质中，硫酸角蛋白被认为是糖胺聚糖的主要成分之一，其经角蛋白酶Ⅱ和内源性β-半乳糖苷酶消化后可产生两种核心蛋白：基膜聚糖和纤维调节蛋白。这些蛋白广泛分布于尚未矿化的牙骨质基质中，提示其可能在调节牙骨质基质矿化中发挥重要作用。

2. 骨桥蛋白和骨涎蛋白

牙骨质含有许多非胶原磷蛋白如骨桥蛋白和骨涎蛋白，这些蛋白在胶原蛋白组装过程中起着重要的胶原间区充填作用，同时可促进胶原网状结构间的矿化。这些蛋白质可能与HAP晶体的成核和生长有关。有研究表明，骨桥蛋白和骨涎蛋白对于牙骨质形成高度有序的晶体结构是必要的。此外，研究表明，这两种蛋白均为酸性蛋白，可以促进钙离子与矿物表面结合的过程，从而在成核及矿化过程中发挥重要作用。

3. 羧谷氨酸类蛋白

基质-羧谷氨酸蛋白和骨钙素是与钙化硬组织相关的两种主要的羧谷氨酸类蛋白，由于羧谷氨酸残基的作用，这两种蛋白对钙离子及HAP均有较好的亲和性。骨钙素是一种特异性存在于哺乳动物骨组织、牙本质及牙骨质的蛋白，而牙根中骨钙素主要集中在细胞性牙骨质和非细胞性牙骨质中。基质-羧谷氨酸蛋白由成牙骨质细胞分泌，主要富集于矿化前沿区。对于这两种蛋白分布的一种可能解释是，它们均发挥矿化调控作用，表现为负向调节牙骨质矿化以防止发生过度矿化。

4. 碱性磷酸酶

组织非特异性的碱性磷酸酶在生物组织矿化中发挥重要作用。碱性磷酸酶是一种膜结合糖蛋白酶，在碱性pH环境中水解磷酸基团，在中性pH环境中抑制焦磷酸酶、ATP酶和蛋白磷酸酶活性。碱性磷酸酶在牙周膜细胞中呈高表达，它被认为在磷酸盐代谢和牙骨质形成中起作用，特别是在非细胞性牙骨质形成中起作用。Beertsen等的研究显示，组织非特异性的碱性磷酸酶缺陷的小鼠表现出非细胞牙骨质的形成缺陷，导致牙周韧带纤维的基底周围出现较薄且形状不规则的斑块。而其牙槽骨、牙周韧带和牙骨质均未见缺损，提示碱性磷酸酶是形成非细胞性牙骨质的必要条件。

（三）牙骨质特异性成分

随着检测技术的不断进步，生物体内不同类型的矿化组织含有的特异性蛋白逐渐被发现，如牙釉质中的釉原蛋白、牙本质中的牙本质磷蛋白，均可以作为该组织的特异性标记。而在检测精度越来越高的情况下，一些在其他组织中表达相对较低的成分亦可以被作为特定组织的标志。

1. 牙骨质源性生长因子

当前研究已经证实，骨和牙本质等矿化组织内储存着大量生长因子，在组织损伤时可经由脱矿作用释放出来以促进组织修复或再生。研究表明，牙骨质提取物中含有促进细胞迁移、黏附、有丝分裂和分化等的物质，是重要的牙周组织再生促进因子。在众多学者的努力下，一种牙骨质源性生长因子被分离出来，它是具有中等肝素亲和力的有丝分裂因子，与和肝素强亲和的成纤维细胞生长因子相区别，且在牙槽骨中无法检测出，其促有丝分裂活性占据牙骨质提取物总活性的70%以上。研究表明，牙骨质源性生长因子可与表皮生长因子协同作用，诱导许多与有丝分裂发生相关的信号通路。这些途径包括细胞内钙离子浓度的增加、蛋白激酶C级联反应的激活和细胞原癌基因的表达。此外，牙骨质源性生长因子可以促进存在于邻近结构中的祖细胞向牙本质基质迁移和生长，并参与其向成牙骨质细胞的分化。

2. 牙骨质附着蛋白

据报道，除了牙骨质源性生长因子，人与牛牙骨质中还分离出一种强效的细胞附着介质，其生物活性与一段被命名为牙骨质附着蛋白的55kDa蛋白序列有关。通过氨基酸测序进一步鉴定，发现牙骨质附着蛋白有四个典型的含有胶原蛋白的Gly-X-Y重复序列。而牙骨质附着蛋白与Ⅰ型、Ⅴ型、Ⅻ型、ⅩⅣ型胶原抗体无交叉反应，经细菌胶原酶处理后其附着活性丧失。同时，通过单克隆抗体定位发现牙骨质附着蛋白仅位于牙骨质。以上事实表明，牙骨质附着蛋白可能是一种胶原附着蛋白，且仅定位于牙骨质。有报道称，牙骨质附着蛋白具有结合牙周韧带祖细胞的能力，这与它们的碱性磷酸酶表达和矿化样组织形成直接相关。同时Pitaru等的研究显示，在牙骨质环境中存在的牙骨质附着蛋白可以参与决定哪些细胞被募集，以及它们在正常的稳态和创伤愈合过程中如何分化，以及愈合反应是修复还是再生。而这种能力对于牙周组织恢复或形成新的纤维结合十分重要。

3. 牙骨质蛋白-1

Alvarez-Pérez 等首次从人牙骨质和人牙骨质母细胞瘤条件培养基中分离得到牙骨质蛋白-1。其原始蛋白为一个26kDa片段，由一个单拷贝基因表达，该蛋白在后续翻译中经历广泛修饰，最终形成具有高比例随机螺旋结构（35%）的蛋白质。这类蛋白通常具有多种结合特性。Villarreal-Ramírez等的研究显示，人重组牙骨质蛋白-1对HAP具有很高的亲和力，即使没有翻译后修饰，也能影响HAP晶体的形态。经X射线衍射证实，人牙骨质蛋白-1可诱导多形性晶体的形成。同时元素分析与能量色散X射线分析确定了其诱导产物的钙磷比为1.4，这与磷酸八钙的结构相符。这些研究结果表明，具有生物活性的牙骨质蛋白-1在生物矿化过程中起重要作用，并且对生物矿化过程中的多形性晶体具有重要意义。

4. 牙釉质相关蛋白

许多年前，Slavkin和Boyde提出假说，认为上皮根鞘来源的细胞外基质蛋白可能与牙冠来源的牙釉质蛋白有所关联，这些牙釉质相关蛋白可能启动非细胞性牙骨质的形成。数年后，有学者从覆盖在未矿化根部牙本质薄层的上皮细胞中分离得到一种牙釉质相关蛋白，并且该蛋白被证实在靠近冠方的非细胞性牙骨质中强烈表达。这一发现印证了牙釉质相关蛋白可能与牙根发育有所关联的猜想。然而在该类研究初期，大量学者对牙根发育过程中牙釉质相关蛋白所发挥的作用持不同意见，他们怀疑牙釉质相关蛋白的检出可能与釉上皮残余有关。直到Janones利用牙釉质基质衍生物实现了牙周组织再生，并成功证实了Hertwig's上皮根鞘细胞所合成的牙釉质相关蛋白可能诱导牙囊细胞向成牙骨质细胞分化的假设。同时，Kémoun等的研究证实，牙釉质基质衍生物还可诱导牙骨质附着蛋白和牙骨质蛋白-1的表达，提示牙釉质基质衍生物的确促进了牙滤泡细胞向成牙骨质细胞表型分化，而不是向成骨细胞表型分化。

二、牙骨质的调控

牙骨质的形成是牙根发育过程中牙周组织建立的重要步骤。在牙冠形成后，当牙釉质到达未来的釉牙骨质界时，成釉器的根方开始伸长并形成Hertwig's上皮根鞘，将牙乳头和牙滤泡（dental follicle）隔开。随后上皮根鞘细胞开始向根方发育并介导牙根的形成，并决定了牙根长度、大小及根的数目。

在牙根部的牙本质开始形成时，牙胚周围的上皮根鞘就开始断裂，牙滤泡内的间叶细胞穿过根鞘向牙本质表面移动。牙滤泡是牙胚周围一种外胚层组织来源的疏松结缔组织，它参与牙齿的萌出，并在牙齿发育过程中产生成骨细胞、成牙骨质细胞和牙周韧带细胞，对牙周组织的形成意义重大。来自上皮根鞘细胞的适当刺激也是诱导牙滤泡细胞生长、分化和迁移所必需的。牙滤泡细胞开始与牙本质接触后被诱导分化为成牙骨质细胞，同时分泌胶原和牙骨质特异性的细胞外基质并发生矿化，HAP晶体沉积于胶原纤维内和纤维间，晶体长轴与纤维平行。而在牙根尖区，含有成牙骨质细胞的基质同样在不断分泌并形成细胞性牙骨质，这与牙骨质的不断形成特性有关。就牙根发育及牙骨质形成的过程而言，上皮根鞘和牙滤泡的作用缺一不可。

牙滤泡并不是成牙骨质细胞的唯一来源，上皮根鞘细胞同时还表达Ⅰ型胶原、骨涎蛋白和ALP酶，这些都是典型的成牙骨质细胞标志物。目前已证实，上皮根鞘细胞可以通过上皮细胞向间充质细胞转化（epithelial-to-mesenchymal transition，EMT）直接参与成牙骨质细胞的募集。同时上皮根鞘细胞并不会在牙发育过程中完全消失或降解，并且在EMT过程中，上皮根鞘的部分片段仍然保留，即Malassez上皮剩余。这些上皮片段在后期牙骨质的修复与形成过程中意义重大。

牙骨质作为牙周组织的重要组成部分，起到包埋穿通纤维、锚定牙体的作用。同时细胞性牙骨质在根尖区及根分叉区多见，在人的一生中不断形成新生牙骨质，维持牙根锚定于牙槽骨内的长度，属于牙齿的增龄性改变。近年来，随着牙再生领域的不断发展，牙骨质再生及其调节逐渐成为研究热点。同时对于牙周组织工程而言，重建包埋穿通纤维的牙骨质是牙周组织重建的重要成功指标。目前可能成为关键调节靶点的调节因子主要包括牙釉质相关蛋白、骨形态发生蛋白-2和无机磷酸盐等。

牙釉质相关蛋白主要包括牙釉质基质蛋白、釉原蛋白及小剪接变体富亮氨酸成釉蛋白多肽等。研究发现，此类蛋白主要与成牙骨质细胞中的矿化相关蛋白表达有关。Bhattacharyya等在敲除小鼠釉原蛋白基因后发现，野生型小鼠牙骨质中的骨钙蛋白和骨涎蛋白明显高表达，虽然经釉原蛋白处理后的牙滤泡细胞和成牙骨质细胞的细胞增殖能力并未发生明显变化，但其促矿化能力却明显被抑制。同样的结果在Swanson等经体外牙釉质基质蛋白及小剪接变体富亮氨酸成釉蛋白多肽等牙釉质来源蛋白处理后的成牙骨质细胞研究中亦得到印证。因此牙釉质相关蛋白很可能在牙骨质的形成中起到负调节作用。

研究证实，骨形态发生蛋白-2具有促进牙滤泡细胞分化为成牙骨质细胞及成骨细胞的作用。有研究证实，在体外用骨形态发生蛋白-2处理牙滤泡细胞后，牙滤泡细胞表现出骨涎蛋白和骨桥蛋白的高表达，并观察到牙滤泡细胞在体外促进晶体成核的能力得到增强。后续研究进一步发现，成熟的牙周膜成纤维细胞对骨形态发生蛋白-2的响应有限。然而在一项通过大剂量骨形态发生蛋白-2处理成熟成牙骨质细胞的研究中发现，其骨涎蛋白表达量下降，并且其促进矿化的功能亦受到抑制。骨形态发生蛋白-2的细胞响应性及确切作用仍有待进一步研究，但已有研究在病损牙周组织的动物模型中证实，骨形态发生蛋白-2有促进牙骨质生成、促使牙周愈合的能力。

近年来，有研究表明无机磷酸盐在牙骨质形成中具有调节作用，这主要通过敲除磷酸盐调节蛋白基因来间接证实。碱性磷酸酶（tissue nonspecific alkaline phosphatase，TNAP）的作用是将焦磷酸盐分解为两分子无机磷酸盐，在骨形成方面可解除焦磷酸盐的抑制成骨作用。因此，由于TNAP功能缺陷导致的焦磷酸盐代谢失调会引起广泛的矿化水平低下和骨骼畸形。TNAP缺乏也可引起牙的异常，如非细胞性牙骨质的不足或缺失，严重者可能导致失牙。关节强直蛋白（anky-losis protein，Ank）最早因其缺陷导致的关节强直而得名。Ank主要掌控无机焦磷酸盐的跨胞膜运输，因此，*Ank*基因缺陷患者胞内外无机焦磷酸盐无法跨膜运输，导致胞内积聚大量无机磷酸盐而胞外磷酸盐水平仍然较低。研究结果显示，胞外磷酸盐水平较低除了可能导致关节内广泛异位矿化，还会导致牙骨质的特异性矿化增加，而不影响周围组织。有研究发现，类似于Ank，浆细胞膜糖蛋白-1（plasmacell membrane glycoprotein-1，PC-1）是一种分解三磷酸盐从而得到无机磷酸盐的酶，其基因缺陷或表达不足同样可能导致胞外磷酸盐水平低下。研究人员敲除小鼠*PC-1*基因后观察到和*Ank*突变型小鼠类似的牙骨质增厚现象，证实了牙骨质对于牙根局部环境中的无机磷酸盐和无机焦磷酸盐调节有很高的敏感性。

牙骨质不同于具有特征性蛋白的牙釉质和牙本质，其组织结构接近骨组织，更像骨细胞的一种特化表型。恢复具有穿通纤维的牙骨质是牙周组织再生成功的金标准之一。虽然牙骨质具有一定再生能力，对其再生能力的诱导和调控尚需进一步研究。

Wnt3a是一种可激活经典Wnt/β-catenin信号通路的蛋白配体。研究表明，Wnt3a在上皮根鞘细胞及Malasse上皮剩余中均有表达，并且可在牙发育过程中通过上皮间质相互作用促进成牙骨质细胞的分化。此外，有研究显示，除了在牙发育期间发挥上皮-间充质相互作用，这种蛋白还可诱导人骨髓间充质干细胞向成牙骨质细胞分化，可在牙周组织再生中发挥重要的作用。Wnt信号通路在牙根发育过程中意义重大。通常认为，经典Wnt信号通路主要在牙本质发生中起到重要调控作用，然而研究证实，该通路同样在促进Hertwig's上皮根鞘细胞形成牙骨质的过程中发挥重要作用。

miRNA是一类细胞内源性非编码RNA，也是重要的基因表达调控分子，参与多种生物学过程的调控。miRNA通常通过与目标mRNA的末端未翻译区域结合，在转录后水平发挥抑制翻译作用。有研究表明，miRNA-361-3p是一种在成牙骨质细胞分化过程中表达显著下调的miRNA。同时，抑制miRNA-361-3p的表达可观察到明显的成牙骨质细胞分化倾向。研究表明，该miRNA的靶点基因为活化T细胞核因子5（Nfat5），使下游Wnt/β-catenin及Erk1/2等信号通路受到抑制，从而促进成牙骨质细胞的分化。miR-361-3p—Nfat5—Wnt/β-catenin及Erk1/2的信号通路轴可能在成牙骨质细胞分化调节及牙周组织再生中发挥重要作用。

（曾禹豪）

小　结

牙釉质、牙本质及牙骨质同为牙体硬组织的重要组成部分，都具有很高的矿物含量，然而三种组织在牙体的不同部位发挥不同作用，因此在组成和结构上又不尽相同。牙骨质作为牙齿和牙槽骨的连接组织，组成和结构更为复杂。在形成上，牙釉质来源于由上皮构成的成釉器，起源于口腔外胚层。在成釉器发育的钟状期，在靠近折叠的内釉上皮的凹面顶端的乳头状组织中开始形成牙本质，而当牙胚周围的上皮根鞘开始断裂时，间叶细胞穿过根鞘向牙本质表面移动，介导牙骨质的形成。牙釉质和牙本质的发育过程较牙骨质的形成过程相对清晰，但三者的调控机制仍需进一步研究，对调控机制的进一步阐述对牙体硬组织的重建具有重要意义。

参考文献

[1] 葛俊，崔福斋，吉宁，等. 人牙釉质分级结构的观察[J]. 牙体牙髓牙周病学杂志，2006，16（2）：61-66.

[2] Allegra S, Bouazza L, Benetollo C, et al. A 7.1 kbp beta-myosin heavy chain promoter, efficient for green fluorescent protein expression, probably induces lethality when overexpressing a mutated transforming growth factor-beta type Ⅱ receptor in transgenic mice[J]. Transgenic Research, 2005, 14(1):69-80.

[3] Boskey A, Spevak L, Tan M, et al. Dentin sialoprotein (DSP) has limited effects on in vitro apatite formation and growth[J]. Calcified Tissue International, 2000, 67(6):472-478.

[4] Beertsen W, VandenBos T, Everts V. Root development in mice lacking functional tissue non-specific alkaline phosphatase gene: inhibition of acellular cementum formation[J]. Journal of Dental Research, 1999, 78(6):1221-1229.

[5] Daculsi G, Kerebel B. High-resolution electron-microscope study of human enamel crystallites-size, shape, and growth[J]. Journal of Ultrastructure Research, 1978, 65(2):163-172.

[6] He F, Yang Z, Tan Y, et al. Effects of notch ligand delta1 on the proliferation and differentiation of human dental pulp stem cells in vitro[J]. Archives of Oral Biology, 2009, 54(3):216-222.

[7] Holcroft J, Ganss B. Identification of amelotin and ODAM-interacting enamel matrix proteins using the yeast two-hybrid system[J]. European Journal of Oral Sciences, 2011, 119:301-306.

[8] Hunter D J, Bardet C, Mouraret S, et al. Wnt acts as a prosurvival signal to enhance dentin regeneration[J]. Journal of Bone and Mineral Research, 2015, 30(7):1150-1159.

[9] Kémoun P, Laurencin-Dalicieux S, Rue J, et al. Human dental follicle cells acquire cementoblast features under stimulation by BMP-2/-7 and enamel matrix derivatives (EMD) in vitro[J]. Cell and Tissue Research, 2007, 329(2):283-294.

[10] Lacruz R S, Brookes S J, Wen X, et al. Adaptor protein complex 2 mediated, clathrin-dependent endocytosis, and related gene activities, are a prominent feature during maturation stage amelogenesis[J]. Journal of Bone and Mineral Research, 2013, 28(3):672-687.

[11] Liao H Q, Liu H, Sun H L, et al. MiR-361-3p/Nfat5 signaling axis controls cementoblast differentiation[J]. Journal of Dental Research, 2019, 98(10):1131-1139.

[12] Mjor I A, Sveen O B, Heyeraas K J. Pulp-dentin biology in restorative dentistry. Part 1: normal structure and physiology[J]. Quintessence International, 2001, 32(6):427-446.

[13] Martinez-Avila O, Wu S, Kim S J, et al. Self-assembly of filamentous amelogenin requires calcium and phosphate: from dimers via nanoribbons to fibrils[J]. Biomacromolecules, 2012, 13(11):3494-3502.

[14] Nanci A. Ten Cate's Oral Histology[M]. Oxford: Elsevier LTD, 2007.

[15] Pitaru S, McCulloch C A G, Narayanan S A. Cellular origins and differentiation control mechanisms during periodontal development and wound healing[J]. Journal of Periodontal Research, 1994,29(2):81-94.

[16] Qin W, Lin Z M, Deng R, et al. p38a MAPK is involved in BMP-2-induced odontoblastic differentiation of human dental pulp cells[J]. International Endodontic Journal, 2012, 45(3):224-233.

[17] Ravindranath R M H, Moradian-Oldak J, Fincham A G. Tyrosyl motif in amelogenins binds N-acetyl-D-glucosamine[J]. Journal of Biological Chemistry, 1999, 274(4):2464-2471.

[18] Sisca R F, Provenza D V. Initial dentin formation in human deciduous teeth: an electron microscope study[J]. Calcif Tissue Research, 1972, 9(1):1-16.

[19] Sasagawa I. Mineralization patterns in elasmobranch fish[J]. Microscopy Research and Technique, 2002, 59(5):396-407.

[20] Smith C E. Cellular and chemical events during enamel maturation[J]. Critical Reviews in Oral Biology and Medicine, 1998, 9(2):128-161.

[21] Swanson E C, Fong H K, Foster B L, et al. Amelogenins regulate expression of genes associated with cementoblasts in vitro[J]. European Journal of Oral Sciences, 2006, 114(s1):239-243.

[22] Smith A J, Scheven B A, Takahashi Y, et al. Dentine as a bioactive extracellular matrix[J]. Archives of Oral biology, 2012, 57(2):109-121.

[23] Trueb B, Taeschler S, Schild C, et al. Expression of phosphoproteins and amelotin in teeth[J]. International Journal of Molecular Medicine, 2007, 19(1):49-54.

[24] Villarreal-Ramírez E, Moreno A, Mas-Oliva J, et al. Characterization of recombinant human cementum protein 1 (hrCEMP1): Primary role in biomineralization[J]. Biochemical and Biophysical Research Communications, 2009, 384(1): 49-54.

[25] Woltgens J H M, Lyaruu D M, Bronckers A, et al. Biomineralization during early stages of the developing tooth in-vitro with special reference to secretory stage of amelogenesis[J]. International Journal of Developmental Biology, 1995, 39(1):203-212.

[26] Luan X H, Ito Y, Diekwisch T G. Evolution and development of Hertwig's cpithelial root sheath[J]. Developmental Dynamics, 2006, 235(5): 1167-11680.

[27] Yang W, Harris M A, Cui Y, et al. Bmp2 is required for odontoblast differentiation and pulp vasculogenesis[J]. Journal of Dental Research, 2012, 91(1):58-64.

[28] Yin K, Hacia J G, Zhong Z, et al. Genome-wide analysis of miRNA and mRNA

transcriptomes during amelogenesis[J]. Bmc Genomics, 2014, 15:998.

[29] Yamamoto T, Hasegawa T, Yamamoto T, et al. Histology of human cementum: Its structure, function, and development[J]. Japanese Dental Science Review, 2016, 52(3):63-74.

[30] Zou Y, Wang H, Shapiro J L, et al. Determination of protein regions responsible for interactions of amelogenin with CD63 and LAMP1[J]. Biochemical Journal, 2007, 408:347-354.

[31] Zhang J, Zhu Q L, Huang P, et al. CpG ODN-induced matrix metalloproteinase-13 expression is mediated via activation of the ERK and NF-kappaB signalling pathways in odontoblast cells[J]. International Endodontic Journal, 2013, 46(7):666-674.

第三章 牙体硬组织的脱矿与再矿化

生物矿化是一个终生进行的动态而复杂的过程，在此过程中，生物体控制无机纳米晶体在有机基质中的沉淀，形成独特的混合生物组织。牙暴露在存在酸和各种钙离子、磷酸根离子的环境中，因此牙釉质、牙本质、牙骨质等牙体硬组织终生都在进行脱矿与再矿化，并且达到平衡。了解牙体硬组织的脱矿和再矿化特点，对于完善矿化相关疾病的治疗方法具有重要意义。

第一节 牙体硬组织脱矿

在酸的作用下，牙体硬组织的矿物质发生溶解，钙和无机盐等矿物离子从硬组织中释放的过程被称为脱矿。由于牙齿的解剖结构和所处位置，牙齿在一生中都处于脱矿的风险中。造成牙齿脱矿的主要酸性物质包括来自口腔微生物的酸、外源性酸以及内源性酸。当牙齿暴露在有利于再矿化的口腔环境中时，牙齿中部分脱矿的HAP可以实现再矿化。牙体硬组织的脱矿与再矿化是一个终生存在的互逆过程。

一、病理改变及临床表现

牙体硬组织脱矿导致的疾病中，最常见的是由牙菌斑内细菌产生的酸造成的龋病，其次是其他外源性酸或内源性酸引起的酸蚀症。牙体硬组织包括牙釉质、牙本质和牙骨质，三种硬组织的组成和部位各不相同，因此其脱矿的组织学改变及临床表现也各有特征。接下来将以龋病的发生发展为例，对不同牙体硬组织脱矿进行讨论。

（一）牙釉质脱矿

除根龋外，几乎所有的脱矿都是从牙釉质开始的。牙釉质是一层1~3mm厚的高度矿化的牙齿外层，对外界的侵蚀具有足够的抵抗力，可是病变一旦突破牙釉质，进入牙本质后就会扩散得很快，因此了解牙釉质的脱矿特点很重要。牙釉质绝大部分由无机物组成，无机物的主要形式为HAP，所以牙釉质的脱矿类似于酸对HAP腐蚀的物理化学过程。偏光显微镜下观察釉质龋的病理变化更为清楚。正常牙釉质由排列紧密的HAP构成，其中含有一定数量的微孔，孔隙直径约为水分子直径大小。正常牙釉质表现为负双折射，折光率为1.62。

临床上虽然以点隙窝沟龋常见，但是因为其结构复杂，故目前对釉质龋的了解大多是从结构简单的平滑面龋（smooth surface caries）得来的。

平滑面龋早期多表现为白垩色不透明斑块，区别于周围正常的透明牙釉质，这种不透明的表现缘于脱钙后其折光率发生改变。此时，牙釉质表面仍保持完整连续，探诊时依旧质硬、光滑，常规X线片影像检查也不能检测到病变发生。此后，白色斑块病变开始发生黄色或棕色色素沉着，并向周围组织扩展，病变区逐渐变得粗糙。釉质龋持续发展，牙釉质深层受累，组织崩溃，龋洞形成，病损呈三角形，顶部向着DEJ，基底部向着牙釉质表层。病损的这种形态与釉柱从DEJ向表面呈放射状排列有关。由于细菌产生的酸和其他酸共同作用，牙釉质发生了不同程度的脱矿、再矿化。釉质龋病损按从牙釉质深层到牙釉质表层的顺序分为4个区：

（1）透明层（translucent zone）：位于病损最前沿，和正常牙釉质相接。此层牙釉质HAP开始出现脱矿，1%~2%的矿物质流失，存在少量且相对较大的孔隙，孔隙容积约为1%，相较于正常牙釉质的0.1%有所增加。在正交偏振光下观察，透明层表现为负双折射。当用加拿大树胶（折光率1.52）或喹啉（折光率1.62）浸渍磨片，在光镜下观察时，该层呈透明状，与深层的正常牙釉质及表层的暗层分界清楚。这是由于大分子物质可进入孔隙中，它们的折光率与正常牙釉质相似，故表现为牙釉质结构消失。透明层是龋损最早发生的组织学变化的表现，是由牙釉质少量脱矿造成的。透明层并非在所有病变中都存在，仅在约50%的病例中出现。

（2）暗层（dark zone）：偏光显微镜观察暗层表现为正双折射，孔隙较透明层增多，孔隙率增加到5%~10%。孔隙大小不一，除了透明层的大孔隙，还含有较透明层小的孔隙。树胶和喹啉无法进入小孔隙，其中充满了空气，空气的折光率与正常牙釉质区别很大，故在光镜下表现为暗层。小孔隙的形成与再矿化相关，即矿物盐在脱矿后形成的大孔隙中再次沉积从而形成暗层。暗层可见于85%~90%的病变。

（3）病损体部（body of lesion）：进一步的脱矿会产生釉质病变的主体，孔隙率增加为25%~50%，孔隙率在边缘处较低，中心部较高，孔隙增大，直至组织的机械破坏，即形成空洞。在偏振光下病损体部呈正双折射。将磨片浸于树胶和喹啉后于光镜下观察，大分子物质可以进入较大的孔隙中，故病损体部表现为较透明，与深层的暗层之间区别明显。病损体部是釉质龋中脱矿程度最高的部分，在所有病损中都存在。

（4）表层（surface zone）：该层孔隙率为1%~2%，脱矿程度明显较病损体部轻。偏光显微镜下观察，表层表现为负双折射。表层通常保持到空洞形成。釉质龋最常见的临床表现是在牙齿的平滑表面出现霜白色云雾状区域，即所谓的“白垩色斑纹”病变。

表层是最先受到外界酸侵蚀的部分，釉质龋却表现为表层下脱矿。有的观点认为牙釉质的表层和表层下的成分与牙釉质本体成分不同，其钠、镁、碳酸盐和氟化物的浓度高于牙釉质本体。因此，牙釉质表面的溶解度更低，这与不同的成分和HPO_4^{2-}的存在有关。溶出速率和溶出量不仅取决于pH值，还取决于溶液中钙离子和磷酸根离子的浓度。下面的方程近似地描述了这个过程。

$$Ca_{10}(PO_4)_6(OH)_{2(S)}+8H^+_{(aq)} \rightleftharpoons 10Ca^{2+}_{(aq)}+6HPO_4^{2-}{}_{(aq)}+2H_2O$$

当pH值<5.5时，HAP可被溶解。另一种观点认为表层的形成与再矿化相关。再矿化离子可以来源于病损体部脱矿后释放的矿物盐，也可以来源于唾液或牙菌斑。牙釉质与唾液和牙菌斑密切接触，牙釉质中HAP的表面与这些相邻的水相处于动态平衡状态。唾液中含有丰富的钙离子和磷酸根离子，可以作为一个自然缓冲，以中和酸和限制溶解过程。当pH值>5.5时，随着高浓度的钙离子和磷酸根离子的加入，平衡可以向另一个方向倾斜，磷酸钙可以重新沉淀，使牙齿组织再矿化。

釉质龋的透明层、暗层、病损体部和表层的形成是一个动态的过程。酸经牙釉质表面的有机结构进入牙釉质深层，侵蚀牙釉质的矿物晶体，晶体的脱矿与再矿化同时发生，从而形成脱矿程度不同的各个层次。脱矿导致釉柱间和釉柱内的间隙增大，持续发展后为细菌侵入创造了通道。

（二）牙本质脱矿

与牙釉质不同，牙本质是一种矿化的水合组织，HAP以原纤维的形式存在。牙本质含有20%（*wt*）的有机物质和10%（*wt*）的水分，所以牙本质脱矿包括矿物的脱矿以及有机物的降解。除此之外，牙本质存在贯穿全层的牙本质小管，牙本质小管内含有成牙本质细胞突起。牙本质不是独立的结构，通常将它与牙髓合称为牙髓-牙本质复合体，该复合体对外界刺激会统一做出反应，生成第三期牙本质等作为防御。

超微结构研究表明，脱矿和降解有机基质发生在两个连续的阶段。首先，牙本质龋的初始阶段需要酸侵蚀至牙本质表面。在牙冠处，牙本质脱矿从DEJ开始；在牙根部，则由牙骨质-牙本质界扩散。接着，病损沿着DEJ和牙骨质-牙本质界向两侧扩散，同时顺着牙本质小管向深处发展。在这个局部病变过程中，管周牙本质的降解情况表明龋齿病变的形成速度：如果病变进展缓慢，早期虽然细菌尚未入侵，但是细菌分泌的酸已经导致前沿的牙本质发生脱矿，牙本质小管内的成牙本质细胞突起也会分泌钙离子、磷酸根离子，两种来源的矿物离子在更深层的pH值较高的牙本质中会以非磷灰石的形式发生沉积，堵塞牙本质小管，在病变的底部形成硬化带，具有阻碍病变向深处扩散的作用；如果病变发展迅速，这个管周牙本质区域会发生退化，非常薄弱甚至消失。

随着病损继续发展，牙本质外围层的表面被破坏，细菌进入牙本质小管。细菌侵入区覆盖了一个或多或少受感染的皮革样脱矿区。侵入的细菌不仅分泌酸使HAP溶解，暴露牙本质的有机相，即胶原网络及其相关的大分子，还能合成分泌蛋白酶降解有机相。牙本质内嵌的蛋白酶、唾液基质金属蛋白酶和组织蛋白酶在有机基质破坏过程中也发挥着重要的作用。蛋白酶必须被激活或从抑制剂中分离出来，因为大多数蛋白酶以非活性形式存在。此外，蛋白酶到达矿化组织中的蛋白底物后并不能直接发挥作用，因为它们的底物必须首先暴露于水相。同样值得注意的是，完整的胶原分子由于其高阶构象结构（三螺旋结构），对几种蛋白水解酶（胶原酶除外）具有抗性，因此在被蛋白酶降解之前，其内部结构必须在水相中被溶解和变性。总的来说，在酸诱导的脱矿过程中，胶原分子暴露在水相中，随后通过宿主胶原酶和酸性变性酶对其进行初始降解，再通过明胶酶、肽酶等多种蛋白酶将其进一步降解，这些酶在宿主和细菌中均广泛分布。有机相的溶解导致牙本质小管扩张变形，最终结构被破坏，牙本质小管相互融合形成坏死区域。当没有牙本质维持的牙釉质碎片坍塌时，就会形成一个充满食物残渣的空腔，并被唾液所覆盖，龋洞形成。

牙本质龋在临床上主要表现为牙本质变色、牙本质质地改变、形成龋洞等。其病理形态呈三角形病变，三角形的顶朝向髓腔，三角形的底位于DEJ或者牙骨质-牙本质界，由外层向内也可以分为4层：①坏死崩解层（zone of destruction），该层无机相脱矿和有机相降解，结构彻底崩解；②细菌侵入层（zone of bacterial invasion），细菌侵入该层，牙本质质地软化；③脱矿层（zone of demineralization），该层仅发生脱矿，无细菌侵入；④透明层（translucent zone），由牙本质小管内细胞突起变性后，钙盐沉积封闭牙本质小管所致，是发生再矿化的区域，故又称硬化层，但其硬度比正常牙本质低。

牙髓-牙本质复合体会对外界刺激做出统一的反应，这是由伸入牙本质小管内的成牙本质细胞突起传导和完成的。如果外界刺激较弱，病变进展缓慢，那么成牙本质细胞会分泌矿物离子，部分靠近牙本质的牙髓细胞也会分化为成牙本质细胞，它们能在髓腔侧面产生第三期牙本质。第三期牙本质的牙本质小管少且排列不规则，可以有效阻止病变的发展。如果外界刺激较强烈，病变进展迅速，那么成牙本质细胞突起会发生液化变性、坏死，从而进一步导致牙髓充血、牙髓炎症或者坏死。

（三）牙骨质脱矿

牙骨质脱矿通常发生于牙龈萎缩、牙根面暴露的情况。牙根表面的局部环境因素，如龈沟液的存在、细菌沉积物和暴露于唾液，可能改变龋病发生发展的过程，根龋病变常常累及牙釉质或牙本质。本节仅讨论发生于牙骨质的脱矿病变。

牙骨质龋始于牙菌斑，早期病损从大面积暴露的牙骨质表面的几个点开始，表现为表层下脱矿。与牙釉质初期脱矿类似，牙骨质表面的牙菌斑产酸，局部pH值下降，牙骨质发生脱矿。脱矿产生的游离矿物离子，以及唾液、牙菌斑中的矿物离子都可再沉积于牙骨质表面，形成矿化程度相对较高的牙骨质表层。从显微放射学角度看，早期牙骨质龋的特征是不透明的表层和形成病损的放射吸收区，与牙釉质龋相似。然而早期牙釉质龋可见白色斑点，早期根龋则呈多灶性，呈浅棕色或黄色。

随着病变进一步发展，由于牙骨质薄而多孔，组织学上可见小裂口穿过牙骨质并延伸至牙本质外围层，细菌产生的酸和代谢产物沿着小裂口迅速向下扩展，细菌产生的蛋白酶同时分解有机基质。因为牙骨质的矿化程度较低，所以病变扩散速度较牙釉质和牙本质快。细菌沿着生长线扩散，溶解HAP和分解有机基质，使牙骨质剥脱。从局部来看，生长线平行于牙面，故牙骨质崩解平行于牙根表面。从整个牙根结构来看，生长线则围绕牙根呈同心圆排列，因此牙骨质脱矿将围绕牙根向侧面扩展并且与其他病变融合，最终形成环绕牙根的龋坏病损。

二、脱矿动力学

牙齿起源于外胚叶和间叶。成熟的牙釉质不存在细胞、血管和神经，没有细胞活动的防御，故不能产生炎症，更不能通过细胞修复。牙釉质也不是单纯的羟基磷灰石，而是一种特殊的羟基磷灰石晶体，晶体之间的微孔里存在着少许的有机相，因此牙釉质进行着独特的物理-化学反应。当牙齿暴露在酸性环境中时，牙齿会随着HAP的溶解而变软，因此更容易受到机械磨损的影响。发生这种情况的两种化学方式是直接酸攻击和螯合。水合氢离子与HAP中的碳酸盐或磷酸盐结合，以化学腐蚀的形式将阴离子释放到溶液中。碳酸盐比磷酸盐反应性更强，只需较低浓度的水合氢离子与之反应，这就是过量的碳酸盐使HAP抗酸性变弱的原因。根据酸的pH值，可将这个侵蚀过程分为三种形式：第一种形式是pH值<1的酸，可以在很短的时间内引起牙齿表面腐蚀；第二种形式是纳米级的表面软化发生在牙齿短时间内暴露于pH值为2~4的酸中，但这并不会发展到宏观破坏；第三种是最常见的酸侵蚀形式，通过弱酸（pH值4.5~6.9）引起表层下溶解。其与致龋菌共同作用可以导致龋病形成，因此被广泛研究。

暴露于pH值<4的酸的情况并不常见，一般发生于各种引起胃液反流的情况，如妊娠剧吐或胃溃疡。暴露于弱酸有许多可能的原因。水果通常含有羧酸或柠檬酸（$C_6H_8O_7$）。羧酸形成的水合氢离子很容易与磷酸盐结合，形成磷酸盐阳离子。这些阳离子可以形成钙酸螯合络合物，使周围晶格中的矿物离子丢失，导致广泛脱矿。羧酸也可以通过螯合作用进行攻击，像柠檬酸这样的果酸就是常见的例子。在柠檬酸中，-COOH基团被解离，形成H_3O^+进行直接酸攻击，并允许$-COO^-$阴离子引起钙螯合。两个阴离子可以与三个钙离子形成可溶性螯合物（这取决于HAP中相对于结合钙的负离子的溶解强度），并导致在pH值3.8~4.0（水果和果汁的pH值）处形成螯合物。由于螯合物是可溶性的，因此可以从牙釉质表面释放，导致牙齿矿物质的净流失。虽然碳酸含量可能很低，但饮料尤其是可乐产品中碳酸的存在对牙齿是有害的。磷酸不含羧基，但仍能通过直接途径和螯合作用攻击牙体硬组织。两个H^+从磷酸中分离出来，形成两个水合氢离子进行直接酸攻击，其余PO_4^{3-}与阳离子钙以2：3的比例螯合，形成可溶性磷酸钙。这两种途径都发生在低pH值范围内，导致酸性饮料和气泡饮料引发的牙齿脱矿。除此之外，致龋菌如链球菌、乳杆菌、放线

菌等分解代谢碳水化合物生成的有机酸（如乳酸、乙酸等）都是弱酸，通常以非离子形式存在，阴离子乳酸根（L^-）和乙酸根（A^-）与氢离子保持相对平衡。对牙釉质的侵蚀与有机酸的解离程度相关，解离程度则与pH值和有机酸的解离常数（Ka）有关。乳酸的Ka较低，在特定的pH值下其分解的H^+和L^-较多，因此乳酸是一种相对较强的酸。未解离的酸则可以起缓冲作用，作为氢离子的储存库。而解离的酸（氢离子和少量酸根阴离子L^-、A^-）可以沿着釉柱等薄弱区域进入牙釉质，攻击薄弱的晶格，溶解HAP，其中碳酸盐和镁是主要攻击对象。在酸的作用下，无机盐离子从晶格中释放至周围的水相中。CO_3^{2-}、Mg^{2+}、Ca^{2+}、OH^-、PO_4^{3-}等离子及其复合物沿着牙釉质的新扩大的孔隙扩散，使牙釉质持续丧失Ca^{2+}、PO_4^{3-}。在局部pH值和邻近区域的离子类型的影响下，Ca^{2+}、PO_4^{3-}形成不同磷酸钙盐或其他钙盐，如氟化钙、氟磷灰石、磷酸八钙等。早期龋形成中的脱矿化学反应过程包括：①有机酸解离，进入牙釉质，碳酸盐和镁丧失；②矿物离子释放，Ca/P降低，矿物质密度降低；③牙釉质表面氟离子浓度增加；④HAP溶解，龋损形成。

（王雨霏　李欣蔚）

第二节　牙体硬组织脱矿的影响因素

牙釉质脱矿的发生、程度和速率涉及许多因素，包括pH值、缓冲强度、酸的类型和浓度，以及矿化离子（如钙、磷、氟、镁等）。唾液清除率、牙菌斑生物膜pH值和微生物代谢等均会对酸进入牙釉质这一过程产生一定的影响，而牙釉质中微孔率和超微结构会影响酸的扩散，进而影响脱矿的程度。总的来说，牙体硬组织脱矿及再矿化是多种因素交互作用下的复杂动态过程。

一、细菌因素

牙菌斑生物膜的形成始于牙齿表面获得性膜的形成。一旦获得性膜在牙面建立，来源于唾液的细菌便开始聚集，并通过静电作用、疏水离子和范德华力牢牢地附着于获得性膜表面。细菌表面的黏附分子与获得性膜表面的受体结合介导了两者间的不可逆性黏附。多种微生物与已黏附细菌之间发生共聚集或共黏附，从而产生牙菌斑生物膜微生物群落的多样性。随着微生物不断生长繁殖，牙菌斑生物膜形成并逐渐成熟。在这一过程中，由蔗糖代谢产生的葡聚糖和果糖组成了细胞外聚合物并参与了牙菌斑基质的合成。以生物膜形式存在的牙菌斑能够阻碍抗菌制剂的渗透，从而抵抗其杀菌作用。此外，不同菌株间存在协同和拮抗作用。随着牙菌斑生物膜的成熟，会有细菌分离出来，并在牙齿表面的其他部位定植。

致龋菌普遍具有以下特点：①快速转运可发酵性碳水化合物并将其转化为有机

酸；②产生细胞外和细胞内多糖介导细菌对牙面的黏附；③在外界环境不利于细菌生长时，维持碳水化合物的代谢和营养供给。

在被牙菌斑生物膜覆盖的早期龋脱矿牙面上，有大量变异链球菌定植（占链球菌总数的11%~18%）。通常这种大量的定植发生在临床可检出白垩斑前的12~18个月。然而随着病变部位再矿化的进展，变异链球菌的数量逐渐减少（占总链球菌数的2%~5%）。HAP脱矿的临界pH值是5.5，外界环境的pH值低于该值时HAP会发生溶解，而以变异链球菌和乳杆菌为代表的致龋菌能够耐受的最低pH值为3.9~4.1，在pH5.5以下的致龋环境中依然能够生长繁殖和代谢。

牙菌斑生物膜的缓冲能力明显大于唾液（10倍），其钙离子、磷酸根离子和氟离子浓度也高于唾液（3~4倍），因此牙菌斑生物膜能够隔绝唾液中的碳酸氢盐、磷酸盐、尿素钙等缓冲物质以及钙离子、磷酸根离子。牙菌斑生物膜的缓冲能力及其钙、磷的相对过饱和程度决定了牙齿表面是否会发生脱矿。牙菌斑生物膜中的氟可以增强HAP对有机酸的抵抗能力，降低其脱矿临界pH值，从而使牙齿在酸性环境中不易发生溶解。此外，牙菌斑生物膜中一些特定的细菌对牙菌斑pH值具有调节作用。韦荣球菌属能够代谢由产酸菌生成的乳酸，从而加速产酸菌进一步产酸。而在酸性条件下，唾液链球菌和血链球菌均具有尿素酶活性和精氨酸脱氨酶活性，并可通过产生尿素和氨提高牙菌斑pH值。

牙菌斑生物膜可以被认为是牙齿表面的一层凝胶，唾液来源的保护性蛋白、酶、缓冲物质、钙、磷和氟等通过其扩散到牙面。而酸性副产物和致龋相关物质也从牙齿表面扩散出去。牙菌斑生物膜中水含量的增加能够促进酸性副产物和致龋相关物质的快速扩散，减少细菌产酸对牙齿表面的影响。而牙菌斑生物膜中葡聚糖和胶体含量越高，牙菌斑越厚，则物质转运耗时越长，牙面暴露于有机酸的时间就越长。

龋易感患者通常具有以下特点：唾液中变异链球菌和乳杆菌的水平较高，唾液缓冲能力较差，唾液中钙、磷相对饱和度以及氟水平较低，频繁摄入碳水化合物。因此，对这些龋易感患者，消除有关致龋因素和改善口腔环境是龋病预防的关键，其中最有效的方法是采用机械方法清除牙菌斑生物膜（如正确刷牙和使用牙线）。在局部适当辅助应用抗菌制剂（如氯己定）可进一步抑制致龋菌生长，从而有效干扰牙菌斑形成并减少牙菌斑内酸的产生。此外，氟化物的使用可以较好地降低牙齿酸溶解度和促进再矿化，有助于增强牙齿的抗龋能力。

二、宿主因素

（一）唾液

唾液具有稀释、清除、中和以及缓冲作用，并有助于在牙面形成保护性的获得性膜。此外，唾液还能通过向遭受侵蚀的牙体硬组织提供钙、磷和氟来延缓脱矿，促进再矿化。

在酸性刺激下，唾液流量的增加有助于稀释和清除牙齿表面的酸性物质。低唾液流量和（或）低缓冲能力可能是酸蚀症的易感因素。唾液中矿物质含量相对于牙釉质是过饱和的，能够为腐蚀后牙面的再矿化提供所必需的钙和磷。唾液流速的增加可以增加唾液中有机物和无机物的含量，进而预防酸蚀的发生。研究表明，酸蚀的发病与低唾液流量和低缓冲能力密切相关，这种口干状态可能和增龄性改变或头颈部放疗有关。在酸蚀过程中，缓冲盐对增强唾液缓冲能力和维持牙齿结构完整有一定作用。碳酸氢盐是唾液中的主要缓冲盐，在受到外界刺激时，唾液中碳酸氢盐的浓度可从非刺激状态时的5mmol/L左右增加到60mmol/L，而唾液中磷酸二氢盐的浓度则从5mmol/L下降到3mmol/L。在pH值较低时（<4.5），蛋白质缓冲系统可能也会发挥一定作用。下颌下腺和舌下腺中的主要有机成分黏蛋白具有润滑特性，能够通过包裹牙面在一定程度上减轻摩擦力的作用，进而减轻牙体硬组织在受到酸蚀作用时的磨损程度。

（二）获得性膜

不论是体外还是原位形成的获得性膜都可以在一定程度上保护牙釉质（免受脱矿）。获得性膜的组成、厚度和成熟时间可能决定了其保护牙齿表面、防止牙齿脱矿的能力。

获得性膜可作为再矿化电解质的储存库来影响酸蚀的进展。获得性膜中的唾液黏蛋白能够增强牙釉质表面的保护能力，防止其发生脱矿。获得性膜中唾液碳酸酐酶Ⅵ的存在能加速对牙齿表面氢离子的中和作用，进而保护牙体硬组织免遭酸蚀破坏。获得性膜可能通过溶解屏障作用或半透膜功能避免酸与牙面的接触，进而降低HAP的溶解速度，保护牙面免受酸蚀。一项原位研究显示，形成时间为1小时的获得性膜能在2小时内保护牙釉质免受橙汁脱矿作用。

口腔中获得性膜形成部位的不同会导致膜的厚度有所差异，进而影响其保护牙釉质的能力。在与口腔环境接触的1小时内，上牙腭面形成的获得性膜最薄（0.3~0.38μm），而下牙舌面的获得性膜最厚（0.96~1.06μm）。类似地，有学者发现在腭面形成的24小时获得性膜的比舌面和颊面的更薄且更难以抵挡柠檬酸的作用。这些研究结果与一项临床研究的报道相吻合，即获得性膜较厚的牙面（舌面）的酸蚀患病率较低（1.7%~2%），而获得性膜较薄的牙面（腭面）的酸蚀患病率较高（2.7%~6.1%）。

虽然获得性膜在2小时内就可以达到全厚，但往往在这个阶段之后，新形成的获得性膜的一些结构才发生改性并进一步成熟从而变得更加耐酸。国外学者通过原位实验表明，在暴露于橙汁这一酸性物质的10分钟内，牙面形成的2小时获得性膜有抑制牙釉质脱矿的作用，然而在暴露时间超过20分钟和30分钟时，这种显著的抑制作用就消失了。同时，该研究还发现2小时获得性膜对牙本质基质并没有明显的保护作用，这可能是由于牙本质自身对脱矿作用的敏感性较高，使得被酸蚀的牙本质同表面的获得性膜一同丧失。

（三）牙齿结构、位置及软组织

长期以来，牙釉质被认为是最容易受到酸蚀影响的牙面而受到广泛关注。然而近年来，随着牙齿保留率的提高，由非龋性牙体硬组织疾病和牙龈退缩导致的冠方牙本质和根面牙本质暴露在临床上变得越来越常见。此外，牙齿的形态和结构缺陷会导致牙菌斑更容易聚集，从而使牙齿更易脱矿。

牙釉质的酸蚀过程包括表面的初始软化，以及随后在酸的不断侵蚀作用下，牙齿的已脱矿结构的永久性丧失。在牙本质中，无机成分会随着酸蚀的侵蚀作用流失，有机成分继续留存。牙本质中已暴露的有机物质可能作为阻碍酸扩散或矿物释放的屏障，从而延缓病变的进展。因此，化学性或机械性地去除这些有机物质可能会显著加速病变的进展，并干扰已酸蚀表面发生的矿物沉积过程。

以上阐述的是健康牙釉质和牙本质的酸蚀过程，虽然这有助于对疾病进展的认识，但在实际的临床情境中，牙体硬组织可能会因为受到化学和机械因素的影响（如龋病、侵蚀、磨损、氟斑牙）而出现不同的病变进展模式。牙体硬组织在病理情况下对酸蚀的易感性尚待进一步研究。

对于恒牙与乳牙对酸蚀的易感性差异，目前仍存在一些争议。矿化水平的差异可能使得乳牙比恒牙更容易发生脱矿。然而也有体外研究发现在不同的酸性饮料作用下，恒牙和乳牙对酸蚀的敏感性并没有明显的差异。尽管与成年人相比，儿童的非龋性硬组织疾病患病率更高，但这很可能是酸蚀和磨损共同作用导致的，因为乳牙牙釉质相比恒牙更容易磨损。

牙齿在牙弓内的位置不同会造成牙齿表面对酸蚀的易感性不同。如前所述，唾液的保护性因素，如流速（清除作用）和成分（缓冲和再矿化作用）对酸蚀有很大的影响，而这些因素在口腔的不同部位是不同的。因此，邻近唾液腺的牙齿更容易受到唾液的保护而在一定程度上避免酸蚀作用的影响。上切牙的唇面是酸蚀的好发部位，而下切牙舌面则不易受到酸蚀作用的影响。另一个重要的方面是牙齿与周围软组织和舌的关系。对于因酸蚀而被软化的牙釉质和牙本质，与舌接触会加速其破坏和流失。同样地，已酸蚀牙釉质在与口腔软组织和食物的接触中，更容易发生磨损。

（四）行为因素

行为和生活习惯可以影响脱矿的速度和程度。大量饮用碳酸饮料会导致口腔微环境的改变，从而增加患酸蚀症的风险；频繁食用酸性果蔬或酗酒也有可能加重酸蚀程度。夜磨牙和不自觉地紧咬牙等不良习惯会加快牙齿硬组织脱矿的速度，进而造成临床较为常见的牙齿磨损。

当牙釉质的易感区域受到牙菌斑生物膜中致龋菌的反复酸性攻击时，牙釉质表层下会出现孔隙，如果没有进行及时的再矿化和不加强口腔卫生保健，就会导致孔隙融合产生窝洞。随着脱矿的进展和破坏，釉柱结构逐渐失去支撑，牙釉质的结构会变得非常脆弱，在受到压应力或剪切力的作用时可能发生断裂。因此临床医生对龋病的不同进展阶段，尤其是早期龋的及时诊断和治疗对龋病的防治具有重要的意义。

近年来，随着人们对牙科美容关注度的提升，有学者开始研究牙齿漂白对牙釉质和牙本质可能产生的毒副作用。有研究表明，一些以过氧化氢为基底的凝胶对牙釉质表面形貌和硬度会产生一定的影响，提示其可能使牙釉质对酸蚀的易感性有所增加，然而这些改变被认为和不同研究的实验条件的差异有关。过氧化氢的浓度、氟化物的含量和漂白剂的pH值也可能是导致牙齿硬组织改变程度不同的因素。体外环境下使用过氧化氢含量较少、pH值中性的漂白剂并不会增加牙釉质对酸蚀的易感性。

三、饮食因素

任何可发酵性碳水化合物，如葡萄糖、蔗糖、果糖或煮熟的淀粉，都可以被某些口腔细菌代谢产生有机酸，如乳酸、乙酸和丙酸等。其中，蔗糖的摄入量和摄入频率均被认为与脱矿密切相关。然而在脱矿过程中，无论牙釉质溶解是否涉及微生物，酸都是重要的变量。无论脱矿是呈龋损状还是酸蚀状，如果任其发展，酸的侵蚀会导致牙釉质、暴露的根面结构或牙本质的大量矿物流失。

大量体内外研究表明，酸性饮料或食物的酸蚀能力除了与pH值有关，还与其中的矿物质含量、缓冲能力和钙离子螯合能力有关。饮料或食物的pH值，以及钙、磷、氟的含量决定了其相对于牙体硬组织中矿物质含量的饱和程度，进而影响牙齿的脱矿过程。当饮料或食物所形成的溶液相对过饱和时，牙体硬组织不会发生溶解；反之，牙釉质或牙本质表面则会发生脱矿，随后邻近牙面的溶液中局部pH值上升，矿物质含量增加，直至溶液和牙面两者达到平衡，脱矿终止。

酸及其各组分的扩散系数和水合半径是影响酸脱矿的因素之一。酸的解离可对龋病病变部位的形成和发展过程造成影响，未解离的酸性分子可直接弥散进入易感的矿化位点，并进一步释放H^+进行反应。乙酸和其他弱酸性物质，包括丙酸、丁酸甚至琥珀酸都能渗透到牙釉质中。牙菌斑生物膜糖酵解过程中容易产生的三种主要酸是乳酸、乙酸和丙酸，在致龋事件发生前乙酸含量丰富，而在致龋事件发生后乳酸含量丰富。这些酸在龋病过程中起着极其重要的作用，值得进一步研究。

柠檬酸的螯合特性可以通过与唾液的相互作用促进酸蚀过程，并直接软化和溶解牙齿矿物质。果汁中常见浓度的柠檬酸可以螯合唾液中高达32%的钙，降低唾液的过饱和度，进而增加牙齿矿物质溶解的驱动力。此外，钙螯合剂还可以直接溶解牙齿中的矿物质。饮料的缓冲能力越大，唾液中和酸所需的时间就越长。将含有高缓冲能力有机酸的饮料用水稀释后，饮料的pH值几乎不会降低，但其相对可滴定酸度会降低。在pH值相同的情况下，不同饮料的酸蚀力也有所不同。改良配方中酸的总量和类型能够降低饮料的酸蚀潜力，比如用马来酸代替柠檬酸。

食品或饮料中钙和磷的含量能影响牙齿表面局部环境中的浓度梯度，是决定食品或饮料酸蚀能力的重要因素。在酸蚀性饮料中添加钙盐和磷酸盐可以取得良好的保护效果。在不改变pH值的情况下，仅通过添加少量钙和磷来改变饱和度，就可以降低饮料或食品的酸蚀能力。然而这种向饮料或食品添加矿物质的方式只能延迟酸蚀过程，并不能完全防止牙体硬组织的脱矿。运动饮料通常是具有酸蚀能力的，当人在剧烈运动、处于某种脱水状态时，大量饮用运动饮料可能会对牙面造成更强的破坏力。但有研究表明，向运动饮料添加磷酸肽稳定的无定形磷酸钙可以显著降低其酸蚀能力。酸奶作为一种酸性食物，pH值（<4.0）较低，但由于其中钙、磷含量高，相对于磷灰石而言处于过饱和状态，因此对牙面几乎没有酸蚀力。但当酸奶或其他以牛奶为基础的食物中钙和（或）磷含量较低，并且pH值较低时，也同样具有酸蚀作用。仅有氟单独存在时并不会对饮料的酸蚀能力产生影响。但是，在其他促进酸蚀因素不过量的情况下，溶液中的氟也有可能起到一定的保护作用。然而出于对健康的考虑，向饮料中添加氟的做法并不切实可行。

表3-1对一些常见饮品的化学特性进行了总结，其中列举了pH值、滴定至pH值7.0所需的碱浓度、磷和钙浓度、氟含量、相对HAP和氟磷灰石（fluorapatite，FAP）的饱和度，以及牙釉质表面显微硬度（surface microhardness，SMH）的变化。显微硬度值的测量选用无龋、无裂隙的人离体前磨牙，切割、打磨后暴露距牙釉质表层200μm的牙面，将样本在不同饮品中孵育3分钟和20分钟后测量样本在50克负载下的努氏硬度值。

表3-1　常见饮品化学特性总结

	pH值	OH-(mmol/L)	P (mmol/L)	Ca (mmol/L)	F (ppm)	pK–pl HA	pK–pl FAP	SMH变化(3分钟)	SMH变化(20分钟)
饮料（不含酒精）									
可口可乐	2.60	34.0	5.4	0.8	0.13	-19.2	-12.6	-136	-77
芬达橙汁汽水	2.90	83.6	0.1	0.8	0.05	-22.2	-16.1		-78
冰红茶	3.00	26.4	0.1	0.6	0.83	-22.3	-15.0	-107	-224
百事轻怡	3.10	34.6	3.9	0.9	0.04	-15.9	-9.8		-65
红牛	3.40	91.6	<0.01	1.7	0.36	-19.8	-13.1	-123	-232
喜那滋	2.90	56.6	0.1	0.3	0.03	-23.7	-17.8		-110
玉泉汽水	2.50	88.6	<0.01	0.2	0.03	-32.8	-26.8		-136
雪碧	2.64	36.2	<0.01	0.2	0.04	-33.4	-27.3	-140	
维生素C泡腾片	3.98	105.4	<0.1	<0.1	0.03	-16.5	-11.3	-106	

续表3-1

	pH值	OH-(mmol/L)	P(mmol/L)	Ca(mmol/L)	F (ppm)	pK–pl HA	pK–pl FAP	SMH变化(3分钟)	SMH变化(20分钟)
				饮料（含酒精）					
嘉士伯啤酒	4.40	40.0	7.30	2.2	0.28	-3.8	2.0		+8
科罗娜啤酒	4.20	8.2	3.30	2.1	0.11	-6.4	-0.8		+2
红葡萄酒	3.40	76.6	3.20	1.9	0.16	-12.3	-5.9		-71
白葡萄酒	3.70	70.0	3.20	0.9	0.35	-11.5	-5.0		-30
				果汁					
苹果汁	3.40	82.0	1.7	4.0	0.11	-11.4	-5.2	-134	-154
菠萝汁	3.43	60.0	1.9	1.7	0.04	-12.9	-7.2	-71	
甜菜根汁	4.20	49.2	10.0	2.1	0.08	-5.4	0.1	-40	-81
胡萝卜汁	4.20	42.0	8.4	5.0	0.09	-3.5	1.9	-5	-58
葡萄柚汁	3.20	218.0	2.6	3.1	0.16	-13.3	-6.8		-120
维生素果汁	3.60	131.4	6.5	4.8	0.12	-8.7	-2.5	-84	-137
橙汁	3.70	109.4	5.5	2.2	0.03	-9.4	-3.9	-26	-81
				奶制品					
牛奶	7.00	4.0	18.90	29.5	0.01	16.3	18.1		+11
天然酸奶	4.20	105.6	49.80	32.8	0.03	1.4	6.3	+1	
猕猴桃酸奶	4.10	99.6	34.00	42.5	0.06	0.7	6.0	+4	+15
柠檬酸奶	4.10	110.4	39.90	32.0	0.04	0.4	5.6		+18
橙子酸奶	4.20	91.0	43.00	31.6	0.05	0.3	5.6	+1	+8
橙子乳酸菌饮料	4.25	68.6	43.00	21.2	0.05	0.8	6.0	-1	

此外，在酸蚀过程中，液体的黏附性也是需要考虑的因素。不同饮料对牙釉质的黏附能力有所不同。酸性物质的黏附性越强，与牙齿表面接触的时间越长，则其对牙体硬组织造成酸蚀的可能性就越大。

四、时间因素

牙体硬组织脱矿的每个过程都需要一定时间才能完成。不论哪种情况，时间因素都与其他因素，如细菌、宿主和饮食等有联系。就龋病而言，其发展过程需要相当长的时间(数月至数年)，并依赖长时间反复的脱矿过程。反复和长时间地暴露于低pH值环境，使得牙菌斑生物膜缓冲能力受到损害，最终导致脱矿。有国外学者采用离体牙模拟体内环境探究脱矿时间对再矿化牙本质矿物组成和力学性能的影响。该研究发现，对脱矿1周后的牙本质进行再矿化，牙面大量摄取的矿物质元素可使病变部位下50~200μm深度处的牙本质的硬度和杨氏模量恢复至脱矿前。而在较长时间的脱矿后再矿化过程中（2周和3周），尽管有矿物吸收，但脱矿牙本质的结构严重受损，并且阻碍机械性能的恢复。

（李莹雪）

第三节　牙体硬组织脱矿与再矿化的动态平衡

一、生理性脱矿与再矿化动态平衡

前面已述，当致龋菌产酸或者内源性酸、外源性酸作用于牙面时，牙体硬组织内的HAP晶体会被酸溶解，从而导致脱矿。而当牙菌斑生物膜中pH值恢复到中性或者口腔内酸性物质被唾液稀释和缓冲时，如果牙面钙离子、磷酸根离子等出现过饱和，脱矿过程随即停止，而矿物的再沉积（即再矿化）随即发生。再矿化可以在牙面脱矿早期就阻止其进一步发展并且对已脱矿牙表面进行修复。牙面的脱矿和再矿化是重复循环交替的，而在人体正常的环境中，两者处于一种动态平衡并且相互竞争的状态。当病理因素增加时，如唾液缓冲能力下降、致龋菌活跃以及频繁摄入碳水化合物等，口腔环境pH值下降至酸性条件（临界pH值5.5），平衡朝脱矿方向倾斜。但是酸性条件会促使保护性因素反应性增强，如唾液缓冲能力增强，抗菌和再矿化蛋白增加，钙离子、磷酸根离子浓度过饱和等，口腔环境中的酸性物质被中和（恢复到中性pH值7.0），平衡又朝再矿化方向倾斜。脱矿和再矿化交替进行并相互制约，从而维持牙体硬组织在口腔环境中的矿物平衡。因此生理性脱矿和再矿化动态平衡在控制龋病、酸蚀症等疾病的发生发展中起到重要作用。

牙体硬组织脱矿和再矿化的平衡如图3-1所示。

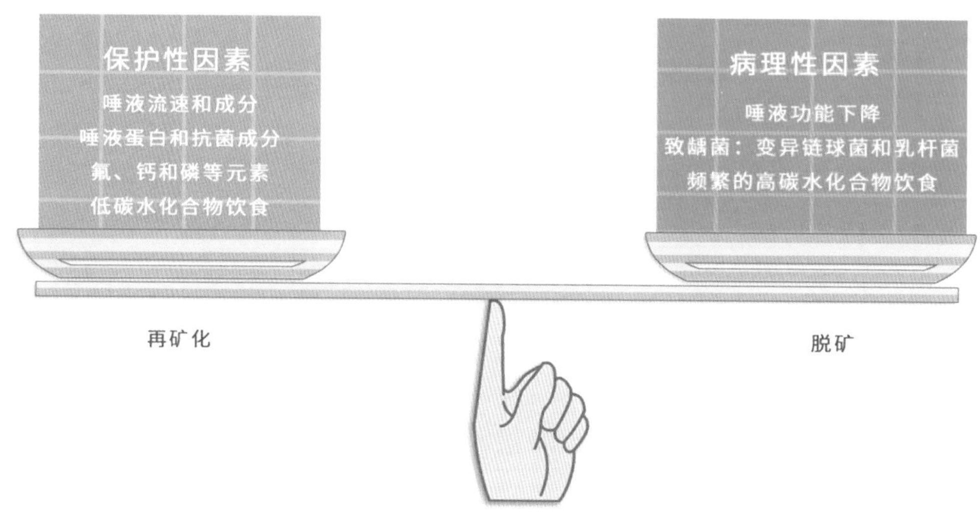

图3-1　牙体硬组织脱矿和再矿化的平衡

二、牙体硬组织的再矿化

矿化和再矿化是机体一个普遍而又持续终身的过程，简而言之就是无机物质沉积到有机基质上。对于骨、牙本质、牙骨质这种坚硬的组织，矿化过程即是胶原纤维提供一个支架来帮助单行有序排列的钙、磷晶体的沉积。当牙体硬组织发生脱矿后，如果局部pH值回升并且钙离子、磷酸根离子出现过饱和，矿物重新沉积于牙面，再矿化发生。由于牙釉质和牙本质分别具有独特的组织来源、晶体结构和矿化过程，因此牙体硬组织的再矿化也分为牙釉质的再矿化和牙本质的再矿化。

（一）牙釉质的再矿化

由于牙釉质的组织来源、结构和矿物组成等因素与牙本质、牙骨质存在明显的不同，因此其存在独特的再矿化过程。作为牙体硬组织最外层结构，牙釉质最先接触外界唾液、牙菌斑等因素，抵抗各种程度的磨损、磨耗、酸性物质，脱矿和再矿化动态平衡也最常发生于牙釉质-唾液/牙菌斑界面。由于其有机物极少，牙釉质的脱矿和再矿化过程已被看作HAP晶体脱矿和再矿化过程。狭义上的牙齿再矿化即指牙釉质的再矿化，定义为在外界钙离子、磷酸根离子的供给下，增强脱矿釉质中矿物离子的再沉积和促进净矿物含量的恢复。

当外界环境（如唾液、牙菌斑）中酸性物质增加，pH值下降到牙釉质脱矿临界值（pH值5.5），且外界环境中钙离子、磷酸根离子含量处于不饱和状态时，酸产生的H^+和螯合作用可以使牙釉质表面矿物丢失，从而形成部分脱矿的状态。矿物的丢失使得牙釉质空隙增加，增大了牙釉质晶体间的距离并使牙釉质表面变软，促进酸向牙釉质更深处扩散，从而导致牙釉质表面及表面下的脱矿。而牙釉质脱矿产生的钙离子、磷酸根离子会在局部积聚并向牙釉质表面扩散，局部钙离子、磷酸根离子饱和度的增加可以防止牙釉质表面进一步脱矿。当酸性物质被唾液稀释缓冲时，环境pH值逐步向中性恢复，此时环境中的钙离子、磷酸根离子相较于牙面处于饱和状态，从口腔环境向牙釉质表面扩散，在脱矿牙釉质表面重新沉积下来，从而发生表层的再矿化。而较高浓度的钙离子、磷酸根离子会导致牙釉质表面矿物的快速沉积，这一过程会堵塞釉牙质表面晶体间的空隙，从而阻止钙离子、磷酸根离子向下扩散，限制表层下脱矿牙釉质的再矿化。因此，牙釉质的脱矿和再矿化过程即是牙釉质表层下脱矿和表层再矿化的过程。

（二）牙本质的再矿化

与牙釉质不同的是，牙本质富含大量的胶原纤维网，矿化的胶原纤维网是牙本质的基本结构单元。经典理论认为，牙本质再矿化过程是以离子介导的结晶化途径为基础的。当牙本质受到酸侵蚀时，钙离子、磷酸根离子丢失，牙本质胶原纤维网暴露，从而发生牙本质的脱矿。当脱矿趋于停止，环境中钙离子、磷酸根离子处于过饱和状态时，晶胞开始形成并不断复制和扩大，最终再矿化过程开始于单个的晶体核的形成。大量的HAP沉积于脱矿牙本质胶原纤维上，并沿着牙本质胶原基质不断地外延生长，从而完成牙本质的再矿化。胶原纤维降解、破坏的牙本质无法给钙离子、磷酸根离子沉积提供支架，因此过度脱矿的牙本质很难进行再矿化。此外，牙本质胶原纤维本身没有介导成核的能力，因此环境中本身存在已形成的结晶体才能够引导再矿化的发生。经典的牙本质再矿化理论很好地阐述了钙、磷沉积介导牙本质再矿化这一过程，但是牙本质再矿化复杂的生物学组装过程和生化反应并未完全研究清楚，因此牙本质仿生再矿化逐渐成为研究热点。

胶原特别是Ⅰ型胶原是牙本质中最主要的蛋白质，占所有的有机物的90%。前面已述，牙本质胶原纤维可以为矿物沉积提供一个有序的支架，并且现在进一步认为矿化胶原的分级自组装是牙本质进一步再矿化不可或缺的部分。Ⅰ型胶原一旦形成三螺旋结构，便构成了胶原分子。五个胶原分子可自组装形成一个胶原微纤维，多个胶原微纤维集合成束便形成胶原原纤维。胶原原纤维中胶原分子并行交替排列，分子长轴与胶原原纤维方向平行，并且每两个分子间存在一个67nm的空隙。多重胶原原纤维可以形成胶原纤维，并交联大分子物质从而形成钙化基质的空间结构网络。当胶原空隙区出现HAP晶体时，牙本质基质的机械性能可以得到增强。因此，总体来说，现阶段认为矿化胶原包含多级的自组装结构。最低层次是胶原分子，其构成了胶原微纤维。第二层次是胶原微纤维的组成，HAP的c轴可以沿着胶原微纤维的长轴生长并聚集在其周围，从而发生胶原微纤维的再矿化。第三层次是矿化的胶原原纤维的形成，它们互相平行排列，形成矿化的胶原纤维。

矿化胶原中纳米纤维分级自组装示意图如图3-2所示。

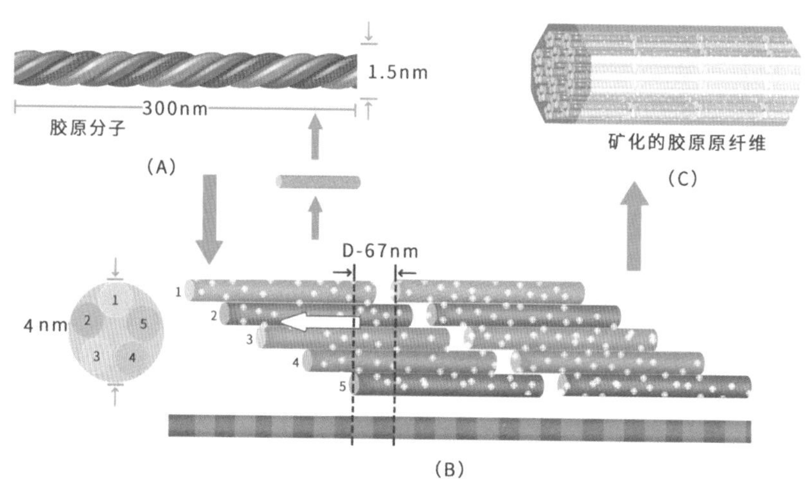

图3-2 矿化胶原中纳米纤维分级自组装示意图

（A）：胶原分子的结构和大小；（B）：呈现周期性间隙和一定大小的胶原微纤维中胶原分子的排列，HAP沿着胶原微纤维*c*轴（箭头所示）生长；（C）：矿化胶原原纤维的组成结构。

牙本质的生物矿化主要包括胶原内矿化和胶原间矿化。牙本质的胶原内矿化主要发生在胶原原纤维内部的空洞结构之间，而胶原间矿化发生于不同胶原原纤维的间隙之间。上述的矿化胶原的分级自组装主要强调胶原内矿化，其对牙本质的机械性能具有重要作用。牙本质的胶原内矿化可以增加弹性模量从而增加机械强度。现阶段有部分研究利用矿物沉积于胶原纤维表面引起牙本质的再矿化，但是这种异质的胶原间的钙、磷矿物沉积并不能引起牙本质胶原基质的高度矿化，这说明胶原间的再矿化不是真正的牙本质再矿化，牙本质再矿化取决于牙本质胶原内的再矿化。

与经典的离子介导的结晶化途径不同，非经典的结晶化途径理论认为，牙本质再矿化实际上是由粒子介导的，而非钙离子、磷酸根离子，其主要包含以下两个步骤：通过定向连接，将初级纳米颗粒排列成等取向晶体，纳米粒子融合形成单个晶体；随后，有机化合物包裹的纳米粒子通过中尺度组装形成中晶。非经典的结晶化途径包含晶体的居间相，如无定形相或前体液相。因此再矿化可形成更为复杂的晶体结构，从而可以解释牙本质中以不同形态存在的天然晶体。由于非经典的结晶化途径不依赖已形成的结晶体和离子运输，当合适的生物类似物存在时，初始形成的亚稳态无定形磷酸钙会形成纳米相，这些无定形纳米微粒可以沉积于胶原基质的间隙区，转为晶相的HAP引起牙本质的再矿化。

综上所述，牙本质的仿生再矿化过程可以总结如下：仿生分子加入无定形磷酸钙系统后可形成亚稳态无定形磷酸钙纳米前体，其可以渗透进脱矿的牙本质胶原基质中，并且这些纳米粒子可以转变成HAP纳米晶体。与此同时，当具有钙、磷和胶原吸附功能的生物分子结合胶原分子特异性位点时，大量的纳米晶体可以渗透入脱矿的牙本质中，并被此生物分子引导沿着微纤维（胶原内矿化）和胶原原纤维表面（胶原间矿化）生长，从而发生牙本质的再矿化。牙本质生物再矿化示意图如图3-3所示。

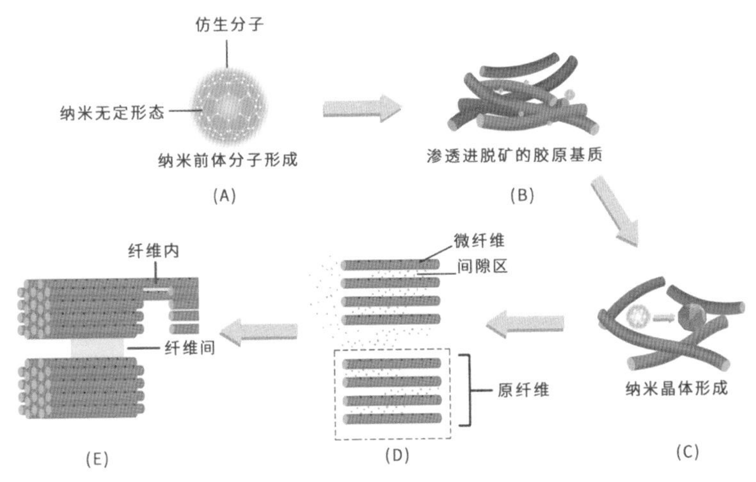

图3-3　牙本质生物再矿化示意图

（A）：亚稳态的无定形磷酸钙前体与仿生分子的形成；（B）：纳米前体渗透进脱矿的胶原基质；（C）：纳米微球转变成磷灰石纳米晶体；（D）：仿生分子模拟非胶原蛋白与胶原分子特异性位点的吸附和大量与仿生分子作用的纳米晶体有序排列形成介观晶体；（E）：介观晶体融合形成单个晶体，即发生牙本质纤维内和纤维间的再矿化。

三、调节牙体硬组织脱矿和再矿化平衡的机体因素

（一）唾液

1. pH值及缓冲能力

唾液被视为口腔内中和酸的重要生理因素之一，脱矿和再矿化直接与唾液pH值、缓冲能力以及唾液流速有关。唾液中的缓冲物质主要是碳酸氢盐缓冲系统，其可以中和口腔环境中存在的酸性物质，而较高的唾液流速对酸性物质和细菌也有一定的稀释和清除作用，从而发挥唾液的缓冲作用，提高口腔环境内的pH值，抑制脱矿的进一步进展。

2. 钙离子、磷酸根离子含量

唾液可以稳定地提供钙离子、磷酸根离子，有助于维持口腔环境相对于牙齿矿物的过饱和状态，从而抑制在低pH值条件下的牙齿脱矿，促进pH值回升至中性条件下的牙齿再矿化。研究表明，唾液和牙菌斑中的钙离子、磷酸根离子浓度与龋病发生率成负相关关系，高浓度的钙离子可以有效阻止龋病的发生。这种情况可能的

原因是唾液中钙离子、磷酸根离子浓度增加，降低了牙釉质的溶解度并且提升了再矿化的驱动力。在牙面的再矿化过程中，钙离子的作用要远远大于磷酸根离子的作用，钙离子抑制牙釉质溶解的作用是磷酸根离子的近20倍。所以，钙离子可能是主要的脱矿限速矿物成分，而额外的钙离子传递是促进再矿化和防止脱矿的一种可能途径。并且，钙离子浓度对牙釉质再矿化的作用也被体外实验确认，随着钙离子浓度的增加，脱矿牙釉质的孔隙率降低，硬度增加，表层下的病损也取得更好的再矿化效果。

然而，过高浓度的钙离子、磷酸根离子的存在对于牙面再矿化具有副作用。过高浓度的钙离子、磷酸根离子会导致钙、磷矿物快速沉积于牙面，并堵塞晶体间的空隙，从而限制钙离子、磷酸根离子向表面下扩散，抑制表层下脱矿部位的再矿化。因此针对天然脱矿的牙面，应维持合适的钙离子、磷酸根离子浓度（1~2mmol/L）来保证理想的再矿化的发生。

3. 氟元素

唾液还会不断地向牙面提供氟元素，唾液中的氟在防止牙齿脱矿和促进其再矿化中扮演着重要的角色。当局部氟元素存在时，HAP中的OH^-等会被F^-取代，形成FAP，从而降低HAP的溶解度。FAP相较于HAP有以下两个优点：第一，氟可以作为催化剂帮助牙釉质与唾液中的钙离子、磷酸根离子进行再矿化，从而抵消脱矿导致的矿物损失。氟化物可以为口腔中游离钙离子、磷酸根离子提供一个吸附位点，从而使其进入晶体空隙中沉积完成再矿化。第二，所形成的FAP很难溶解于致龋菌产生的乳酸从而增加了牙面的抗酸性。由于天然的HAP中含有碳酸根等杂质，因此更容易与酸进行反应发生溶解，而FAP的形成可以有效降低HAP的溶解度，当50%的羟基被氟元素所替代时就可以表现出最大抗溶解效应。此外，氟化物还可以被传递、滞留于牙菌斑生物膜中，为防止脱矿发生进展提供一个氟元素储备库。事实上，临床研究也表明，牙菌斑中的氟浓度与龋病的严重程度呈负相关关系。氟还可以在牙酸蚀过程中提供保护作用。应用高浓度的氟可以增加对磨损的抵抗力和延缓牙釉质酸蚀的进程，并且促进酸蚀脱矿的牙面再矿化。

值得注意的是，氟促进再矿化的作用必须在钙离子、磷酸根离子存在的情况下才能发挥，钙离子、磷酸根离子可以帮助氟元素在口腔环境中传递，并维持一个相对稳定的浓度，从而提高氟对牙面的再矿化效果。也有许多文献证明牙菌斑中的氟含量与钙含量成线性关系。过高的氟浓度也会导致矿物的快速沉积并堵塞牙面晶体间的空隙，反而不利于再矿化在病变内部的进行。因此总体而言，牙菌斑生物膜和唾液中钙、磷和氟的浓度应维持在一最佳水平，从而使脱矿的牙面实现最大限度的再矿化。

4. 再矿化相关唾液蛋白

在生理pH状态下，唾液中的钙离子、磷酸根离子相对牙面处于过饱和状态。然而，由于一些唾液蛋白，特别是富酪蛋白、富脯蛋白的存在，正常情况下唾液中的钙离子、磷酸根离子并不会从唾液中析出并沉积。由于这些蛋白质特别是富酪蛋白的片段含有磷酰基，可以与钙离子、磷酸根离子的离子团簇结合，阻止离子团簇生长到临界尺寸，阻止了钙、磷沉积和晶体成核。唾液蛋白这种关键的稳定钙离子、磷酸根离子的功能确保了钙离子、磷酸根离子的生物可利用性，既可以让矿物离子扩散到矿物损失的病变部位，使脱矿晶体得以再矿化，又可以防止牙结石在牙面上沉积。

（二）牙菌斑生物膜

牙菌斑中的致龋菌，特别是变异链球菌代谢发酵碳水化合物生成乳酸等酸性物质，从而使局部pH值下降，导致牙齿的脱矿甚至龋坏的形成。由于变异链球菌和乳杆菌的产酸、耐酸和糖发酵的能力，它们常被视为主要的致龋菌。而另一些牙菌斑中的细菌可以弱化产酸细菌的致龋性。例如韦荣球菌可以代谢致龋菌产生的乳酸，而血链球菌可以产生尿素和胺类物质从而升高牙菌斑pH值。

事实上，牙菌斑生物膜是牙面发生脱矿和再矿化的重要场所，其对调控牙面脱矿和再矿化的平衡有着重要作用。当牙菌斑中可发酵糖充足，且致龋菌相对活跃时，大量的有机酸被合成释放从而驱动牙齿脱矿的进程。当牙菌斑中可发酵糖以及致龋菌减少或者被清除时，由于唾液的缓冲作用以及局部相对饱和的钙离子、磷酸根离子浓度，钙离子、磷酸根离子重新沉积于牙面上，脱矿停止，再矿化发生。因此牙菌斑生物膜的致龋力是影响牙面脱矿和再矿化平衡的重要因素之一。

（三）牙体硬组织结构

HAP是牙体硬组织（牙釉质、牙本质）的主要矿物成分，但牙体硬组织相较于纯HAP，含一定量的杂质，如碳酸根替代了磷酸根或羟基，钠离子和镁离子替代了钙离子，增加了牙体硬组织的溶解性。牙釉质含有较高的（超过90%）无机成分，具有较好的、重复的六角棱晶体结构，而牙本质矿物含量较牙釉质少，并富含胶原纤维成分，晶体结构较小而扁平，并且牙本质相较于牙釉质含有更多的碳酸根离子和镁离子。由于其较高比例的杂质和较低的结晶度，牙本质相较于牙釉质具有更强的溶解度，因此在脱矿和再矿化过程中表现出明显差异。

前面已述，牙釉质的再矿化其实是一个简单的无机化学过程，当局部pH值上升和钙离子、磷酸根离子过饱和时，钙离子、磷酸根离子沉积于脱矿的牙釉质晶格中完成再矿化。而由于牙本质富含胶原纤维，胶原纤维为牙本质的钙离子、磷酸根离子沉积提供一个支架，牙本质的再矿化实质上是胶原纤维的再矿化。当胶原纤维塌陷或者被破坏时，牙本质就很难再进行钙离子、磷酸根离子沉积而发生再矿化。此外，由于牙本质较牙釉质具有更强的溶解性，在同一条件下，牙釉质更容易发生再矿化，而牙本质更容易发生脱矿和再矿化的失衡。

（四）饮食及口腔卫生习惯

不良饮食是导致龋病和酸蚀症的重要因素之一。富含蔗糖的、精细的以及黏附性强的食物，可促进口内致龋菌代谢产酸且在牙齿局部维持较低的pH值，局部的pH值难以恢复到中性条件，从而抑制再矿化的发生。除此之外，碳酸饮料和果汁等酸性饮料可以向口腔环境内提供外源性酸，并加强致龋菌产酸的作用，局部pH值下降程度更为明显，可以轻易导致牙面的脱矿和再矿化过程失衡。除了酸直接溶解牙面，果汁中富含的羧酸和柠檬酸可以与钙离子形成可溶性的钙螯合物，钙螯合物从牙面上脱落后，便导致牙面网状矿物丢失，进一步引起广泛的牙面脱矿，而形成的网状脱矿牙面由于局部大范围的钙、磷丢失，很难进行再矿化。高频率、长时间的糖和酸性饮料摄入会使口腔内酸性物质的维持时间延长，不利于再矿化的发生。因此饮食控制，特别是减少含糖食物以及酸性饮料的摄入，对维持牙齿进行正常的生理性再矿化有着重要作用。而良好的口腔卫生习惯以及口腔局部氟化物的使用也可以防止牙面的脱矿以及促进再矿化。

（五）疾病和用药

胃食管反流、神经性贪食症等消化系统疾病，一般会伴随自发的反酸和呕吐症状，导致过多的胃酸涌入口腔，使牙面酸蚀脱矿。内源性胃酸的pH值常常为1.2左右，可以溶解HAP甚至FAP，进一步导致牙齿表面的快速脱矿，而被快速酸蚀后的牙面因结构破坏更容易产生裂纹和碎屑，并且更容易被致龋菌定植，从而导致酸蚀或龋坏的进一步进展。由于口内pH值常常维持在一个极低的水平，脆弱的牙齿表面很难进行再矿化的修复。除此之外，一些导致唾液分泌减少的药物和舍格伦综合征，可使患者唾液流速下降，从而降低唾液pH值以及缓冲能力，降低唾液对内源性酸和外源性酸的抵抗力，减弱维持牙齿表面再矿化的作用。

（罗俊元）

小　结

牙体硬组织的脱矿与再矿化是终生进行的复杂的动态过程，生物体通过控制有机基质中无机纳米粒子晶体的溶解或沉淀影响牙体硬组织的外形与功能。牙体硬组织的脱矿是失去无机矿物离子的过程，其主要病因是酸性环境，无论是细菌来源的酸还是非细菌来源的酸都可以导致牙表面组织溶解脱矿，并形成损害。牙终身暴露于口腔环境中，相较于人体的其他矿物组织（如骨等）更容易处于酸性环境，也更容易发生脱矿与再矿化。在健康的人体中，牙体硬组织的脱矿与再矿化是交替循环进行并达到相对平衡的。这个平衡一旦被打破，就会出现病损。影响脱矿与再矿化平衡的因素包括唾液的pH值和缓冲能力，钙离子、磷酸根离子含量，氟含量，牙菌斑生物膜，牙体硬组织结构，饮食和用药，口腔卫生习惯等。了解牙体硬组织的脱矿及再矿化过程，可以指导我们更好地研究防龋抗龋制剂、牙体充填材料以及预防牙体硬组织损害。

参考文献

[1] Abouneel E A, Aljabo A, strange A, et al. Demineralization-remineralization dynamics in teeth and bone[J]. International Journal of Nanomedicine, 2016, 11:4743-4763.

[2] Barbour M E, Parker D M, Allen G C, et al. Human enamel erosion in constant composition citric acid solutions as a function of degree of saturation with respect to hydroxyapatite[J]. Journal of Oral Rehabilitation, 2005, 32(1): 16-21.

[3] Barbour M E, Finke M, Parker D M, et al. The relationship between enamel softening and erosion caused by soft drinks at a range of temperatures[J]. Journal of Dentistry, 2006, 34(3): 207-213.

[4] Bartlett D W, Fares J, Shirodaria S, et al. The association of tooth wear, diet and dietary habits in adults aged 18-30 years old[J]. Journal of Dentistry, 2011, 39(12): 811-816.

[5] Ehrlich H, Koutsoukos P G, Demadis K D, et al. Principles of demineralization: modern strategies for the isolation of organic frameworks. Part Ⅱ. Decalcification[J]. Micron, 2009, 40(2): 169-193.

[6] Geddes D A, Weetman D A, Featherstone J D. Preferential loss of acetic acid from plaque fermentation in the presence of enamel[J]. Caries Research, 1984, 18(5): 430-433.

[7] Hara A T, Ando M, Gonzalez-cabezas C, et al. Protective effect of the dental pellicle against erosive challenges in situ[J]. Journal of Dental Research, 2006, 85(7): 612-616.

[8] Hill R G, Gillam D G, Chen X H. The ability of a nano hydroxyapatite toothpaste and oral rinse containing fluoride to protect enamel during an acid challenge using F-19 solid state NMR spectroscopy[J]. Materials Letters, 2015, 156:69-71.

[9] Lussi A, Jaeggi T, Zero D. The role of diet in the aetiology of dental erosion[J]. Caries Research, 2004,38 Suppl 1.

[10] Lussi A, Von salis-marincek M, Ganss C, et al. Clinical study monitoring the pH on tooth surfaces in patients with and without erosion[J]. Caries Research, 2012, 46(6): 507-512.

[11] Li X, Wang J, Joiner A, et al. The remineralisation of enamel: a review of the literature[J]. Journal of Dentistry, 2014, 42:S12-S20.

[12] Lavigne O, Vu A M, Richards L, et al. Effect of demineralization time on the mineral composition and mechanical properties of remineralized dentin[J]. Journal of Oral Science, 2018, 60(1): 121-128.

[13] Pretty I A, Edgar W M, Higham S M. The effect of bleaching on enamel susceptibility to acid erosion and demineralisation[J]. British Dental Journal, 2005, 198(5): 285-290.

[14] Robinson C, Shore R, Brookes S, et al. The chemistry of enamel caries[J]. Critical Reviews in Oral Biology and Medicine, 2000, 11(4): 481-495.

[15] Ramalingam L, Messer L B, Reynolds E C. Adding casein phosphopeptide-amorphous calcium phosphate to sports drinks to eliminate in vitro erosion[J]. Pediatric Dentistry, 2005, 27(1): 61-67.

[16] Shellis R P, Finke M, Eisenburger M, et al. Relationship between enamel erosion and liquid flow rate[J]. European Journal of Oral Sciences, 2005, 113(3): 232-238.

[17] Taji S, Seow W K. A literature review of dental erosion in children[J]. Australian Dental Journal, 2010, 55(4): 358-367.

[18] Torres-gallegos I, Zavala-alonso V, Patino-marin N, et al. Enamel roughness and depth profile after phosphoric acid etching of healthy and fluorotic enamel[J]. Australian Dental Journal, 2012, 57(2): 151-156.

[19] Young W G, Khan F. Sites of dental erosion are saliva-dependent[J]. Journal of Oral Rehabilitation, 2002, 29(1): 35-43.

第四章 与矿化相关的牙体硬组织疾病

牙体硬组织包括牙釉质、牙本质、牙骨质，矿物质是其最主要的成分。牙体硬组织的形成过程即机体调控无机纳米晶体在有机基质中沉淀，最终形成独特的混合生物组织的过程。所以，一旦牙体硬组织发生脱矿，就会造成各类与之相关的疾病。如细菌分解糖类物质产酸造成牙体硬组织的无机物脱矿、有机物分解，即为龋病；脱矿过程与细菌无关、直接由酸蚀引起的牙齿表面硬组织损伤，即为酸蚀症。在牙体硬组织形成过程中，可因各种原因造成牙体硬组织的发育不全或矿化不全，其中常见的疾病有釉质发育不全、牙本质发育不全、氟斑牙和四环素牙。外力有时也会造成牙体硬组织的丧失，导致磨损、楔状缺损的发生。当各种原因导致的脱矿不断进展造成牙釉质缺失或发生牙龈萎缩时，牙本质直接暴露在口腔环境中并且暴露的牙本质小管连通了牙髓和口腔环境，可能产生牙本质过敏症状。本章就上述这类与矿化相关的牙体硬组织疾病做一介绍。

第一节　龋　病

龋病是日常饮食中的碳水化合物经过细菌发酵所产生的酸性代谢物引发牙齿硬组织局部脱矿的疾病。虽然牙体硬组织脱矿是其主要特征，但龋病实际可追溯至包被于牙面的牙菌斑生物膜。早期龋病的发生与进展难以通过临床及影像学方法发现，但早期龋是可逆的，其病情进展可被终止于任何阶段，甚至只要保证高效的牙菌斑清除，一些已经形成的龋损亦可终止发展。龋病在多数人群中进展缓慢，无论恒牙还是乳牙，牙冠（冠龋）或牙根（根龋），点隙窝沟或光滑面，牙釉质、牙骨质或牙本质都是其易感部位。龋病在不同人群中的发病率和患病情况不尽相同。龋病是儿童常见的可预防性疾病之一，学龄前儿童的乳牙龋病通常被称为儿童早期龋病（early childhood carie，ECC），是引起口腔内疼痛和失牙的主要原因。成年人也可能受到龋病的影响，面临急、慢性口内疼痛及生活质量下降的困扰。近年来，随着居民口腔健康行为知识的普及、氟化物的广泛应用，以及吸烟等不良习惯的减少，老年人口内的余留牙数量呈增长趋势，且常伴有修复治疗史。另外，多数老年人还患有牙周病或其他系统疾病，这使老年人龋病防治的复杂性和难度都呈上升趋势。

一、龋病病因学说

龋病病因学说经历了长时间的发展，从片面的认知逐渐变得全面化。现代龋病病因学说倾向于从微生态的角度解释龋病的发病机制，而既往的龋病病因研究则为现代病因学研究奠定了坚实的基础。现代龋病病因学说是四联因素学说，主要包括细菌、食物、宿主和时间等因素。细菌是龋病发生的必要条件，一般认为致龋菌有两种类型：一种是产酸细菌，导致牙齿脱矿；另一种是革兰阳性球菌，可破坏有机质，经过长期作用可使牙齿形成龋洞。目前公认的主要致龋菌是变异链球菌，其他致龋菌还包括放线菌属、乳杆菌等。食物主要是指碳水化合物，其既与牙菌斑基质的形成有关，也是牙菌斑中细菌的主要能源，同时其代谢产生的酸性副产物是龋病发生的物质基础。此外，唾液在龋病的发生发展过程中亦扮演重要角色。唾液在正常情况下有以下几种作用：机械清洗作用、抑菌作用、抗酸作用及矿物离子缓冲作用。唾液的量和质发生变化时，均可影响龋患率。宿主因素指牙齿的形态、矿化程度和组织结构，与龋病发病过程有直接关系，例如牙齿的矿化程度、含氟量等都与龋病的易感性有直接联系。牙齿的结构同样会影响局部唾液的流量、流速及其组成，因而也是龋病发生的重要环节。上述因素的作用均需要经过一定的时间才能导致龋损，因此时间也是必不可少的因素。近年来，在四联因素学说的基础上，随着口腔微生态理论的发展，龋病的病因学逐渐有了新的进展。最新的观点认为，单一致病菌无论在龋病还是牙周病的发病过程中作用均不显著，而这两种感染性疾病的发生发展均是口内微生物群落生态失衡的结果。简而言之，现代龋病病因学指出，龋病是一系列导致口内化学环境及牙体环境发生改变的因素及其他危险因素共同作用，最终引起口内微生物群落由正常转变为致病状态并引起牙体硬组织净损失的结果。

二、龋病发病机制

龋病是由一系列因素相互作用一定时间后的结果，这些因素包括可代谢产酸的细菌、可供细菌代谢的底物、多种宿主因素（如牙体因素及唾液因素）等。牙齿矿物质和口腔微生物生物膜之间的生理平衡失衡是龋病的直接病因。牙齿表面的细菌以小菌落的形式存在，通常包埋于有机基质中。这些有机基质由细菌分泌的多糖、蛋白质和DNA组成，可保护其中的细菌免受干燥环境、宿主防御、拮抗菌的危害，并可增强其中的细菌对抗菌物质的抵抗力。牙齿可为微生物群落提供易牢固附着的表面，且无论健康还是疾病状态，牙齿表面的生物膜内都会积聚大量的细菌及其产物。各种类型的龋病在发病机制上是类似的。生物膜中的产酸细菌经过代谢可发酵碳水化合物产生有机弱酸。这些酸性产物会造成牙菌斑内局部pH值降低至脱矿临界值以下，从而引起牙体组织的脱矿。如果钙、磷酸盐和碳酸盐在发生脱矿后持续向外逸出，最终会形成龋洞。早期的脱矿可以通过局部摄取钙、磷酸盐及氟化物进行修复。氟化物可促进钙和磷酸盐进入牙齿，使病损区域发生再矿化从而恢复晶体结构。重建的晶体表面由含氟HAP和氟磷灰石组成，较原本的结构对酸蚀具有更强的抵抗力。细菌的酶亦可参与龋病的发生。

龋病的转归主要取决于脱矿与再矿化的平衡情况。在正常人口腔内，脱矿与再矿化频繁地交替发生。而随着时间的推移，大量的脱矿-再矿化循环可能导致龋洞形成、牙齿病损的修复或者保持现状。再矿化是一个反复发生的过程，尤其在牙菌斑内的pH值被唾液缓冲重新上升后易发生。经过再矿化形成的晶体会含有更多的氟化物，并且其牙釉质表面的微孔相对较少，这是由于再矿化过程中，牙釉质可获得来源于唾液的额外钙及磷酸盐，如图4-1所示。

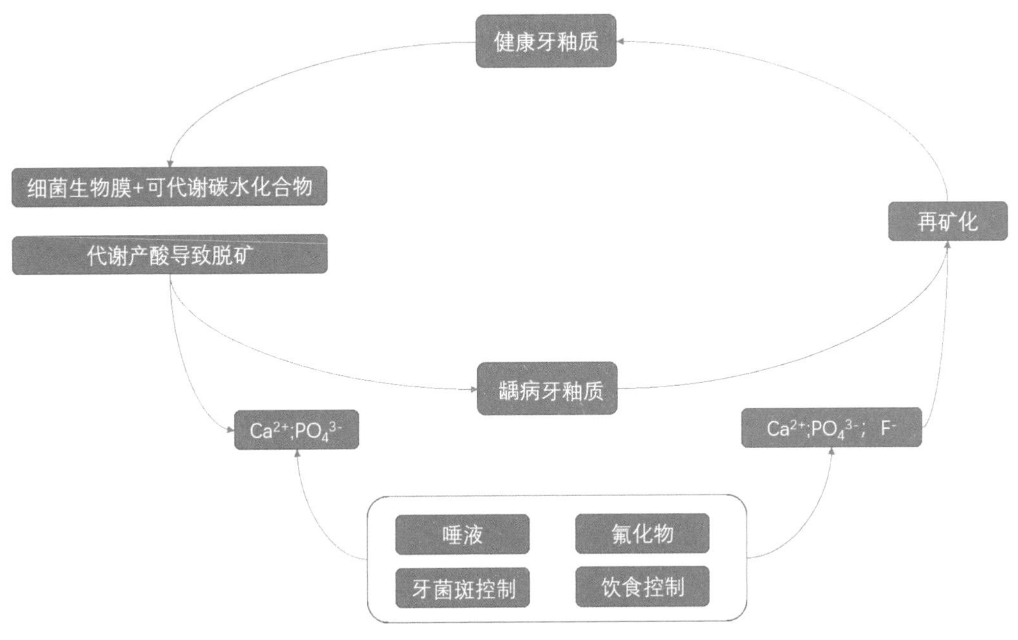

图4-1　龋病过程中再矿化及脱矿示意图

龋病通常好发于有条件使表面牙菌斑成熟并存留相对较长时间的牙面。病损牙面会为牙菌斑提供一个生态位，使其中的微生物可逐渐适应环境并降低环境的pH值。龋洞形成后，为其中附着的生物膜提供庇护空间，因此，除非患者完全去除该处病损，否则龋病均易持续发展。牙釉质早期龋损区域最早可见白色病损，这是牙菌斑下的小的脱矿区域。根面龋的发展区别于牙釉质龋，其龋损表面早期即可出现软化，且细菌及其副产物可在病损发展早期渗入组织中。由不良口腔习惯造成的牙龈退缩、牙周支持结构丧失会导致釉牙骨质界的暴露，使这一区域容易积存牙菌斑，发展形成龋性病损。

三、龋病的危险因素

个体的患龋风险通常随着时间的推移发生变化，因为各种危险因素是可变的。牙釉质龋或牙根龋的物理和生物相关危险因素包括唾液流量不足或质量不佳、大量致龋菌、氟化物接触不足、牙龈萎缩、免疫成分变化、特殊保健需求和遗传因素。龋病与个人的生活习惯及主观行为因素密切相关。这些因素包括不良口腔卫生习惯、不良饮食习惯（例如经常摄入精细的碳水化合物、经常使用含糖的口服药物、不正确的婴儿哺乳方式等）。其他与龋病风险有关的因素包括文化水平、经济状况、窝沟封闭剂使用情况、矫治器使用情况、不良义齿修复等。

口腔内微生物群落构成十分复杂，其中包括数百种细菌，单一牙面上生长的细菌即可达到数百万，因此从单一种属的细菌来预测个体龋病的发展情况是不切实际的。此外，就现有的龋病知识而言，我们尚不能准确地预测某个体或单个牙齿的龋活跃性。有证据表明，考虑个体是否具有某些危险因素可以为牙医的判断提供帮助，如是否存在变异链球菌或乳杆菌、社会经济地位、过往龋齿经验、氟化物暴露量和唾液氟含量等。对婴幼儿而言，儿童口腔内链球菌属及其他致龋菌的定植是龋病发展的重要危险因素。婴幼儿多从其主要看护者获得变异链球菌（现今研究最广的致龋菌）。研究显示，变异链球菌可以通过人类宿主的垂直和水平传播在无牙期的婴儿口腔中繁殖。而对于老年患者而言，其主要患龋风险并非发生于牙釉质的龋，而是由于根面暴露而发生的根面龋。有研究表明，社会经济地位稳定的单一个体在其一生中的患龋风险是较为稳定的，这与其接受的口腔护理、口腔健康意识相关。然而对单一个体而言，其患龋风险与许多和年龄相关的风险因素有关，如严重牙周病、牙龈退缩、根面暴露等。这些风险因素主要导致个体相对更易患牙根龋。图4-2汇总了龋病风险因素。

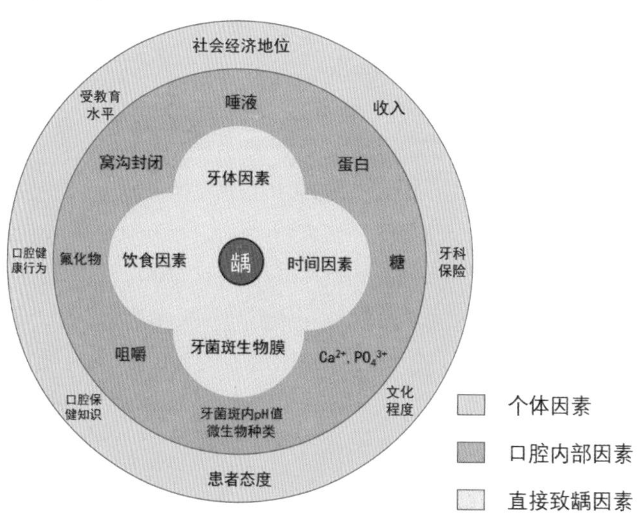

图4-2　龋病风险因素

四、龋病流行病学

因各项研究中的龋病诊断标准不同，对全球龋病的发病率和分布情况进行比较相对较难。但在过去几十年中，大多数发达国家的恒牙患龋率和严重程度都有明显下降。

在发展中国家，新龋发病率相对较低，且疾病主要集中在少数牙的殆面。然而其治疗费用通常高于公共卫生项目所能支付的数额，因此90%的龋病未得到适宜的治疗。近年来，发达国家中儿童新发龋的发病率呈上升趋势。发达国家的患者的龋病治疗率相对更高。

截至2017年，全球疾病负担研究调查显示，世界范围内龋病流行率仍居高不下，全球恒牙龋病患病总人数高达25亿，全球年龄标准化患病率稳定在35%左右。同时，世界范围内儿童患龋率高达6.99%。不仅如此，据分析，未经治疗的龋病在世界各国的流行率均在20%以上。

根据2019全球疾病负担官方工具（GBD Results Tool）查询，全球范围内截至2019年龋病恒牙流行率为27.29%（2017年为27.26%），病患总数超过20亿（2017年为19.8亿）；龋病乳牙流行率为6.99%（2017年为7.10%），病患总数超过5亿（2017年同超过5亿）。

对儿童而言，越来越精细和含糖量越来越高的食物，是导致其易感龋病的重要原因，且这一点在发达国家或在高收入人群中更明显。有证据表明，在美国、加拿大和英国，儿童早期龋齿严重影响了儿童的生活质量。在西澳大利亚的土著儿童中，龋病是导致学龄前儿童（1~4岁）及小学生（5~12岁）住院治疗的第五和第六常见疾病。尽管在过去几十年里，高收入国家的恒牙龋病发病率和严重程度普遍下降，但贫富差距仍然存在，许多儿童和成年人仍然患有龋病且未能得到适宜的治疗。也有报道称，成年人同样对口腔护理有较高的需求，根据年龄标准化患病率，25岁左右的年轻人是最大的患者群体。一项在新西兰开展的队列研究显示，那些家庭社会经济地位较低且心血管健康状态糟糕的成年人相比成长于中或高社会经济地位家庭的成年人，有着更大的牙周病或龋病风险及负担。而随着人们在寿命周期内所保留的牙齿越来越多，中老年人的龋病患病率越来越高，其中70周岁以上的老年人构成了恒牙龋病患者的第二大群体，且老年人的新龋发病率可能近似或高于儿童。这是因为老年人的牙龈退缩情况严重，牙根暴露率高，且大多难以得到良好的护理。

龋病主要见于乳牙或恒牙的一些特殊牙位或牙型。其中恒牙龋病在邻面及光滑面的发病率相较殆面更低。儿童恒牙冠龋主要发病于窝沟点隙。在儿童早期龋病中，病变相对易发生在光滑面等龋病风险较低的牙面。而在一些特定人群中，如有严重的基础疾病者，龋病的发病率和严重程度则相对稳定且偏高。

我国的第四次全国口腔健康流行病学调查结果显示，我国12岁儿童恒牙患龋率为34.5%，5岁儿童乳牙患龋率为70.9%，均比十年前有所上升。我国12岁儿童平均龋齿数为0.86颗，相对于全球平均水平1.86颗处于较低水平。此外，我国老年人的口内存留牙数和修复率亦有所上升。

五、龋病的分类与病理特点

龋病发生的病理生理机制已被越来越多的研究所明晰，而对龋病的认识最好首先从疾病主体（硬组织方面）开始，再从驱动因素（生物膜）的角度进行。龋病具有多因素特性，这些影响因素并不是相互独立的。暴露于口腔环境的牙体硬组织、牙冠以及牙龈退缩后露出的牙根均是龋病的易受累组织，且在个体的整个生命周期中，所有牙面均对龋病易感。然而，如果没有致龋牙菌斑的存在或是频繁暴露于膳食碳水化合物的条件，龋病则不易发生。根据龋病的进展累及部位，龋病可以具体分为牙釉质龋、牙本质龋和牙骨质龋。

（一）牙釉质龋

牙釉质是非细胞性的，因此牙釉质龋可被认为是一个不需要宿主细胞参与的化学过程。也因为这样，许多预防和补救措施可因环境变化而自动激活。一系列组织学检查一致提示，最早期的牙釉质溶解发生于釉柱的外周，而同时这些低度脱矿的区域更容易被氢离子或酸性产物侵袭，导致深部的矿物离子流失。继发的脱矿会沿着釉柱的横纹进展并导致其溶解，最后是釉柱体部的溶解。随着偏振光和吸光介质应用于牙体观察，研究人员从本质上证明了龋病发展过程中伴随着孔隙结构的复杂变化。牙釉质龋病损区域包括四个孔洞相关区，其自底部健康牙釉质到表面牙釉质依次是透明层、暗区（正双折射区）、病损体部和表层。

透明层是牙釉质龋中最早可见的龋损，由少量相对较大的气孔组成，对应孔隙率为1%~2%。透明层外侧为暗区，该区域包含了透明层的大孔隙和一些相对较小的孔隙，其孔隙率增加到5%~10%。这些小孔隙的出现可能是因为透明层的大孔隙被堵塞，这种堵塞也可能是由内源性有机物质的重新分布或外源性蛋白的积累导致的。此外，亦有学者认为这种小孔隙的形成与再矿化过程相关。进一步的脱矿会在暗区表面形成病损体部（孔隙率25%~50%），此区域孔隙会扩大直至空洞形成。紧随着透明层的出现，在牙釉质表面会形成一层相对完整的区域，其孔隙率与透明层近似。表层通常会在龋洞形成后消失。

（二）牙本质龋

牙本质龋多由牙釉质龋发展而来，当牙釉质龋达到DEJ时，通常沿着该界面朝两侧迅速侵犯，使紧接牙釉质病损前沿的牙本质发生脱矿，形成底向外、顶向内并稍圆突的三角形病损区。而脱矿区深部的相关成牙本质细胞受到刺激后变性并钙化，导致牙本质小管堵塞封闭，这一反应可阻止龋病的深入进展。随着疾病的进展，更多的有机质被溶解导致牙本质结构最终发生崩解，此时龋洞形成或在牙本质内进一步扩大。

牙本质的龋损过程区别于牙釉质，因其内部具有规则排列的牙本质小管，牙本质小管内容纳成牙本质细胞突。因此牙本质的龋坏过程可沿牙本质小管进展且发展速度较快。因牙釉质龋的龋损过程几乎完全由矿物相的溶解构成，所以其龋损速度取决于微生物的产酸量。而不同于牙釉质中仅占干重1.3%的有机成分，牙本质中有机成分占其干重的20%，因此当病变进展到牙本质时，其内微环境的变化和进展机制是不同的。牙本质内的有机基质约占其体积的30%，其中90%含胶原蛋白而10%含非胶原蛋白。由于这些成分的存在，简单的酸蚀过程并不能让牙本质形成龋损。牙本质龋损需要金属蛋白酶（metalloproteinases，MMPs）的蛋白水解作用激活并在弱酸环境下才能形成。MMPs的分泌通常由结缔组织细胞如成纤维细胞等完成，且受到精密的调控。牙本质的细胞外基质大分子（extracellular matrix macromolecules，ECMs）可创造适宜的细胞环境，这种细胞环境不仅影响发育和形态形成过程，而且在整个组织重塑的过程中都至关重要。而MMPs的合成和分泌则被严格限制在由ECMs介导的组织重构过程中。此外，因唾液可直接进入龋洞中接触牙本质，唾液来源的基质金属蛋白酶也可能参与其中。牙本质龋通常伴发牙髓-牙本质复合体防御反应，如反应性牙本质形成。

（三）牙骨质龋

牙根骨质的龋损过程与牙本质龋相似。牙骨质包被于牙根表面，其主要为一层较薄的钙化胶原基质，其内仅包埋有较少的细胞成分，称牙骨质细胞。此外，牙周韧带中的大胶原纤维束（Sharpey's纤维）可以插入牙骨质中，甚至可以完全穿透牙骨质。牙骨质矿化程度与牙本质大致相同，羟基磷灰石晶体大小亦相似。和牙冠一样，牙根骨质龋是由牙菌斑沉积引起的。牙骨质的损伤沿着较宽的前缘发生，而沿着垂直于牙根表面的大胶原纤维束的疾病进展速度最快。在脱矿发生后，有机基质随后被破坏并伴有微生物的入侵。牙根龋可同时发生于牙骨质和牙本质，而病变在根部牙本质的进展类似冠部牙本质。

龋病是全球范围内广泛流行的疾病之一，除了引起口内疼痛、影响进食及颌面部发育、降低患者生活质量，还带来极大的社会经济负担。龋病可发生于任何牙面，其中发生于牙釉质的龋病只涉及单纯的矿物相溶解，而牙本质龋和牙骨质龋则同时涉及无机成分的溶解和有机成分的酶解，并且由于牙本质小管和穿通纤维的存在，其病变常呈纵向进展且发展较快。龋病的发生发展与体内外多项因素相关，不能完全通过细菌感染来解释。宿主免疫、牙体性质及结构、饮食习惯及社会经济环境等因素均不同程度地影响着龋病的发生和进展。现代龋病病因学观点认为，龋病是由多种因素导致的健康口腔微生态环境转变为疾病口腔微生态环境，并作用一定时间引起的硬组织疾病。这不仅进一步补足了既往理论无法解释龋病优势菌种不明确的短板，更为龋病的防治提供了多种角度。

（曾禹豪）

第二节　酸蚀症

酸蚀症被认为是酸蚀引起的牙齿表面硬组织损伤，其脱矿与细菌无关。酸蚀症造成的早期损伤局限于牙釉质，之后可逐渐发展至牙本质。晚期，患者常出现因过敏而导致的疼痛以及美学或者功能的丧失。

一、酸蚀症的病因

内源性酸引起的酸蚀主要发生在舌腭面以及殆面，而外源性酸引起的酸蚀大多发生在前牙的唇面上。初期的侵蚀表现为光滑表面的凹陷或尖部的凹陷。酸暴露导致牙体硬组织无机物溶解，造成类似蚀刻的粗糙表面。随着酸蚀进展，牙体大量物质损失。牙本质脱矿导致有机质暴露，并能阻止进一步的酸蚀。

（一）内源性因素

与酸蚀症有关的内源性因素主要是唾液和内源性酸。

1. 唾液

口内pH值取决于唾液的pH值，未刺激的唾液pH值平均值为6~8，刺激后会升高至7~8，较高的唾液pH值可以有效缓冲酸，促进牙釉质再矿化和抑制细菌生长。

唾液通过在牙齿表面形成获得性膜，起到屏障作用，保护牙齿表面不与酸接触。唾液中pH缓冲系统以及保护性蛋白质等防护机制可以减少酸对牙体的酸蚀，维持口内正常pH值。同时唾液中含有的氟化物、钙、磷酸盐等可以促进牙齿表面的再矿化，减少牙齿表面的矿物质溶解。临界pH值指的是溶液和固体间存在相同数量离子交换的最高pH值。在龋病中有相对明确的临界pH值，而在酸蚀症中没有明显的临界pH值。因为临界pH值与环境中的离子浓度有关，而酸蚀症是没有牙菌斑的牙体硬组织溶解，直接接触口内环境，离子浓度变化相对较大，因此牙体酸蚀的临界pH值具有个体差异性。

2. 内源性酸

内源性酸主要来自胃。胃内容物酸性很强，其pH值可低至1。胃内容物可通过呕吐和与胃食管反流病相关的反流等方式进入口腔。

呕吐指由于强烈持续的腹部肌肉和横膈膜收缩而使胃内容物通过口腔强力排出。在青少年心理障碍如神经性贪食症中，自我诱发呕吐的情况下发现了牙齿酸蚀的高患病率。此外，就渗透深度和所涉及的牙齿结构的数量而言，研究发现贪食症患者具有更严重的牙齿酸蚀。

阿片类药物、多巴胺拮抗剂和癌症化疗药物可引起呕吐。阿司匹林、利尿剂和酒精也会刺激胃部并引起呕吐。反流是胃内容物从胃到口腔的不随意运动。反流不同于呕吐，因为它不涉及恶心、干呕或腹部收缩。回流物包括盐酸、未消化的食物颗粒、胆汁酸和胰蛋白酶。胃食管或胃酸反流使胃酸逆流进入食管。在酸反流发作之后，存在口腔后部的苦味或酸味，以及胸部的烧灼感（胃灼热）。

胃内容物到达口腔时的高酸度可能比碳酸饮料导致更多的牙齿酸蚀。最常见的酸蚀位置是上颌牙齿的腭面，也可延伸到咬合面和牙列的其他表面。

（二）外源性酸

1. 饮料中的酸

果汁，尤其是柑橙类果汁，具有较高的pH缓冲能力，能够在口腔环境中维持较长时间的低pH值环境。柠檬酸可形成两个或多个配位键，除了提供氢离子，还可以和钙离子结合，使牙体的晶体结构更易被酸蚀。过量摄入果汁和碳酸饮料会降低口腔pH，导致酸蚀的发生。酒精类饮品的pH值为3~4，主要的有机酸成分为酒石酸、马来酸、乳酸和柠檬酸。在从业数年的品酒师中，发现了明显的牙齿酸蚀。饮用酸性饮料的方法也会影响酸蚀的风险。对六种不同饮用方法，包括含在口内2分钟、短时间啜饮、长时间啜饮、直接喝完、婴儿奶瓶中吮吸、吸管吮吸进行比较，发现长时间啜饮（15分钟）能够显著降低口内pH值，同时口内pH值耗费最长时间恢复至基线值。

2. 药物中的酸

部分口服药物如阿司匹林，当以咀嚼片或粉末方式服用时，会提高牙齿酸蚀的风险。体外研究发现，牙釉质和牙本质表面在接触阿司匹林后几分钟内就发生了形态学变化。不同形式的维生素C补充剂如咀嚼片、糖浆和泡腾片具有较低的pH值，也可能导致口内pH值降低。一些含有氢氧化镁、氢氧化铝、海藻酸钠、碳酸钙或水合铝酸镁的药物被称为抗酸剂，会升高口内pH值。

3. 环境中的酸

外源性酸也可以来自环境并且与职业有关。电镀、金属和玻璃蚀刻、印刷的工人很可能暴露于酸性烟雾，如硫酸、硝酸和盐酸。由于工人在环境中与酸的接触时间延长，这些个体更容易发生牙齿酸蚀。

二、酸蚀症的发生发展

当牙体暴露于酸的时间足够长时，就会出现临床可见的缺陷。在光滑的牙体表面上，原有的光泽会减弱。随后，在釉牙骨质界出现凸区变平或浅孔洞。在咬合面上，牙尖变成圆形或杯状，修复体的边缘高于相邻牙齿表面。在严重情况下，整个牙齿的形态消失，牙冠高度显著降低（图4-3）。

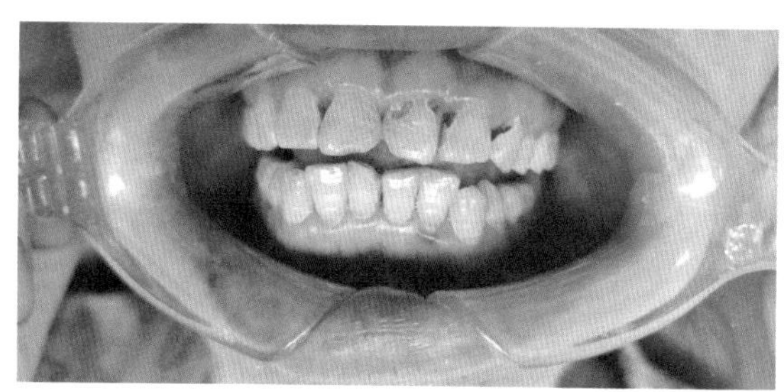

图4-3　酸蚀症

（一）牙釉质的酸蚀

溶液进入口腔后，通过牙齿的获得性膜扩散，后与牙釉质本身相互作用，酸开始溶解牙釉质的晶体。在牙齿酸蚀脱矿过程中，来自牙体硬组织的离子流出，使得邻近牙齿的液体层中的pH值和离子浓度升高。这种半静态的液体层中的离子浓度不断增高，最终饱和并且不进一步使牙釉质脱矿。但是，当液体层受到搅动（如口内含漱饮料）时，可能会导致液体层的不断更换，离子浓度无法达到饱和，pH值难以升高，延长了溶解过程。因此当某种物质仅略微欠饱和时，不断搅拌才会使得牙体硬组织明显溶解。牙体硬组织的离子连续流出将会形成软化层，软化层易受到外界机械力和随后不可逆牙体物质损失的影响。

当有机酸存在于唾液中时，部分有机酸未解离，而另一部分解离。有研究者发现酸蚀性溶解不仅发生在溶液和牙釉质之间的界面处，还可以发生在薄的、部分脱矿的软化牙釉质层内。这可能是因为未解离形式的酸比解离形式的酸更快地穿透牙釉质孔隙。进入牙釉质后，有机酸解离，因此可将其视作H^+到牙釉质内的载体。这些进入牙釉质孔内的H^+将溶解矿物晶体。对于这个过程，可使用“近表面脱矿”（near-surface demineralization）这一术语。因此，近表面脱矿描述了牙齿酸蚀期间的软化过程，强调牙齿酸蚀不仅仅是表面现象，而且还由于未解离有机酸的影响而在软化层（几微米）的有限范围内发生。

（二）牙本质的酸蚀

牙本质的酸蚀与牙釉质的酸蚀大致相同，但是牙本质有机基质的存在增加了病症的复杂性。牙本质有机基质阻止了脱矿剂（酸）向牙齿深部结构的扩散，同时抑制来自牙齿硬组织的矿物质向外流动。研究者推测牙本质有机基质具有足够的缓冲能力延缓脱矿的进展，反过来说，牙本质有机基质的化学或机械降解也会促进脱矿。当没有提供新的酸时，这些酸蚀过程就会停止。此外，口腔中的饮料量、唾液的量和流量将改变溶解过程。

除了已经提到的获得性膜、有机酸类型及其未解离形式、牙本质有机基质等影响因素外，还有许多因素涉及酸蚀症的发生发展。图4-4试图揭示酸蚀症的多诱发因素和病因。随着时间的推移，患者相关因素、营养因素及其他因素相互作用，将损伤或保护牙齿表面。这些因素的相互作用有助于解释为什么有些人会表现出比其他人更严重的酸蚀症状。同时图4-4中列出的许多因素的相互作用将确定牙齿酸蚀的发生和严重程度。然而，即使个体在饮食中暴露于完全相同的酸，个体生物因素也在酸蚀性病变的发展中起重要作用，从而产生不同的酸蚀结果。

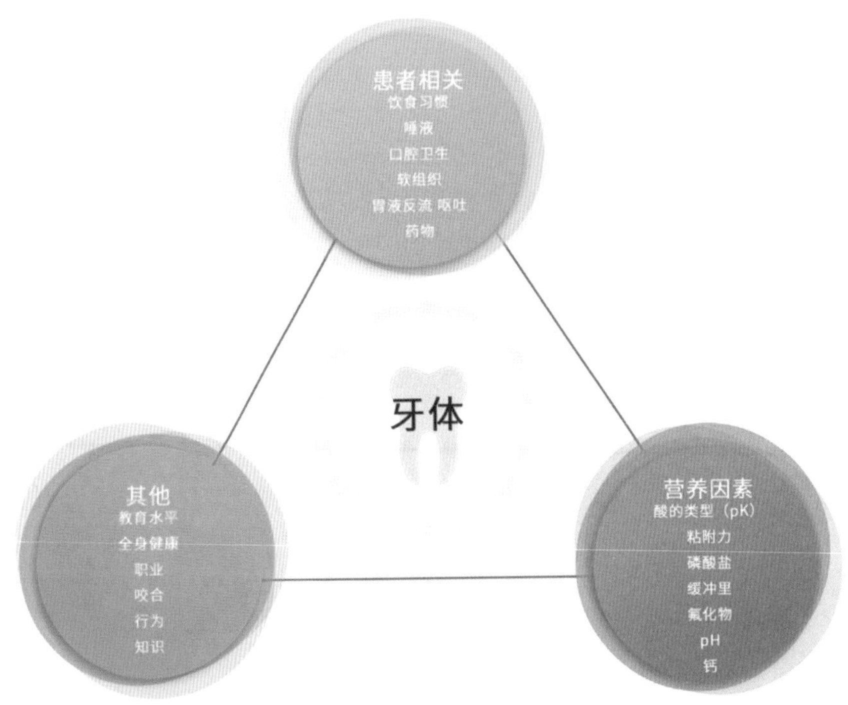

图4-4　不同因素的相互作用对酸蚀症的发展起着重要的作用

牙体长时间接触酸，不仅会导致临床可见的缺陷，而且还改变了剩余牙体表面的物理性质。人们认识到酸蚀脱矿导致牙体表面显微硬度显著降低，使软化表面受到机械冲击时更易受损。虽然酸蚀在病因上是独立的，但它会与其他形式的磨损相联系。一方面酸蚀本身会导致牙体组织的损失；另一方面酸蚀增强了牙体的物理磨损，导致牙体硬组织损耗。

（冯泽宁）

第三节　慢性物理损伤性牙体疾病

牙齿磨损包括牙齿与其他材料之间相互作用产生的磨损、通过牙齿接触磨损和侵蚀（酸性物质溶解牙体硬组织）。临床和实验观察都显示，个体的磨损机制很少单独发挥作用，多为几种机制协同作用，其中最重要的相互作用是侵蚀性损伤牙体硬组织，从而加剧磨损。这种相互作用可能是导致咬合面和牙颈部磨损的主要因素。

一、磨损

牙齿萌出建立咬合关系后，每天都会因为摩擦导致牙体硬组织的丧失。根据牙体硬组织丧失的原因、速度以及危害，牙体硬组织丧失可分为磨耗和磨损两种，但两者并无明确界限。磨耗指正常咀嚼过程中牙体硬组织的缓慢丧失。牙髓腔相应部位有不断形成的继发性牙本质，牙体硬组织的厚度无明显降低。磨损指在正常咀嚼之外，高强度、反复的机械摩擦造成牙体硬组织的快速丧失，磨损发生时髓腔相应部位也可形成反应性牙本质。

（一）磨粒磨损

磨粒磨损是最常见的磨损类型。磨粒磨损分为两种：一种是两个固体在运动中表面直接接触，称为双体磨损，比如口腔内上下颌牙体的直接接触；另一种是磨粒磨损中磨粒夹于两个接触面间而造成磨损，称为三体磨损，这种磨损有时会发生在咀嚼食物时。

（二）粘着磨损

两个物体的表面（常见于金属）直接接触，两接触面的原子就会因原子的键合作用产生粘着（冷焊）。在随后的继续滑动内，粘着点被剪断并转移到一方金属表面，脱落下来便形成磨屑。在口腔中，理论上能发生这种类型的磨损。但是，在口腔内由于唾液的润滑作用降低了摩擦系数，因此粘着磨损是有限度的。

（三）疲劳磨损

当一个表面在高压下滑过另一个表面时，在运动之前产生压缩区，同时在后面产生张力区。根据材料的性质，可以在受损区域周围引发微裂纹，并在循环重复时微裂纹发生传播。在口腔内，经受相当大压力的某些牙釉质咬合面上也会发生疲劳磨损。牙釉质高矿物质含量意味着它比牙本质更硬，但其高弹性模量和低拉伸强度使其更脆。在人体中，由于DEJ处分散了应力，微裂痕很难传播到牙本质中。

（四）酸蚀性磨损

在物体表面于机械作用下材料逐渐损失的同时，化学物质（酸、螯合剂）削弱表面的分子间键，增强了机械磨损。在夜磨牙的情况下，酸蚀性磨损对牙齿的影响更大，其中牙齿咬合和（或）磨牙后的双体磨损通常伴有与胃食管反流病相关的口内酸性。与刷牙相关的三体磨损也可以在酸性环境中显著加剧咬合面和牙颈部物质损失，因为表面分子被磨损后，新暴露的表面会立即被酸性环境攻击。

研究人员发现，与仅有酸蚀的标本相比，暴露于酸后牙釉质的磨损造成的组织丧失深度增加。在相同负荷下，有酸（pH值=1.2）存在的环境中，体外牙釉质磨损比在水中高得多。用酸处理牙本质20分钟后，牙釉质尖端对牙本质的磨损增加。

1. 牙釉质的酸蚀磨损

牙釉质暴露在酸性环境中，会从表面以下几微米的一层失去矿物质，这一过程称为软化，这使得表面组织极易受到机械损伤而磨损。单次摄入酸性饮料后，牙齿表面的pH值短暂下降，并且可能仅产生表层牙体的软化，但反复摄入酸性饮料可能通过脱矿导致一些牙体硬组织损失。因此，在体内，酸蚀可涉及两种类型的牙釉质磨损：薄的软化层的机械磨损（酸蚀性牙齿磨损）；在极端情况下，通过延长的脱矿过程直接去除牙体硬组织。

通过酸蚀随后磨损去除的组织厚度大于分别由酸蚀和磨损引起的损失的总和。无论是食用软食还是硬食，饮用酸性饮料而不是水的大鼠表现出磨牙的殆面磨损和舌面磨损。在体外，软化牙釉质更容易受到磨损，不仅牙刷和牙膏共同作用会磨损软化的牙釉质，即使是更温和的条件，如刷牙不用牙膏，或者用人类舌头摩擦都会磨损软化的牙釉质。因此，虽然牙釉质几乎不会被正常的刷牙方法磨损，但在酸蚀软化后它就很容易磨损。

磨损去除的牙釉质厚度取决于软化层的厚度和施加的机械力强度。通过超声去除的软化牙釉质的厚度随着侵蚀时间的增加而增加。有研究者使用磨牙机模拟负载，发现在pH值=7、pH值=3、pH值=1.2时牙釉质的磨损率均随着负载的增加而增加；在相同的负载下，pH值=1.2组的磨损率显著大于pH值=7组，与酸暴露后相比，在酸存在下刷牙可使磨损提高约50%，这可能是因为流体运动的增加加速了矿物溶解。这一现象可能解释了食用不正常数量的酸性食品会增加磨损的风险。

2. 牙本质的酸蚀磨损

在体外，牙本质暴露于酸后最初是在管周和牙间隙的牙本质连接处发生溶解，随后损失管周牙本质，并使牙本质小管管腔扩张。这种溶解模式在脱矿过程中持续存在并导致形成表面的脱矿胶原基质层，这在牙齿侵蚀过程中非常重要，因为它机械性地保护下方残留的牙本质，还影响剩余牙本质与酸的化学反应。脱矿的胶原基质层会成为一个扩散屏障，影响牙本质侵蚀的速率和模式。在体内，牙本质小管充满中性的过饱和溶液。如果牙本质表面丢失，由于牙髓内的压力，溶液将会流出，可能会影响牙本质的酸蚀。

研究表明，被侵蚀的牙本质易受牙刷磨损，但已经清楚的是，脱矿层对磨损具有一定的耐磨性。尽管脱矿牙本质损失量随刷牙力度的增加而增加，但在4N负荷下刷牙后，仍有约3/4的牙本质层保持不变。

在体内，酸蚀的牙本质暴露于多种蛋白水解酶。这些酶可以攻击脱矿牙本质，从而增强磨损作用。与健康对照组相比，出现临床酸蚀的贪食症患者唾液中胃蛋白酶、蛋白水解活性和胶原蛋白水解活性均有所升高。酸与胰蛋白酶、胃蛋白酶共同作用于牙本质时导致的牙本质矿物损失明显大于只有酸处理组和酸与一种酶处理组。这可能是导致呕吐患者酸蚀进展较快的主要原因。

二、楔状缺损

楔状缺损又称为非龋性牙颈部病变(noncarious cervical lesions，NCCLs)，是发生在牙齿唇、颊面颈部的慢性牙体硬组织缺损。典型缺损由两个夹面组成，口大底小呈楔形。楔状缺损以往通常被归因于刷牙磨损或酸性“侵蚀”（图4-5）。楔状缺损归因于三种主要机制的相互作用（应力、摩擦和生物腐蚀），并受一些次要因素影响，如唾液、舌头以及牙齿形态、成分、微观结构、活动性和位置突出等。生物腐蚀（biocorrosion）最近被提出以用来代替酸蚀（erosion），生物腐蚀包括内源性酸和外源性酸、蛋白水解剂对牙本质的化学、生化和电化学降解。一般认为，楔状缺损的病因是多种机制的联合作用。

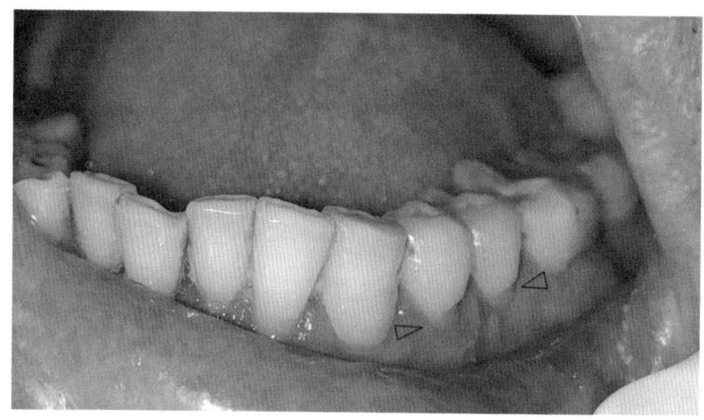

图4-5　楔状缺损患牙

（一）酸与生物腐蚀

牙齿的生物腐蚀可由外源性酸和内源性酸导致，生物化学蛋白水解酶或压电效应作用于牙本质，尤其是主要由胶原组成的牙本质有机基质。牙釉质主要由羟基磷灰石晶体组成，易被酸侵蚀，牙本质中有机物含量相对丰富，在牙本质被酸蚀时，这些不溶于水的牙本质有机基质可以在一定程度上限制牙体硬组织的损失。而这些有机物易被来自微生物、龈沟液或者胃液的蛋白水解酶降解，进而丧失部分或全部的保护能力。

（二）应力

咬合引起的应力集中可发生在咬合接触时牙齿的不同位置。引起应力的咬合力，特别是在咬合紊乱时，会导致牙体发生在接触区以下的疲劳（表面下的损伤）。但在楔状缺损发生时，牙体疲劳会发生在较远的部位。牙体内产生的应力除了与牙齿主轴方向有关，还取决于咬合力的大小、方向、频率、施加位置和持续时间，以及牙齿的形状、组成和稳定性。因此，在牙体应力集中的部位，牙体组织相对脆弱，当受到生物腐蚀或者外力的持续作用时，容易造成牙体非龋病损害。

（三）联合机制

尽管目前尚缺乏关于牙齿静态应力、生物腐蚀和疲劳（循环）应力的研究，NCCLs的临床表现强烈提示这些联合机制确实存在。静应力-生物腐蚀指的是当牙齿表面出现腐蚀时，受到持续的载荷作用，如长时间的咬合、吞咽或正畸治疗期，会导致牙齿表面腐蚀进展。疲劳-应力-生物腐蚀时，施加的间歇载荷，如磨牙、功能旁咬合轻敲、咬合或咀嚼，会导致生物腐蚀加剧。热力学原理表明，在有应力存在的情况下，化学和生物化学活动（生物转化）会加速。

牙齿表面被酸性物质或蛋白水解腐蚀物覆盖，然后牙齿表面被摩擦的时候会发生磨损或生物腐蚀。这种情况常发生在饮用酸性饮料后或胃液返流后立即用牙膏刷牙。简单地说，生物腐蚀作用于牙齿表面使之软化，然后牙齿表面被牙刷机械性地磨损。

在分子水平上考虑咬合应力可以更好地了解应力对NCCLs发生的影响。应力可以与腐蚀物协同作用，以在牙体上引起静态应力生物腐蚀或疲劳-应力-生物腐蚀的循环。分子之间的键可以被应力、摩擦或生物腐蚀的机制单独破坏，或者通过这些因素的组合破坏。咬合接触的动力学非常复杂，以下是与NCCLs发生相关的其他因素：唾液的缓冲能力、成分、流速、pH值和黏度，牙齿的组成、形状、结构、活动性、位置突出，以及牙弓形状，舌头活动，不良习惯，日常保健，牙釉质和牙本质的再矿化，饮食摄入，食物和饮料消费的组成。因此，很难将单一机制归为NCCLs的主要或唯一原因。

（冯泽宁）

第四节　牙本质过敏症

牙本质过敏症在国内外的发生率都很高，严重影响患者的口腔健康和生活质量。牙本质过敏症的发生可能与暴露的牙本质小管连通了牙髓和口腔环境有关。目前，其发病机制仍不明确，与其相关的不同学说中，流体动力学说受到了大部分学者的认可。根据流体动力学说，牙本质过敏症的治疗方法围绕封闭牙本质小管和阻断牙髓神经传导两种机制进行着探索与改进。

一、概念及病因

2003年，加拿大牙本质过敏症咨询委员会建议将牙本质过敏症定义为：暴露的牙本质对外界刺激产生短而尖锐的疼痛，并且不能归因于其他特定原因引起的牙体缺损或病变。典型的刺激包括温度刺激、吹气刺激、机械刺激、化学刺激。牙本质过敏症是一种症状，而不是一种独立的疾病。

国外有文献报道，在成年人中牙本质过敏症的发生率为8%~57%，而在牙周病患者中，牙本质过敏症的发生率高达72.5%~98.0%。有学者统计，我国20~60岁的人群中有29.7%受牙本质过敏症困扰，50~59岁的人群牙本质过敏症发生率最高（39.1%），且女性高于男性。牙本质过敏症不仅严重影响患者的日常生活，还会产生牙髓炎、根尖周炎等严重后果，损害患者口腔健康，降低患者生活质量。

牙本质过敏症发生的前提是存在暴露的牙本质小管，并且暴露的牙本质小管连通了牙髓和口腔环境。牙本质小管的暴露可能是由牙釉质缺失或牙龈萎缩造成的。牙龈萎缩是造成牙本质小管暴露、引起牙本质过敏症最常见的原因。根面牙骨质较薄且易被磨损，因此牙龈一旦萎缩，可导致牙本质小管迅速而广泛地暴露。造成牙龈萎缩的可能原因有不正确的刷牙方式、牙周炎、外伤、正畸治疗、义齿修复等（图4-6）。

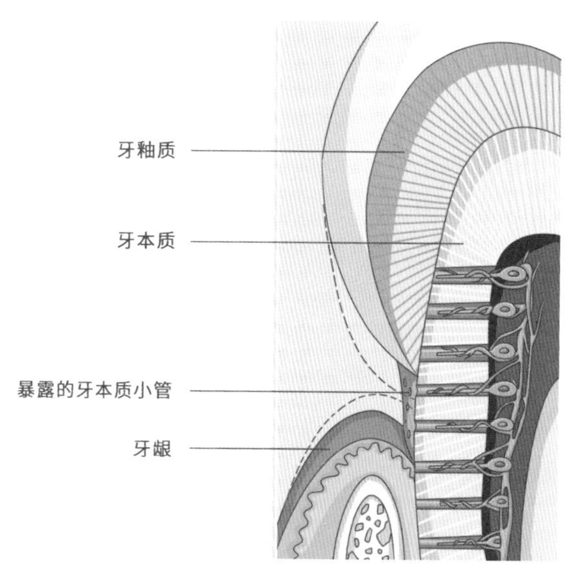

图4-6　牙本质过敏症原因

牙釉质缺损或牙龈萎缩，牙本质小管暴露于口腔环境。

牙釉质丧失可由磨耗、磨损、酸蚀症、龋病等不同原因造成。磨耗是指在咀嚼过程中，由于牙面与牙面之间或牙面与食物之间的摩擦，牙体硬组织缓慢地、渐进性地消耗的生理现象。牙齿间直接接触造成的牙齿磨耗通常与咬合力有关，并可因夜磨牙等习惯而加重。磨损一般指牙齿表面与外物如牙刷、牙膏机械性摩擦而产生的牙体组织损耗。酸蚀症则是由外源性酸或内源性酸作用于牙齿表面而引起的化学性磨损。牙釉质丧失将暴露牙釉质下方的牙本质小管，引起牙本质过敏症。

二、发病机制与病理改变特点

（一）发病机制

牙本质过敏症的发病机制的代表性学说有三个，分别是神经学说、流体动力学说和牙本质纤维传导学说（图4-7）。

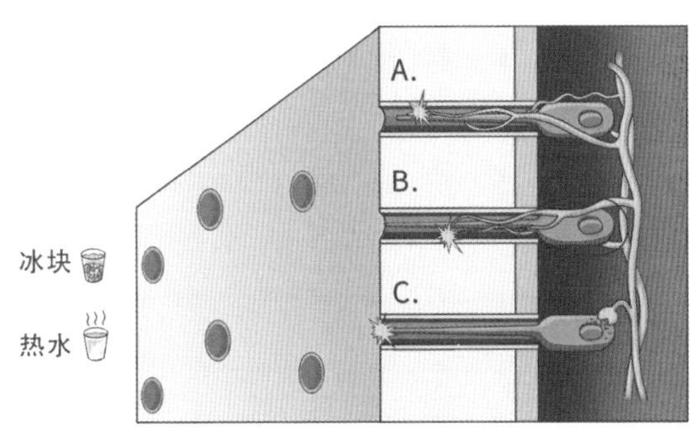

图4-7　牙本质过敏症的三个代表性学说

A.神经学说：刺激通过牙本质小管内的神经末梢直接传导。B. 流体动力学说：牙本质小管内的液体因刺激发生流动，流动将刺激传给神经。C. 牙本质纤维传导学说：成牙本质细胞是一种感觉细胞，将受到的刺激传给神经末梢。

1. 神经学说

神经学说强调外部冷热或机械刺激通过牙本质小管内的神经末梢直接传导，认为牙本质中存在着牙髓神经，对外界的感觉可由牙本质表层传至牙髓。牙本质中无髓鞘神经纤维和神经源性多肽的存在支持了这一理论。然而，显微镜观察以及实验数据表明，牙髓中的无髓鞘神经纤维仅有一部分进入前期牙本质和牙本质层，且限于内1/3，即外围牙本质没有神经结构。另外，用表面麻醉剂涂布于牙本质表面也不能减轻牙本质的敏感性。因此，该学说并未被广泛接受。

2. 流体动力学说

流体动力学说认为作用于牙本质表面的刺激会引起牙本质小管内的液体发生流动变化，这种异常流动传到牙髓-牙本质交界处，会引起牙髓神经纤维兴奋而产生痛觉。更具体地说，大多数引起疼痛的刺激（冷刺激、渗透压刺激）增加了牙本质小管的液体向外流动，激活成牙本质细胞周围的A-δ纤维和部分A-β纤维，从而产生疼痛。所以，真正的刺激信号是向内或向外的液体流动。在体内进行的研究表明，牙髓神经的反应强度与液体流速成正比。此外，人们还发现，与热刺激相比，冷刺激会导致牙本质小管液从髓腔内流出，产生更强、更迅速的牙髓神经反应，而热刺激会导致液体向内流动。这解释了为什么冷刺激比热刺激更能造成牙本质过敏症患者疼痛。

电镜观察发现，成牙本质细胞突只见于牙本质小管的内1/4，其余部分充满液体。任何轻微刺激都会引起牙本质小管内液体的流动。这些发现都支持流体动力学说。目前，流体动力学说受到大多数学者的认可。

3. 牙本质纤维传导学说

牙本质纤维传导学说认为成牙本质细胞是一种感觉细胞，成牙本质细胞与神经之间存在突触样结构，能行使神经感受器的功能，将受到的刺激传给神经末梢，然后传至中枢。该学说产生的主要原因是成牙本质细胞是从神经嵴间充质细胞衍生而来的。然而，在成牙本质细胞中并没有神经递质囊泡，这使该学说不被认可。此外，成牙本质细胞突并非都贯穿牙本质全层，而主要分布在内层。采用实验方法干扰成牙本质细胞，也未能影响牙本质的敏感性。这些研究结果都不支持牙本质纤维传导学说。

（二）牙本质过敏症患牙与正常牙齿的结构差异

牙本质过敏症患牙与正常牙齿在牙本质结构上的差异与流体动力学说结果一致。扫描电镜显示，牙本质过敏症患牙与正常牙齿牙本质的区别在于牙本质小管开放的数量和开放牙本质小管的直径大小。牙本质过敏症患牙单位面积上暴露的牙本质小管比正常牙齿多，在牙根表面大概是正常牙齿的8倍。而且牙本质过敏症患牙的牙本质小管平均直径也更大，大约是正常牙齿的2倍，牙本质过敏症患牙的牙本质小管平均直径为0.83μm，正常牙齿平均直径为0.4μm。也有研究表明，与正常牙齿相比，牙本质过敏症患牙的牙本质玷污层更薄、钙化度更低。数目更多和直径更大的暴露牙本质小管使得牙本质小管内液体流动性增强，从而增加刺激传递，最终加剧疼痛反应。

三、牙本质过敏症的诊断与治疗

（一）牙本质过敏症的诊断

牙本质过敏症的诊断方法是排除其他具有牙本质敏感症状的实体性疾病，例如龋病、牙折、牙体缺损、充填体折裂或充填体边缘微渗漏、充填术后敏感、牙周病、牙髓炎或其他牙髓疾病，以及漂白引起的敏感。牙本质过敏症引起的疼痛不能归因于任何其他形式的牙体缺损或疾病，因此全面的病史、临床和影像学检查很有必要。测定牙本质敏感程度的常用方法有两种：一是患者的主观评价，二是临床检查。

患者的主观评价有疼痛3级评判法和数字化疼痛评判法。疼痛3级评判法是将患者日常生活中对冷空气、冷热甜酸食物和刷牙等刺激的敏感进行综合评价，常用于牙本质过敏症治疗效果评价，每次复诊时采用问卷方式，情况好转记为（-1），无改变记为（0），加重记为（+1）。数字化疼痛评判法是用一条长10cm的直线，一端标有“无不适或疼痛”，另一端标有“严重不适或剧烈疼痛”，要求患者在直线上做标记来代表当时的牙齿敏感程度。有时疼痛3级评判法提供的描述词语不足以反映患者的真实感觉，数字化疼痛评判法更适用于牙齿敏感程度测定。

临床常用探诊或温度测试检查患者是否存在牙齿敏感。探诊即用探针探查牙本质暴露区的敏感点。当探针划过患者的敏感点时会产生不适，将患者的主观反应分为4度，0度代表无不适，1度代表轻微不适或疼痛，2度代表中度疼痛，3度代表重度疼痛且持续。温度测试即用牙科椅的三用气枪在距离牙面1cm处将压缩空气吹向敏感牙面，由检查者和受试者共同判断牙齿敏感程度。牙本质过敏症患者至少有两颗牙齿对冷空气喷吹刺激敏感。

综上，如果患者确实存在牙本质敏感症状且可以排除其他相关疾病，即可诊断为牙本质过敏症。

（二）牙本质过敏症的治疗

根据流体动力学说，牙本质过敏症的治疗机制如下（图4-8）：①阻断牙髓神经传导；②封闭牙本质小管，减少或避免牙本质小管内的液体发生异常流动而兴奋牙髓神经产生疼痛。

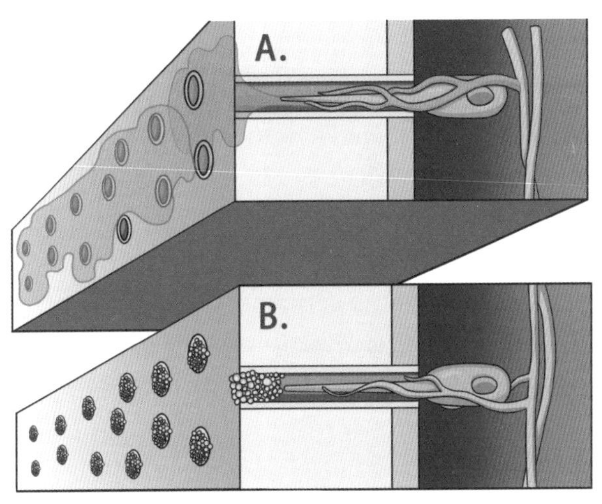

图4-8　牙本质过敏症的治疗机制。

A. 对牙髓神经进行脱敏治疗，例如用含钾盐的脱敏剂；B. 封闭牙本质小管，例如牙本质粘接剂。

牙本质过敏症的治疗方法应围绕以上两种机制进行探索与改进，以获得良好的临床疗效。目前，治疗方法主要包括药物脱敏、激光脱敏、激光联合药物脱敏、牙本质粘接剂、修复治疗等。

1. 药物脱敏

药物脱敏是目前临床上应用最为广泛的脱敏方法。脱敏剂种类繁多，但都是基于封闭牙本质小管或阻断牙髓神经传导而发挥作用。氟可以在牙齿表面形成氟磷灰石，同时其机械阻塞作用能减小牙本质小管的直径，从而减少液压传导。草酸盐能与牙本质小管中的钙离子反应形成不溶的草酸钙结晶，草酸钙结晶不断沉积最终使牙本质小管封闭。Gluma脱敏剂的主要成分是2-羟乙基甲基丙烯酸酯和戊二醛。戊二醛为其有效成分，可使牙本质小管中蛋白变性凝固从而封闭牙本质小管。氯化锶中的锶能与牙体硬组织中的钙生成钙化锶磷灰石沉积在牙本质小管壁，达到封闭牙本质小管的目的。钾盐化合物虽然不能封闭牙本质小管，但钾离子释放后作用于牙本质小管内的神经末梢能引起牙髓神经的去极化，降低牙髓神经对刺激的敏感性从而干扰疼痛的传导。极固宁包括Ⅰ液和Ⅱ液，Ⅰ液含有磷酸钾、碳酸钾、羟苯甲酯钠等，Ⅱ液含有氯化钙、氯化锶、苯甲酸钠等。Ⅰ液和Ⅱ液混合可生成不溶性的钙盐、锶盐和可溶性的钾盐。一方面，不溶性的钙盐、锶盐可封闭牙本质小管，另一方面，钾离子能抑制牙髓神经纤维的去极化从而阻断刺激传导，起到了双重脱敏作用。

2. 激光脱敏

20世纪80年代后期，激光被用于治疗牙本质过敏症。根据能量的高低，人们将激光分为两种类型：高输出能量激光和低输出能量激光。高输出能量激光包括Nd:YAG激光、CO_2激光、Er:YAG激光等，其作用机制主要是通过激光照射的热效应熔融无机物，阻塞牙本质小管以达到脱敏的目的。目前所用较多的是Nd:YAG激光，有研究证实，与CO_2激光、Er:YAG激光等相比，Nd:YAG激光封闭牙本质小管的效果最好。低输出能量激光包括He-Ne激光、Ga-Al-As半导体激光等，其作用机制主要是影响神经活动从而达到脱敏效果。激光脱敏的推广受到成本高、仪器体积大、使用不便等的限制，这是未来研究需要解决的问题。

3. 激光联合药物脱敏

为了获得良好的脱敏疗效，联合应用激光与药物的脱敏疗法在近几年开始兴起。激光与药物治疗联用一方面能使牙本质小管熔融和封闭，另一方面能增加药物的渗入深度，从而获得更好、更持久的疗效。同时，药物还能够作用于激光治疗的牙本质照射盲点，弥补激光治疗的不足。

4. 牙本质粘接剂

牙本质粘接剂能牢固附着在牙本质表面形成保护层以隔绝外界刺激，同时能渗入牙本质小管和胶原纤维网内形成树脂突及混合层以封闭牙本质小管，从而达到脱敏的效果。

5. 修复治疗

在药物脱敏治疗无效而患者感到非常痛苦、强烈要求治疗的情况下，牙本质过敏症患牙可通过充填材料充填、嵌体修复或冠修复以隔绝外界刺激而脱敏。在某些特殊的病例中，如果以上所有方法均不能缓解牙本质过敏症，可考虑行根管治疗。

6. 其他

治疗牙本质过敏症还有许多新方法。例如，如果是由牙根暴露造成的牙本质过敏症，可考虑牙龈移植手术以覆盖暴露的牙本质小管达到脱敏的效果。有研究证实，牙龈移植术后，颈部牙本质敏感能明显减轻。此外，中药脱敏、微波脱敏、酪蛋白衍生物脱敏等方法也被应用。

虽然脱敏方法繁多，但牙本质过敏症容易复发，远期疗效不理想。寻找理想的脱敏疗法、维持长期脱敏效果仍将是学者未来不断探索的方向。而牙釉质、牙本质的仿生矿化为封闭暴露的牙本质小管、治疗牙本质过敏症提供了新的思路。

（蒋雪莲）

第五节　釉质发育不全

釉质发育不全（amelogenesis imperfecta，AI）为一组影响釉质发育的疾病，在人群中的患病率为1/16000~1.4/1000。根据受影响的釉质形成的不同阶段，釉质发育不全可分为三型：发育不全型（hypoplastic AI，HPAI）、钙化不全型（hypocalcified AI，HCAI）和成熟不全型（hypomaturation AI，HMAI）。

一、病因

釉质发育不全的发生受多种因素的影响，大致可分为遗传因素和后天因素。其中，遗传因素是该病的主要影响因素，此外，如果机体存在严重营养障碍、内分泌失调或患有水痘、猩红热等疾病，亦可造成釉质发育不全。

（一）遗传因素

釉质发育不全为一组影响釉质发育的遗传性疾病，有X连锁、常染色体显性及常染色体隐性等遗传方式。基因图谱有助于阐明众多与牙釉质形成有关的基因的作用，而将基因型与釉质发育不全表型相关联的研究提供了在各种表型中发现基因突变的有价值的信息。最近的证据表明，基因*amel*、*enam*、*fam83h*、*wdr72*、*klk4*和*mmp20*影响牙釉质的形成，大约有一半的釉质发育不全是由上述其中一个基因突变引起的，而另一半的表型所涉及的基因目前尚不清楚。人类釉质编码基因*amel*和*enam*的突变通常会导致牙釉质缺陷，如表面凹陷和薄牙釉质。*amelx*基因编码釉基质蛋白，这个基因的突变引起X连锁遗传的釉质发育不全。*klk4*、*mmp20*和*wdr72*基因突变，将导致不同程度的钙化不全型釉质发育不全或成熟不全型釉质发育不全，并与常染色体隐性遗传的釉质发育不全相关。*fam83h*基因突变与常染色体显性遗传的钙化不全型釉质发育不全有关，是北美最常见的釉质发育不全形式。

在釉质发育不全中，具有相同突变基因的家族内的个体之间的表型也不同，这可能是基因表达的差异、牙面不同位置釉质发育的不同反应造成的。此外，在X连锁遗传的釉质发育不全中，女性牙齿表面可能有垂直沟槽，正常牙釉质带与缺损的牙釉质区交替出现，而同一家族中的男性则表现为完全的牙釉质缺失。

（二）后天因素

1. 严重营养障碍

维生素A、维生素C、维生素D以及钙、磷的缺乏，均可影响成釉细胞分泌釉质基质和矿化。维生素A缺乏时，影响上皮组织中成釉细胞的功能；维生素C缺乏时，成釉细胞不能分化为高柱状细胞，使釉质发育不全；维生素D缺乏时，钙盐在骨和牙组织中的沉积变缓甚至停止，使釉质钙化不全。

2. 婴儿疾病

水痘、猩红热、腮腺炎等均可使成釉细胞发育发生障碍。患有腹腔疾病的儿童也有釉质矿化不全的风险。由慢性肾病和肝脏疾病导致的矿化途径破坏也使儿童面临釉质缺损的风险。在许多感染中，致病微生物可直接感染成釉细胞，通过其代谢产物引起患者高烧间接改变细胞功能。临床报告表明，泌尿道感染、中耳炎和上呼吸道疾病均与牙釉质缺损有关。

3. 母体疾病

孕妇患风疹、毒血症、梅毒等可能使胎儿发生釉质发育不全。

4. 内分泌失调

甲状旁腺与钙磷代谢有密切关系。甲状旁腺功能降低时，血清中钙含量降低，血磷正常或偏高，临床上出现手足抽搐症，牙也可能出现发育缺陷。

5. 其他因素

破坏成釉细胞的药物包括氟化物、四环素和细胞毒性药物。摄入高水平的氟化物会直接损害成釉细胞导致釉质钙化不全。众所周知，在牙齿发育期间摄入四环素会导致牙齿变色和釉质缺损。虽然有一些证据表明阿莫西林可导致釉质缺损，但很难区分到底是发烧和感染的影响还是药物本身的影响造成的，因为在发烧和感染时常用这类抗生素。暴露于含铅环境或意外摄入铅也可能导致釉质发育不良。此外，乳牙根尖周严重感染可导致继承恒牙釉质发育不全。这种情况往往见于个别牙，以前磨牙居多。

二、主要病理改变及临床表现

在磨片上，釉质部分有凹陷，在凹陷底部，有加重的釉质发育间隙线——芮氏线。釉丛和釉梭明显且数目多。釉质易被染料浸透，故釉质中常有色素沉积。与釉质发生障碍同一时期的牙本质部分，也有增多的球间牙本质和牙本质发育间歇线——欧式线。

由釉基质蛋白分泌减少导致的发育不良型釉质发育不全，临床表现通常为牙釉质薄、表面有凹陷或垂直沟槽。钙化不全型釉质发育不全和成熟不全型釉质发育不全的特征则是釉质基质形成正常但矿化不良。钙化不全型釉质发育不良表现为萌出时釉质为黄棕色，厚度正常，由钙化不良的基质组成，该基质随后迅速失去而暴露牙本质，X线片示牙釉质的阻射性低于牙本质。成熟不全型釉质发育不良通常表现为釉质厚度正常，但较正常釉质软，易剥脱，表面可有斑点。大多数患有釉质发育不全的儿童都有牙齿美观性差、牙齿敏感和龋病等问题。此外，患者也存在前牙开骀和结石形成的风险。釉质发育不全口内照如图4-9所示。

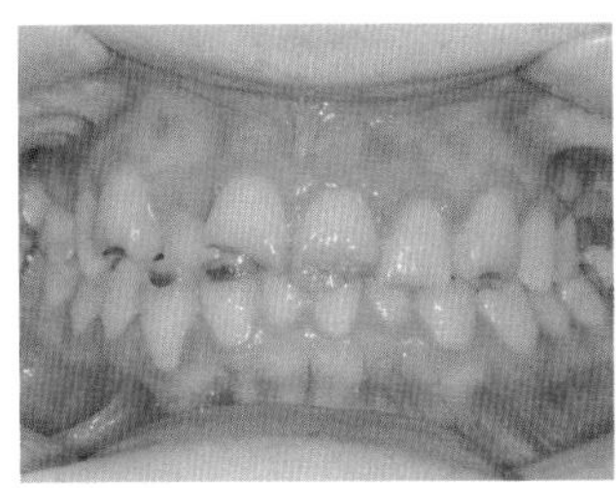 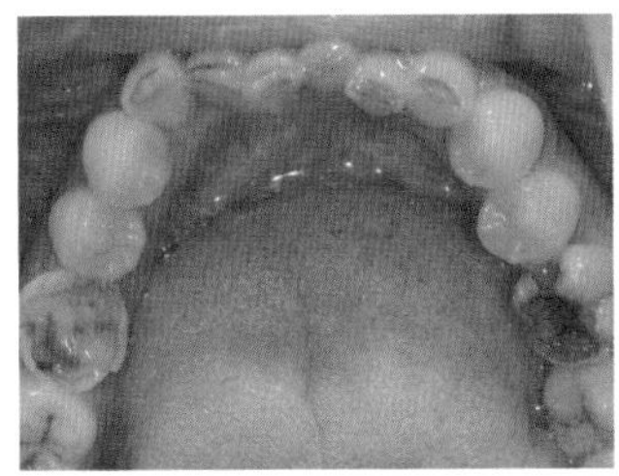 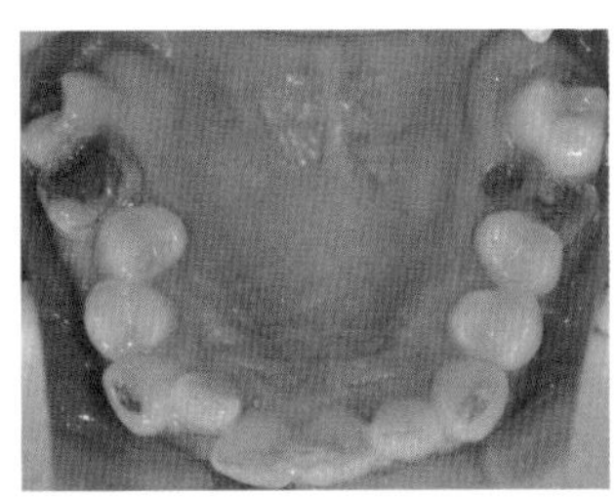

图4-9　釉质发育不全口内照

（蒋雪莲）

第六节　遗传性牙本质发育不全

遗传性牙本质发育不全（dentinogenesis imperfecta，DGI）是一类常见的以牙本质结构异常为特征的常染色体显性遗传病。该病发病率为1/8000~1/6000，一旦发病，将严重影响患者生存质量。根据1973年Shields提出的分类法，遗传性牙本质发育不全分为三类，即Ⅰ型遗传性牙本质发育不全（DGI-Ⅰ）、Ⅱ型遗传性牙本质发育不全（DGI-Ⅱ）和Ⅲ型遗传性牙本质发育不全（DGI-Ⅲ）。

一、病因

本病属于人类常染色体显性遗传病。遗传学研究发现，DGI-Ⅰ与编码Ⅰ型胶原蛋白的*colia1*和*colia2*基因突变引起胶原发育异常有关。而DGI-Ⅱ和DGI-Ⅲ则是编码牙本质涎磷蛋白的*Dspp*基因突变引起牙本质发育障碍的结果。

二、临床表现

不同类型的牙本质发育不全具有各自特殊的临床表现。

DGI-Ⅰ：一般认为该病是成骨不全症在口腔中的表现。成骨不全症是Ⅰ型胶原基因突变引起的结缔组织遗传病，主要表现为骨质疏松、骨量低下、骨脆性增加、易反复骨折。成骨不全症也可累及患者的巩膜、耳、牙齿、皮肤、肌肉等组织。DGI-Ⅰ的临床表现：牙齿有明显的磨耗和变色，乳牙、恒牙均可受累，根管在牙齿萌出前或萌出后就已经发生闭锁，全口牙齿受累程度不一。该型的病理表现主要为DEJ呈扇形，增生的牙本质堵塞髓腔和根管。异常牙本质无牙本质小管，或牙本质小管的方向很不一致，其间常有真性髓石和球间牙本质。

DGI-Ⅱ：即遗传性乳光牙本质。该病主要与牙本质矿化不良有关，具有家族遗传性，子代发病率约为50%，临床表现与DGI-Ⅰ相似但不伴有全身骨骼异常，乳牙、恒牙均可受累。牙齿刚萌出时，外形正常呈琥珀色。牙齿萌出后，釉质易剥脱使牙本质暴露，患者常有严重的咀嚼磨损，牙冠变短呈钝圆形，面部垂直距离降低。X线片可见牙根又细又短，髓腔及根管闭锁。该病的牙釉质发育基本正常而DEJ和牙本质存在异常。病理表现主要为DEJ缺乏锯齿状结构，呈线状结合，机械嵌合力差，故牙釉质易剥脱。有的虽呈小弧形曲线，但界面凹凸较正常DEJ浅。牙本质形成紊乱，牙本质小管数目减少，排列稀疏，形状不规则，管径不一。随着牙齿的病损加重，修复性牙本质过度形成导致髓室和根管逐渐消失。

DGI-Ⅲ：也被称为“壳状牙”（shell tooth），首先于美国马里兰州和华盛顿的3个隔离民族群中发现，是一种特殊类型的遗传性牙本质发育不全，一般认为DGI-Ⅲ与DGI-Ⅱ是相同基因的不同表达。临床表现为牙齿萌出后迅速磨损引起髓腔暴露，常继发牙髓和根尖周疾病。X线可见较大的髓腔和根管，呈典型“壳状牙”表现，乳牙、恒牙均可受累。此型病理变化的资料较少。

遗传性牙本质发育不全的主要牙列特征如图4-10所示。

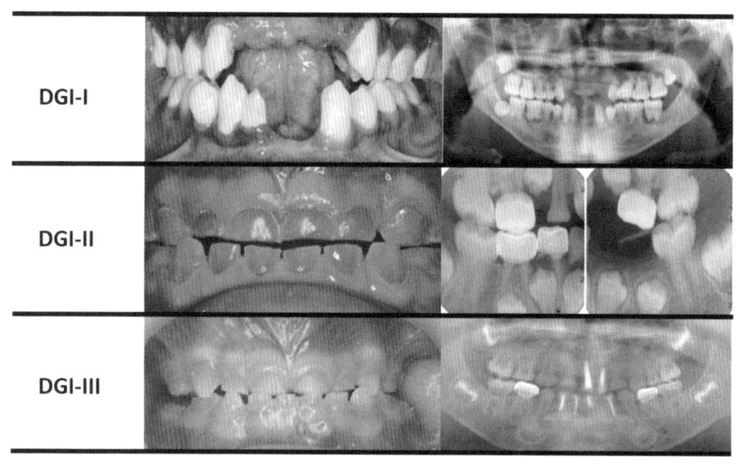

图4-10　遗传性牙本质发育不全的主要牙列特征

DGI-Ⅰ：X线片示牙根短小，髓腔闭锁，可见根尖周囊肿；DGI-Ⅱ：X线片示髓腔闭锁；DGI-Ⅲ：X线片示髓腔和根管宽大，有几颗牙齿萌出后快速磨损引起牙髓暴露而出现脓肿。

Kim JW, Simmer JP. Hereditary dentin defects[J]. Journal of Dental Research, 2007, 86(5):392-399。

Chen D, Li X, Lu F, et al. Dentin dysplasia type I-A dental disease with genetic heterogeneity[J]. Oral Diseases, 2019, 25(2): 439-446。

三、治疗

该病的治疗原则是消除感染，减少牙齿磨损，保护剩余牙体组织，恢复牙齿正常形态功能，同时维持面部垂直距离。治疗方法根据患者主诉、年龄和病情严重程度而有所不同。具体措施包括定期随访、保持口腔卫生、饮食指导、适当使用氟化物以及修复治疗等。如果牙齿由于严重磨损或露髓发生牙髓和根尖周疾病，应首先进行根管治疗，若成年患者根管完全闭锁，可考虑行根尖外科手术，但该方法不适用于牙根短小的患者。为防止过度磨损，可用冠修复以恢复牙齿功能与美观、维持垂直距离。如果牙齿严重磨损至牙龈，可用覆盖义齿进行处理，治疗完成后的长期随访对远期疗效非常重要。如果出现牙列缺损，可考虑行活动义齿或固定义齿修复，成年后若牙周状况及牙槽骨条件允许，可考虑种植。

（蒋雪莲）

第七节　氟牙症

氟牙症（dental fluorosis）又名氟斑牙或斑釉（mottled enamel），是在牙齿发育期间机体摄入过量的氟而引起的牙釉质发育障碍，表现为牙釉质矿物含量降低而孔隙率增加。此病是慢性氟中毒早期最常见的症状。

一、病因

氟牙症的发生及严重程度受多种因素的影响，主要包括氟的摄入量、营养以及氟进入机体的时机。此外，个人体重、机体反应、体育活动对其也有一定的影响。

（一）氟的摄入量

氟牙症的发生率与氟的总摄入量之间存在一定的线性关系。氟的摄入途径主要有含氟饮用水、各类氟制剂、日常饮食和空气。摄入的氟可经消化道吸收，后与血浆蛋白结合被运送到机体各组织。如果人体吸收了过量的氟，氟便会在牙齿中大量沉积，导致牙釉质的棱晶结构不能正常形成，产生不规则的斑点和球状结构。口腔中各种来源的色素会附着于这些不规则处，使牙齿表现为黄色、褐色，甚至黑色。有学者提出，每日摄取氟的安全水平为0.05~0.07mg/kg，超过这一水平，发生氟中毒的风险将显著提高。

（二）营养

氟化物的溶解度和一些营养因素会影响食物中氟的吸收。有研究发现，在氟的总摄入量一定的条件下，钙离子和镁离子是氟牙症发病的保护因素而铁离子可能是危险因素。钙离子、镁离子减少氟牙症发病的机制可能是它们能与胃肠道或血液中的氟离子结合形成难溶的化合物，从而减少氟离子的吸收。充足的维生素D可通过提高钙的吸收效率减少氟的吸收。此外，番茄红素可以抵抗氟引发的氧化应激，减少过量氟对机体的损害。

（三）氟进入机体的时机

氟主要损害牙釉质发育过程中牙胚的成釉细胞，因此，过量的氟只有在牙发育矿化期间进入机体，才会导致氟牙症。氟牙症易感期为8岁前，特别是1~4岁，在此期间摄入过量氟化物，极易发生氟牙症。此后随着牙齿发育矿化完成，氟牙症的发病风险显著降低。

二、发病机制

目前，氟牙症的发病机制尚不明确。有研究表明，高浓度的氟可抑制碱性磷酸酶活性从而影响机体矿化，造成牙釉质发育不良、矿化不全；过量的氟会损害成釉细胞，影响成釉细胞的正常生理功能，抑制釉基质的合成和分泌，引起釉质发育障碍；也有学者提出，氟和牙体硬组织反应生成的高度矿化带可能形成屏障，阻碍蛋白质和矿物离子向表层下扩散，从而延缓生物矿化进程。总之，氟牙症的发生可能是多种因素共同作用的结果，其机制尚待更多的研究阐明。

三、病理表现

氟牙症的病理表现为釉柱过度矿化和柱间质矿化不全，牙釉质矿物质含量降低而孔隙率增加。口腔中各种来源的色素附着于牙釉质表面的微孔产生氟斑。如果这种微孔所占的体积过大，牙釉质表面就会塌陷，形成窝状釉质发育不全。

四、临床表现

氟斑牙主要表现为牙釉质颜色及形态的发育异常，临床上常按其发展程度将其分为白垩型（轻度）、变色型（中度）和缺损型（重度）三种类型。

白垩型（轻度）：牙齿釉面部分或全部失去光泽，可见不透明的云雾状斑点、条纹、斑块或整个牙面呈白垩色改变，与周围正常牙体组织界限不清。

变色型（中度）（图4-11）：牙齿釉面发生不同程度的颜色改变，出现点状或片状黄棕色或棕褐色改变，着色不能被刮除，着色范围由细小斑点、条纹、斑块进展至布满大部分釉面。

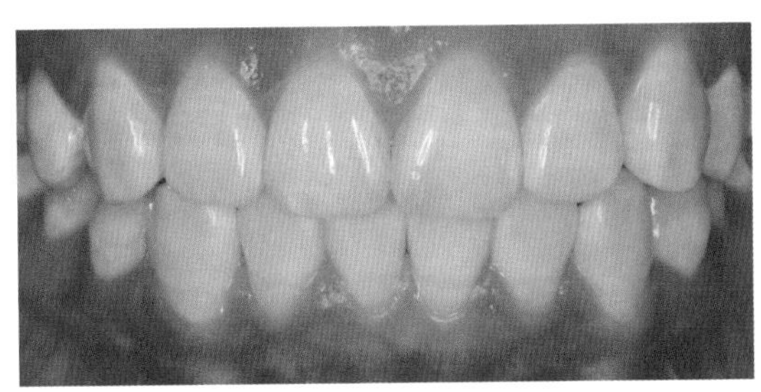

图4-11　中度氟斑牙

缺损型（重度）：除上述改变以外，牙齿釉面还会出现缺损，缺损的程度不一，可表现为点状、条状或窝状，缺损处常继发龋病。

氟牙症多见于恒牙，少见于乳牙且程度较轻。这是由于乳牙的发育主要在胎儿期，母体摄入的氟能被胎盘屏障阻隔。但是，如果母体摄入的氟过多，超过胎盘屏障的作用上限，则会发生乳牙的氟牙症。

此外，氟牙症患牙耐酸不耐磨，在临床粘接操作中应延长患牙酸蚀时间以提高粘接效果。氟牙症是慢性氟中毒的口腔表现，应警惕慢性氟中毒其他症状的发生。

五、预防和治疗

预防氟牙症的最佳措施是控制氟化物的摄入。对于已形成且影响患者美观的氟牙症，应根据其严重程度选择合适的治疗方法。对于无实质缺损的患牙，可考虑漂白或磨除酸蚀涂层法。这些方法操作简单、快捷、效果良好，不会过度磨损牙体组织。对于有实质缺损的患牙，可考虑复合树脂修复、贴面等治疗方法。

（蒋雪莲）

第八节　四环素牙

四环素牙（tetracycline stained teeth）是指由服用四环素类药物导致的牙齿着色现象，药物沉积在患者的牙齿、骨骼以及软骨中，严重者可发生釉质发育不全。

一、发病机制与临床表现

四环素类药物于1948年作为广谱抗生素被引入临床，用于治疗儿童和成人的许多常见感染。由于其具有螯合钙离子的能力，在给药时会进入正在钙化的组织，沉积在牙齿、骨骼和软骨中，造成相关不良反应。在牙齿发育矿化期，服用四环素类药物可造成牙齿永久性着色。由于四环素可与牙体组织形成稳固的四环素正磷酸盐复合物，此物质能抑制牙体硬组织矿化的两个过程，即晶体成核和生长，故有时也会造成釉质发育不全。胎盘屏障不能阻隔四环素，妊娠期妇女使用该类药物可能导致胎儿的乳牙列发生四环素牙。

四环素牙（图4-12）初期呈黄色，在光照下呈现明亮的黄色荧光，数年后，牙齿慢慢由黄色变成棕褐色或深灰色，这可能是光照诱导四环素氧化的结果。临床通常可见四环素牙患者前牙唇面呈灰黑色而前牙𬌗面、后牙颊面仍呈黄色。

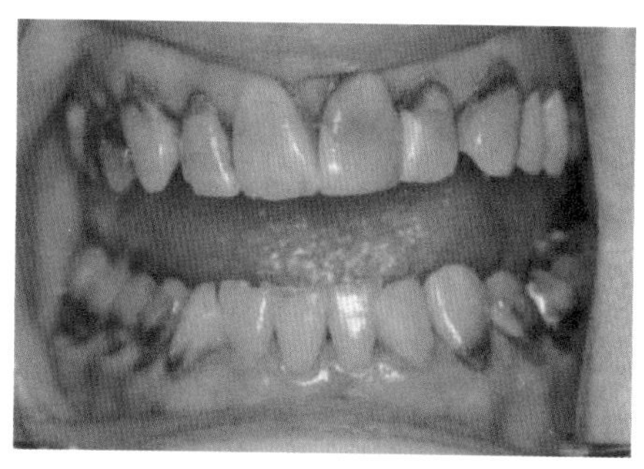

图4-12　四环素牙

Sánchez A R, Rogers R S, Sheridan P J. Tetracycline and other tetracycline-derivative staining of the teeth and oral cavity[J]. International Journal of Dermatology, 2004, 43(10): 709-715.

四环素类药物引起牙齿着色的主要影响因素有药物种类、剂量、治疗时间以及牙齿发育矿化阶段。不同药物引起的牙齿着色稍有不同，金霉素为灰褐色，土霉素、盐酸四环素、去甲金霉素为黄色到黄棕色，米诺环素则为灰蓝色到灰色。在恒牙，着色程度与四环素的疗程成正比，但是短期内大量使用比长期服用相等剂量的影响更大。四环素类药物引起的牙齿着色位置与摄入药物时的牙齿发育矿化阶段一致。恒牙的着色一般较乳牙浅而弥漫。乳牙大约在妊娠第4个月的末尾开始矿化，于出生后11~14个月结束。恒牙在出生后开始矿化，除第三磨牙，恒牙的矿化在7~8岁完成。在此之后再给药，一般不会导致四环素牙的发生。

牙齿矿化年龄示意图如图4-13所示。

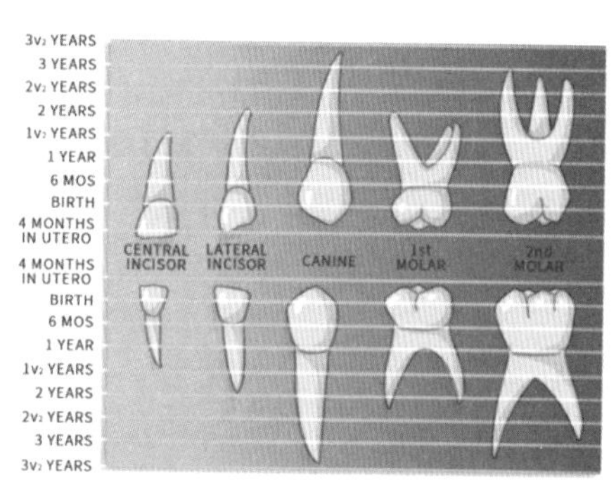

（a）乳牙列

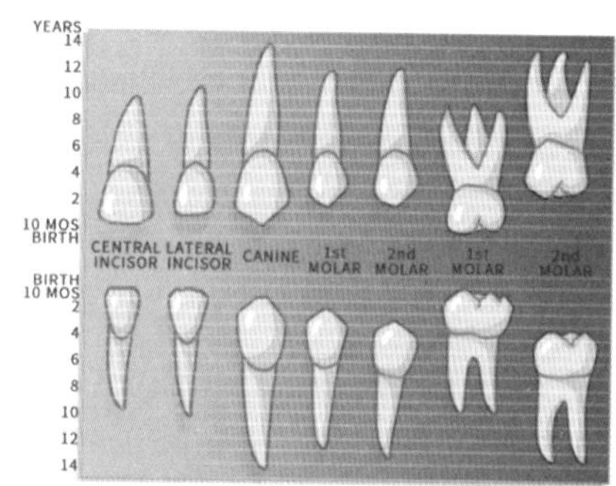

（b）恒牙列

图4-13　牙齿矿化年龄示意图

二、预防与治疗

为防止四环素牙的发生，妊娠期妇女以及8岁以下的儿童应避免使用四环素族药物。对于已经形成的四环素牙，可采用漂白治疗、复合树脂修复、贴面修复以及全冠修复等治疗方式。值得注意的是，四环素牙属于内源性着色，漂白治疗可以减轻变色但留下半透明的外观，治疗具有一定的回复性且对重度四环素牙的临床效果并不理想。

（蒋雪莲）

小　结

正如第二章所述，矿物质是牙体硬组织尤其是牙釉质的主要成分。因此牙体硬组织的脱矿会加剧或直接导致牙体组织的损耗。牙体硬组织矿物质的流失一般有以下几种原因：宿主原因，如先天性釉质发育不全；微生物原因，如龋病；环境原因，如酸蚀症。除上述原因，外力有时也会导致牙体组织的丧失，而当过高外力作用于脱矿的牙体组织时，将加速牙体硬组织的丧失，导致磨损的发生。除了上述致使牙体硬组织脱矿的因素，口腔中含有较高浓度的矿物离子、具有较强pH缓冲能力和抑菌能力的唾液往往在脱矿过程中扮演着重要的促矿化角色，使牙体组织表面处于一种脱矿与再矿化的动态平衡。而当各种原因导致的脱矿不断进展，牙体最外层的牙釉质丧失时，牙本质直接暴露在口腔环境中，外界刺激作用于牙本质小管，可能引发牙本质过敏症。

综上，酸蚀脱矿在许多牙体硬组织常见疾病的发生发展中发挥了重要作用。如何抑制牙体脱矿，促进牙体的再矿化，显得尤为重要。

参考文献

[1] Barron M J, Mcdonnell S T, Mackie I, et al. Hereditary dentine disorders: dentinogenesis imperfecta and dentine dysplasia[J]. Orphanet Journal of Rare Diseases, 2008, 3(31): 1-10.

[2] Darling A I. Studies of the early lesion of enamel caries with transmitted light, polarized light and radiography[J]. Brdentj, 1956, 101:289-297.

[3] Fejerskov O. Changing paradigms in concepts on dental caries: consequences for oral health care[J]. Caries Researchearch, 2004, 38(3): 182-191.

[4] Grippo J O, Simring M, Schreiner S. Attrition, abrasion, corrosion and abfraction revisited: a new perspective on tooth surface lesions[J]. Journal of the American Dental Association,

2004, 135(8): 1109-1118.

[5] Gadhia K, Mcdonald S, Arkutu N, et al. Amelogenesis imperfecta: an introduction[J]. British Dental Journal, 2012, 212(8): 377-379.

[6] Grunberg C, Bauer F, Crispin A, et al. Effectiveness of dentifrices with new formulations for the treatment of dentin hypersensitivity-a meta-analysis[J]. America Journal of Dentistry, 2017, 30(4): 221-226.

[7] Ganss C, Klimek J, Borkowski N. Characteristics of tooth wear in relation to different nutritional patterns including contemporary and medieval subjects[J]. European Journal of Oral Sciences, 2002, 110(1): 54-60.

[8] Bawaskara H S, Bawaskara PH. Oral diseases: a global public health challenge[J]. Lancet, 2020, 395(10219): 185-186.

[9] Kim J W, Park J C. Dentin hypersensitivity and emerging concepts for treatments[J]. Journal of Oral Biosciences, 2017, 59(4): 211-217.

[10] Lussi A, Schlueter N, Rakhmatullina E, et al. Dental erosion-an overview with emphasis on chemical and histopathological aspects[J]. Caries Researchearch, 2011, 45:2-12.

[11] Mok T B, Mcintyre J, Hunt D. Dental erosion: in vitro model of wine assessor's erosion[J]. Australian Dental Journal, 2001, 46(4): 263-268.

[12] Mantzourani M, Sharma D. Dentine sensitivity: past, present and future[J]. Journal of Dentistry, 2013, 41(Suppl): S3-S17.

[13] Richards A, Kragstrrup J, Josephsen K, et al. Dental fluorosis developed in post-secretory enamel[J]. Journal of Dental Research, 1986, 65(12): 1406-1409.

[14] Yee R, Sheiham A. The burden of restorative dental treatment for children in Third World Countries[J]. International Dental Journal, 2002, 52(1):1-9.

[15] Schlueter N, Hardt M, Klimek J, et al. Influence of the digestive enzymes trypsin and pepsin in vitro on the progression of erosion in dentine[J]. Archives of Oral Biology, 2010, 55(4): 294-299.

[16] Shellis R P, Barbour M E, Jesani A, et al. Effects of buffering properties and undissociated acid concentration on dissolution of dental enamel in relation to ph and acid type[J]. Caries Researchearch, 2013, 47(6): 601-611.

第五章 脱矿牙体硬组织的再矿化

在口腔环境中，牙体硬组织处于一个脱矿与再矿化的动态平衡过程中。牙齿矿物质在酸的作用下发生溶解，钙和磷酸盐等无机离子由牙中脱出，牙齿发生脱矿；当钙、磷和其他矿物离子沉积于正常或部分脱矿的牙体硬组织表面时，牙齿发生再矿化。当平衡被打破时，牙齿表面就会发生脱矿，而脱矿病变的逆转可通过减少病理因素（致龋微生物、可发酵的碳水化合物、唾液功能障碍等）和增强保护因素（再矿化药物、足够的唾液、钙磷来源等）来实现。当牙菌斑或唾液中的再矿化离子重新沉积在脱矿组织的晶体空隙中时，牙体硬组织发生再矿化。氟化物作为较为经典的再矿化药物，是目前公认最为有效的治疗方法。而中药等药物促进再矿化的作用已被开发，具有潜在的临床应用价值。

第一节 氟化物与再矿化

一、氟化物的发展历程及应用

氟化物的发现是口腔医学领域引人注目的重大成就，其实早在我国晋代《养生论》中就有记载“齿居晋而黄”，这是对氟牙症的最早记载，而在20世纪研究发现了机体摄入过量的氟为氟牙症的病因。1928年，Mckay通过流行病学调查，发现氟牙症患者患龋率较低，揭示了氟化物与龋病防治之间有潜在的联系。Dean在20世纪30年代到40年代早期的研究最初也集中在氟化物和氟牙症上，发现供水中自然产生的氟化物浓度和氟牙症之间的剂量反应关系。1942年，Dean很快从氟牙症的研究转向氟化物与龋病和氟牙症相关性研究。他通过对美国数个城市的调查，建立了供水中氟化物浓度与氟牙症和龋病之间的剂量反应关系，发现1.0mg/L的水氟浓度在避免氟牙症发生的情况下可以有效降低龋病的患病率，表明1.0mg/L是一个安全、有效和合理的浓度。随后，研究进入了基础社区饮水加氟临床试验阶段。1950年，Dean公布了一组4年随访数据，揭示了饮水加氟社区患龋率的减少，之后更长时间的随访研究结果基本相似，证实了饮水加氟对控制龋病发生发展的贡献。1958年，世界卫生组织专家委员会报告支持将饮水加氟作为一项公共卫生措施。随后，澳大利亚、比利时、巴西、加拿大等许多国家也实施了饮水加氟的项目。

口腔保健行业很快认识到氟化物的市场产品潜力，主要是应用含氟牙膏来预防龋病。1955年含氟牙膏研制成功，美国牙科协会的牙科治疗委员会在1964年正式认可了含氟牙膏的有效性，并鼓励使用含氟牙膏。1970年，在英国出售的牙膏中，含氟化物的不到5%。1976年，超过90%的牙膏中含有氟化物，含氟牙膏开始普及。2000年，据估计全世界至少有15亿人使用含氟牙膏，有大约1亿人使用含氟漱口水。

从20世纪后半叶开始，人们开始逐渐意识到氟化物的影响。20世纪80年代初举行的两次国际会议提出发达国家龋病患病率急剧下降，这在很大程度上归因于含氟口腔护理产品的广泛普及以及社区供水中氟化物的存在（Glass，1982；WHO/FDI，1985）。适当的氟化物改善了人们的口腔健康，进而提高了全身健康和生活质量。然而，近年来，世界各地的饮食发生变化，更多的加工食品和高糖食品中含有丰富的碳水化合物，限制了氟化物的修复潜力，于是，尽管经常使用含氟产品，但一些人群的患龋率仍趋于平稳，甚至有所增加。

氟化物的应用根据使用方式可以分为全身用氟和局部用氟。全身用氟包括饮水加氟、食盐加氟、牛奶加氟、氟片、氟滴剂等，指通过消化系统将氟吸收，然后依靠全身循环系统转运至牙体组织。但是全身应用氟化物后，到达口腔中的有效氟浓度较低，因而效果不明显。于是针对全身用氟效果欠佳的龋病易感患者采用局部用氟的方法，即采用不同方法将氟化物直接用于牙的表面，增强牙齿表面的矿化程度或促进其再矿化，以提高牙齿的抗龋力，主要应用形式包括含氟牙膏、含氟漱口水、氟保护漆、氟化泡沫、含氟凝胶等。局部用氟相对安全，既适用于未实施全身用氟的低氟区或适氟地区，也可与全身用氟联合使用。在局部用氟中，含氟牙膏和含氟漱口水的获得及使用是最方便简单的，其防龋效果非常明确，且多次局部使用含氟牙膏是维持口腔内适宜氟浓度的首选措施。而氟保护漆、氟化泡沫、含氟凝胶需要由口腔专业人员操作，其氟化物浓度相对较高，更加适用于有高龋风险性的儿童、青少年和老年人，应用频率取决于个体对龋病的敏感性，一般推荐每半年应用一次。

过量的氟会引起急性氟中毒或者慢性氟中毒，可导致氟骨症和氟牙症，可能引起公众对使用高浓度氟化物产品的安全担忧。1983年，Driscoll报告了氟化地区儿童的氟中毒情况，并在随后的5年中发现氟中毒的严重程度有所增加。在牙齿发育阶段，氟化物的过量摄入会导致氟牙症发生，牙齿呈黄色损害，为慢性氟中毒早期在口腔的表现。而后期研究发现，在非氟化地区氟牙症发生率的增加表明儿童受到了新来源或额外来源的氟化物的影响。这些发现使人们更加谨慎地使用氟化物，根据具体情况调整氟应用量，建立严格的管理监测系统。目前，氟化物在防治龋病、促进牙齿再矿化中的利远大于弊。因此，有必要全面认识氟化物的作用机制和应用特点，以使氟化物防治龋病的效益最大化，而副作用的风险最小。

氟化物的发展历程见表5-1。

表5-1 氟化物的发展历程

年份	发展历程
1928年	Mckay揭示了氟化物与龋病防治之间有潜在的联系
1942年	Dean报道了21个城市的关于氟牙症的研究，该研究建立了氟牙症和龋病之间的剂量反应关系，发现1.0mg/L的水氟浓度，可以在降低氟牙症发生率的同时，达到防治龋病的效果
1942年	美国公共卫生服务部门同意进行饮水加氟试验
1950年	基础社区饮水加氟临床试验证实了饮水加氟对控制龋病发生发展的贡献，美国公共卫生服务部门支持饮水加氟
1955年	一种有效含氟牙膏的首次试验报告
1958年	世界卫生组织专家委员会报告支持将饮水加氟作为一项公共卫生措施
1964年	美国牙科协会的牙科治疗委员会正式认可含氟牙膏的有效性，并鼓励使用含氟牙膏
1969年	世界卫生组织报告，30多个国家正在开展饮水加氟项目，为1.2亿多人提供服务
20世纪70年代早期	含氟牙膏广泛销售和使用
1983年	Driscoll报告美国氟牙症发病率和严重程度上升的迹象
1985年	世界卫生组织提出氟化物的使用是发达国家龋病患病率急剧下降的根本原因
2000年	全世界至少有15亿人使用含氟牙膏，有大约1亿人使用含氟漱口水
2011年	美国公共卫生服务部门建议降低水中氟化物的浓度
2012年	英国氟化学会估计全世界有4.4亿人饮用含氟水，其中约有5740万人饮用天然含氟水，约3.8亿人饮用人工加氟水

二、氟化物的再矿化应用

氟化物的应用为龋病的控制和预防提供了一种无创的方法，它成本低、易于操作。因此，氟化物已被广泛应用于治疗早期龋、正畸白斑、根面龋和牙本质过敏症等。氟化钠（NaF）、酸性磷酸氟（acidified phosphate fluoride，APF）、氟化亚锡（SnF_2）、四氟化钛（TiF_4）、氟化二胺银（silver diamine fluoride，SDF）常被用作局部或全身应用氟化物。NaF是氟化物研究中出现频率最高的，APF其次，由于两者的化学稳定性和在液体、泡沫和凝胶中的可用性，它们在再矿化治疗中的应用已经得到了广泛的报道。SnF_2中的锡离子具有抗菌活性，可以显著减少矿物损失，然而SnF_2在化学上不稳定，只能保留很短的时间，应用SnF_2后牙齿变色及其金属味限制了其应用，此外，pH值较高时，使用SnF_2后牙齿表面的沉淀可能干扰再矿化。在几项体外研究中，TiF_4被证明在龋病再矿化方面是有效的，它在牙齿表面可形成一层保护层，这一保护层被认为是由水合磷酸氢钛构成的，然而相关临床试验的数量有限。

SDF表现出较NaF更强的再矿化作用，这是因为SDF溶液为碱性，氟离子浓度高，且银离子可抑制致龋生物膜生长。但应用SDF治疗后病灶呈煤黑色，在应用SDF后立即应用碘化钾饱和溶液，也只能暂时减少黑染程度，且可能降低防治龋病的效果。

（一）氟化物对早期龋的疗效

龋病初期，牙釉质表面脱矿，病变区透明度下降，微晶结构改变、破坏，牙釉质呈白垩色，继之病变区有色素沉着，呈黄棕色、棕褐色。随着无机物脱矿、有机物分解不断进行，牙体结构崩解，龋洞形成。如果能在龋病早期及时采取相应措施，可遏止病变的进展。氟化物可作为有效手段之一用于龋病的早期治疗。氟化物在初始脱矿的牙釉质和牙本质样本中可形成高度矿化的表层。在应用氟化物后，可以发现病损深度和矿物损失减少，硬度值显著增高，表明氟化物的存在促进了矿物离子进入病变部位，从而抵制了进一步脱矿，增强了表面矿化程度。

在氟化物的应用形式方面，含氟牙膏被认为是控制龋病最合理的方法，已经证明使用含氟牙膏不仅与减缓牙釉质龋的进展有关，而且在修复现有的牙釉质龋方面也有一定的作用，且使用频率、氟浓度和效果成正比。低浓度含氟牙膏（1100ppm F）结合APF凝胶（12300ppm F）与高浓度含氟牙膏（5000ppm F）对牙釉质抑制脱矿及促进再矿化的作用效果相当。此外，含氟漱口水、含氟凝胶、氟保护漆均为有效的氟化物应用形式，比如NaF漱口水或凝胶可以作为辅助措施，与NaF牙膏联用于早期龋的防治中。由于漱口水的高流动性，每天应用0.05%NaF（225ppm F）漱口水或每周应用0.2%NaF（900ppm F）漱口水，可以增加早期龋的原位再矿化。由于凝胶的高黏度，应用1%~2%NaF（4500~9000ppm F）凝胶，可以提供更长的口内氟化物停留时间。因此，睡前使用NaF漱口水或凝胶，结合每天两次NaF牙膏刷牙，均可增强早期龋的原位再矿化。

目前有许多学者将氟化物以纳米粒子形式用于牙体硬组织的再矿化，并取得了良好的效果。纳米粒子具有良好的微生物杀灭和抗黏附能力，可以控制口腔生物膜的形成。颗粒从微米减小到纳米尺寸，活性表面积、硬度、化学反应性和生物活性等性质发生了相应的改变。纳米氟化银（nanosilver fluoride，NSF）对早期牙釉质龋的再矿化效果与NaF相当，对变异链球菌的黏附和产酸性有较强的抑制作用，在早期龋的治疗中可能比传统氟化物更有效。此外，纳米级金属氟化物（nanoscaled metal fluorides，NMF）具有再矿化浅层和深层人工牙釉质龋的能力。NMF含有3400ppm的氟，并可溶解出低氟浓度的水溶液（n-CaF_2：7ppm，n-MgF_2：70ppm）。NMF体积较小，表面积较大，具有更高的反应活性，能够穿透牙釉质基质，在牙釉质病变内形成氟化物储集层，同时提供有利于再矿化的钙离子或镁离子，最终均显示出明显的矿物质增加。因此，新型NMF相对较低的游离氟化物浓度，在早期龋再矿化方面具有与常用的高浓度氟化剂相似的再矿化潜力。但是对于某些纳米材料，其应用需要酸性环境、高温、高压或存在釉原蛋白，才能形成成分和结构类似天然牙釉质的纳米HAP晶体。

此外，正畸白斑作为一种特殊的早期龋，表现为接受正畸固定矫治的患者牙面上出现白垩色的点或斑块，即牙釉质脱矿。氟化物在预防正畸白斑中的应用较广，比如：日常应用含氟牙膏和含氟漱口水；含氟粘接剂可以作为氟的储存库，以较为恒定的量持续释放氟离子，且不影响其粘接能力；用氟保护漆处理托槽粘接后的牙釉质，可以明显减少托槽周围牙釉质脱矿的面积和深度，且氟保护漆的黏附能力使其在口腔内的保留时间更长，增加氟的作用时间。所以，氟化物可以有效预防正畸引起的牙釉质脱矿发生，促进脱矿牙釉质再矿化。

（二）氟化物治疗牙本质病变的疗效

氟化物对牙本质的作用强度与对牙釉质的作用强度不同。牙本质的脱矿速度比牙釉质快2~2.5倍，且再矿化倾向较低，牙本质需要比牙釉质吸收更多的氟化物，才能达到与牙釉质相当的再矿化效果。而牙本质可以提供一个较大的反应表面积，使得氟化物吸附在多孔的、部分脱矿的牙本质上，牙本质晶体表面受氟离子吸附层的保护而不被溶解。即使一定数量的钙和磷酸盐由于羟基磷灰石溶解而从病变前沿扩散，也会与氟离子结合以相对难溶的氟磷灰石或氟羟基磷灰石形式析出。在再矿化条件下，部分脱矿晶体表面的氟化物吸附增强了矿物的再沉淀，导致在现有的晶体残体上形成新的矿物。氟化物优先加入新的矿物中，产生低溶解度的氟羟基磷灰石终产物，更能抵抗未来的酸性侵蚀。因此，氟化物对牙本质龋有较好的再矿化潜能，可减少矿物质损失，提高牙本质对酸性侵蚀的耐受性，且作用效果与氟离子浓度成正比。

此外，氟化物也可用于牙本质过敏症，其牙本质小管堵塞作用能减少牙本质小管的直径，从而减少液压传导。使用氟化物处理脱矿牙本质后，牙本质具有较高的再矿化程度，牙本质小管部分阻塞，其机制可能是通过氟离子在牙本质小管内沉积氟化钙晶体，机械性地堵塞小管，从而阻止牙本质小管内液体对外界刺激的传递，进而减轻牙本质过敏症的疼痛程度。然而在随后的酸处理后，牙本质小管中的沉积颗粒被完全冲刷走，说明氟化物有封闭牙本质小管的能力，但其封闭性对酸的抵抗力较差，且由于封闭牙本质小管的沉积物经过一段时间后逐渐溶解，牙本质小管再次开放，导致长期封闭效果不佳。

（三）与氟化物联用的增效措施

目前，有许多学者致力于研究出氟联用物，以期增强氟作用效果，而不需要增加氟化物应用浓度，从而减少使用氟化物的毒性风险，并使得高龋病风险人群受益。

1. 激光与氟化物联用

对于激光与氟化物联用是否具有协同再矿化效果仍存在争议。部分学者认为激光照射可以促进牙釉质中微间隙的形成，增强氟化物的掺入或扩散，从而形成氟化物储集层。将激光与不同再矿化剂联合应用于预防乳牙牙釉质龋，发现激光预防龋病的效果可能取决于随后使用的再矿化剂的配方，氟离子浓度为22600ppm的NaF清漆可以作为首选，比单独使用更有效。然而，也有研究发现激光并不能增强氟化物对牙本质的保护，其与高浓度氟化物联合应用可能不会出现积极的协同作用以减少脱矿。激光与氟化物联用仍需更多研究来证明两者是否具有协同效果。

2. 生物活性陶瓷与氟化物联用

提高氟化物对龋病高危患者的再矿化效果，可通过应用生物活性陶瓷来实现。钙离子和磷酸根离子的生物利用度往往是局部氟化物应用中发生再矿化的影响因素，尤其是在氟和唾液稳态机制不足以修复病变的情况下。外源性钙离子和磷酸根离子的存在可以增加扩散梯度，增强氟介导的再矿化。

（1）酪蛋白磷酸肽-无定形磷酸钙（casein phosphopeptide–amorphous calcium phosphate，CPP–ACP）与氟化物联用。

相对于仅由氟化物产生的表面再矿化，CPP-ACP增强了牙釉质表面病变的再矿化。5%NaF清漆与2%CPP-ACP联用处理乳牙病变，相比5%NaF清漆，处理后的病变区域具有较高的矿物含量和较浅的病损深度，在乳牙龋中发挥了较好的再矿化作用。应用CPP-ACP联合氟化物的再矿化促进剂治疗人工龋白斑病变，脱矿量明显减少，病损深度显著降低，矿物含量增加。并且，当pH值下降到5.5及以下时，联合应用的效果优于单独应用CPP-ACP。当SnF_2和CPP-ACP相互作用时，可以观察到在牙齿表面形成交联的纳米丝复合物层，可释放钙、磷酸盐和氟，使牙齿再矿化的能力更强。而二价锡通过与CPP-ACP交联，增加了牙表面再矿化的复合物稳定性、离子结合能力和离子传递能力。SnF_2与CPP-ACP联合应用于口腔护理产品中，可显著提高其预防或治疗龋齿、酸蚀症及牙本质过敏症的疗效。

然而，氟化物与CPP-ACP联合应用对牙本质病变的再矿化效果却不一定比传统氟化物好。在pH值为5.5时，在脱矿牙本质上5%NaF清漆与2%CPP-ACP联用或应用5%NaF清漆，均表现出了抗脱矿和再矿化的能力。然而，相比联合使用，仅含氟的牙科清漆对牙本质再矿化的促进作用更大。

（2）功能化β-磷酸三钙（functionalized β-tricalcium phosphate，fTCP）与氟化物联用。

fTCP是通过β-磷酸三钙（β-tricalcium phosphate，β-TCP）与有机和（或）无机基团，如羧酸和表面活性剂耦合改性而合成的材料。作为一个低剂量钙磷系统，fTCP并不是一个长期的钙磷来源，而是一个能与氟协同促进再矿化的增效成分。fTCP提供了一个屏障，防止氟和钙过早相互作用，并在牙膏或漱口水应用于牙齿时，促进包括氟在内的离子进入牙体硬组织，增强氟的成核活性，并由随后的饮食和唾液中的钙、磷酸盐驱动再矿化，生成的矿物与单独使用氟化物相比机械性能更强、更耐酸。虽然fTCP已经作为商业产品使用，但关于其再矿化效果的数据较少，而且仅限于体外研究，尚不能充分反映病变再矿化所涉及的复杂生物学过程，且难以在较长时间内提供稳定的钙离子、磷酸根离子，因此临床上目前还未推荐fTCP与氟化物联用。

（3）生物活性玻璃（bioactive glass，BAG）与氟化物联用。

BAG是一种具有生物活性的硅酸盐玻璃材料，当它进入口腔内时，会释放出钠离子、钙离子和磷酸根离子，这些离子与唾液相互作用，沉积出一层晶体羟基磷灰石层，其结构和化学性质类似牙齿矿物。含氟BAG能促进磷灰石形成，使龋病早期病变再矿化，处理后的脱矿牙釉质表面形成晶体状结构。其低氟含量使丰富的钙和磷酸盐向釉质下层病变的深部渗透，使深层病变被钙和磷酸盐沉积，修复酸侵蚀引起的空洞和缺损，而非仅仅在釉质表面进行再矿化。单独应用氟化物时未见上述表层下矿化。

含氟BAG树脂粘接剂可在6个月的时间内大量释放氟离子、钙离子、磷酸根离子，在酸性介质中比在中性介质中释放得更快、更多，且该材料具有长期的中和作用，具有理想的离子释放和酸中和的能力。其与目前使用的粘接剂的不同之处在于，它能促进磷灰石的形成，特别是在酸性条件下。因此，在临床应用于粘接正畸托槽时，可减少托槽周围白斑病变的发生率。此外，含氟BAG（QMAT3）与商用的45S5玻璃（Sylc）相比，增加了钠和磷酸盐的含量，降低了二氧化硅的含量，并添加了3%低水平的氟化物，被证明可在正畸过程中通过空气喷砂应用在脱矿牙面上，诱导龋病白斑再矿化，形成氟磷灰石，其再矿化效果更佳。目前，含氟BAG仍需要进一步的临床评估和改进。

（4）无定形磷酸钙（amorphous calcium phosphate，ACP）与氟化物联用。

ACP是一种不稳定的磷酸钙生物活性陶瓷系统，能迅速转化为更稳定的羟基磷灰石或氟羟基磷灰石。将ACP与氟离子掺杂，可获得具有增强抗龋和再矿化性能的材料（FACP）。氟化物的加入并没有改变ACP的物理化学特征，但使ACP在水中更快地转变为晶体磷灰石相，体外实验证明FACP具有良好的局部封闭酸蚀牙本质小管的能力，并能使脱矿牙釉质恢复到原有结构。但是，作为一种不稳定的磷酸钙生物活性陶瓷系统，它可能会促进牙结石沉积在牙齿上，且ACP倾向于快速隔离口腔环境中的游离氟离子，降低其对病变再矿化的可用性，所以基于ACP再矿化技术的产品临床应用有限。

3. 精氨酸与氟化物联用

精氨酸是一种天然存在于膳食蛋白质中的氨基酸。大量唾液精氨酸通过产碱来增加生物膜pH值，使龋源性生物膜减少。外部精氨酸的补充进一步加强了产碱的潜力。因此，精氨酸可以增强氟化物对龋病的抑制作用。精氨酸的正电荷胍基有利于对强电负性氟化物的吸引，使其对氟化物有较高的亲和力，吸引钙和磷酸盐形成稳定的氟磷灰石，从而增强再矿化。体外研究发现，虽然2.5%精氨酸与500ppm NaF溶液对人工牙釉质龋的再矿化作用与对照组500ppm NaF溶液相似，但精氨酸联合NaF溶液处理后的牙釉质对氟化物的吸收明显更多。而含2%精氨酸的NaF牙膏能显著提高牙釉质龋样病变的再矿化程度，两种成分具有协同抗龋作用。

三、氟化物再矿化机制

只有充分了解氟化物的作用机制，才能最大限度地发挥其作用，寻找到最优配方，更好地应用于临床。在口腔环境中，脱矿与再矿化常常同时或交替发生，而氟化物可显著促进再矿化，抑制晶体表面的矿物质流失，并促进钙和磷酸盐沉积，形成一种对随后的酸侵蚀更有抵抗力的晶体形式。氟化物与磷灰石发生的反应形式如下：

（1）磷灰石中氟离子与羟基离子的离子交换：

$$Ca_{10}(PO_4)_6(OH)_2 + 2F^- \rightarrow Ca_{10}(PO_4)_6F_2 + 2OH^-$$

（2）过饱和溶液中氟磷灰石的晶体生长：

$$10Ca^{2+} + 6PO_4^{3-} + 2F^- \rightarrow Ca_{10}(PO_4)_6F_2$$

（3）磷灰石分解与氟化钙形成：

$$Ca_{10}(PO_4)_6(OH)_2 + 20F^- \rightarrow 10CaF_2 + 6PO_4^{3-} + 2OH^-$$

前两种反应可能是由长期暴露于溶液中的低浓度氟化物引起的，这些低浓度氟化物为全身或潜在的局部来源。因为氟被并入磷灰石晶体结构中，氟磷灰石通常被定义为结合牢固的氟化物。在牙体硬组织再矿化过程中，当脱矿组织周围氟离子浓度升高时，氟离子与羟基磷灰石发生置换反应，形成氟羟基磷灰石和氟磷灰石，促进牙体硬组织的再矿化。氟离子与羟基离子的离子交换是牙体硬组织中氟与磷灰石发生的主要反应之一，氟离子的取代率决定了磷灰石不同的化学组成。如果氟离子完全取代羟基离子，则产物为氟磷灰石[$Ca_{10}(PO_4)_6F_2$]。氟离子部分取代羟基离子，则产物为氟羟基磷灰石[$Ca_{10}(PO4)_6(OH)_{2-2x}F_{2x}$，$0<x<1$]。实际上，氟离子难以完全取代羟基离子，且磷灰石中的氟含量随着氟化物浓度的增加而增加。因此，氟化物可能与钙和磷酸盐发生反应，生成一种氟羟基磷灰石混合物，这种混合物含有不同比例的氟化物。

氟羟基磷灰石在酸性环境中的化学稳定性优于羟基磷灰石，因为氟离子半径较小，电负性较大，氟离子取代羟基离子之后，F-Ca之间的结合力大于O-Ca之间的结合力，因此晶体的溶解度较低，抗酸性较强。因此，在牙釉质中高比例的氟羟基磷灰石可以减少牙齿矿物质成分的溶解，从而防止龋病发生。最近一项研究采用了钙和磷酸盐来模拟唾液环境，发现氟化物与体系发生反应，孵育后形成氟羟基磷灰石。晶格的*a*轴尺寸明显缩小，这表明氟离子与羟基离子发生了离子交换。与较大的不对称羟基离子相比，氟离子电荷的各向同性分布使其更适合晶格，从而降低了晶格微应变，产生了相当有序的磷灰石结构。其特征是与羟基磷灰石相比，其热稳定性和化学稳定性都有所提高。氟羟基磷灰石的优先沉淀与溶解度降低可能是氟化物防治龋病的主要因素之一。

在低pH值时，局部使用高浓度氟化物之后，氟化物被发现与羟基磷灰石的钙离子沉积成大量氟化钙或类似氟化钙的物质，它们被认为是表面高浓度氟化物作用于牙齿的主要反应产物。氟化钙吸附在牙齿表面而不是与牙齿表面化学性结合，因此，通常被称为松散结合的氟化物。氟化钙的形成是一个两阶段反应：最初，牙釉质表面轻微溶解，释放钙离子，并在第二阶段与氟化物发生反应，从而形成氟化钙球状体。通过扫描电镜可以看到氟化牙面上的小球体，溶液中氟化物浓度越高，牙釉质表面的球状沉淀物越均匀。这些球状体不仅沉积在牙釉质表面，而且更重要的是沉积在生物膜、获得性膜和牙釉质孔隙上。

这些氟化钙沉积物在水介质中很容易溶解，但是氟化钙在中性pH值条件下难溶于唾液，局部应用氟化物后氟化钙可在牙齿表面存留数周或数月。其原因是在中性pH值下，氟化钙溶解过程被一层薄薄的蛋白质和二价磷酸盐（HPO_4^{2-}）减缓，使氟化钙处于相对稳定的状态，成为一种理想的由pH控制的缓释氟装置。在低pH值时，二价磷酸根离子浓度降低从而使氟被释放出来，释放出来的氟是氟羟基磷灰石形成的条件。但一些临床研究发现，应用氟化物后，大部分氟化钙会在短时间内流失，因此对于氟化钙在牙面上的保留仍存有一定争议。

当处于致龋环境时，牙菌斑pH值降低，蛋白质以及磷酸盐层离开氟化钙表面，同时氟化钙溶解，释放钙离子和氟离子。氟化钙释放的氟离子增加了牙釉质中氟的含量，这些氟离子吸附在羟基磷灰石晶体上。当这些晶体被吸附的氟完全覆盖时，它们的表面变得类似氟磷灰石，不会被细菌产生的酸溶解，也就是说，脱矿过程受到抑制。然而，当羟基磷灰石晶体仅被吸附的氟化物部分覆盖时，未被覆盖的表面被溶解。当消除致龋环境后，唾液缓冲液pH值逐渐增加。在pH值>5.5时，唾液相对于牙体矿物质来说是过饱和的，于是再矿化发生。在低水平氟化物存在的情况下，液体相对于氟羟基磷灰石变得过饱和，这使得氟会吸附到部分脱矿晶体的表面并吸引钙离子。由于无碳酸盐或低碳酸盐的氟羟基磷灰石溶解性较差，在部分溶解矿物的成核作用下，这些磷灰石将倾向于优先形成。这种新形成的矿物使得牙体硬组织对未来的酸性侵蚀更有抵抗力（图5-1）。经过反复的溶解和再沉淀，形成的晶体可能与原始天然晶体的状态完全不同。目前人们普遍认为，口腔中的氟化钙在酸性条件下可作为储存和释放氟的场所，逐渐形成氟羟基磷灰石，使牙齿处于动态防龋过程中。

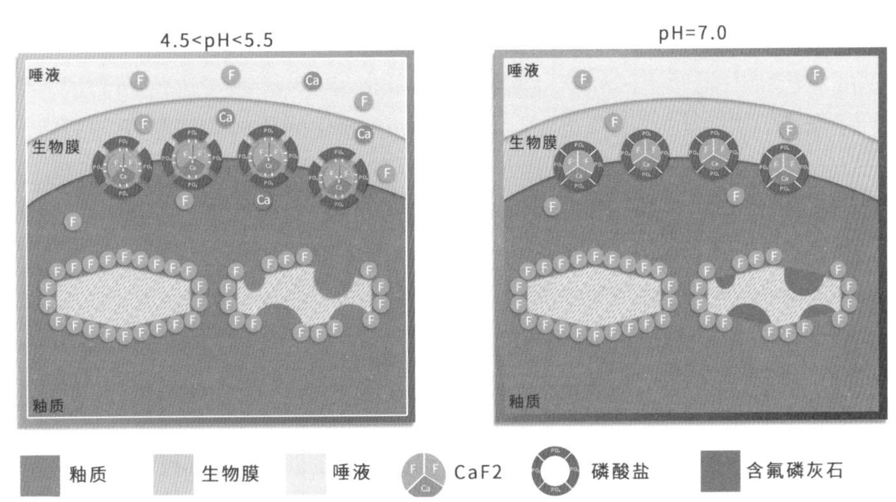

图5-1　氟化物防治龋病的作用模式

当处于致龋环境时（4.5<pH值<5.5）（左图），覆盖在氟化钙沉积物上的磷酸盐层溶解，促进钙离子和氟离子释放。此时牙釉质液中氟化物的含量增加，并吸附在羟基磷灰石晶体上。当这些晶体完全被吸附的氟化物覆盖时，不会被酸所溶解破坏。然而，当晶体仅被氟化物部分覆盖时，未被覆盖的表面溶解。消除致龋环境后（pH值=7.0）（右图），再矿化将自然发生，氟羟基磷灰石沉淀在部分溶解的晶体上，这种新形成的矿物使得牙体硬组织对未来的酸性侵蚀更有抵抗力。

在脱矿与再矿化过程中，牙釉质、牙本质与氟化物的相互作用机制大体相同，其主要差别在于，牙本质晶体的尺寸比牙釉质的小得多，且组织结构的多孔性使其具有良好的渗透能力，相比牙釉质更容易受到龋病的侵袭，其临界pH值高于牙釉质。在相同的实验条件下，牙本质的脱矿速度快，再矿化速度慢于牙釉质，牙本质比牙釉质需要更高的氟化物浓度和使用频率来抑制脱矿，促进再矿化。

考虑到唾液和生物膜中的氟化物含量在局部使用氟化物后仍然会随着时间的推移而急剧下降，且为了干预龋病的发生发展，氟化物必须持续存在于口腔环境中。因此，高频率低浓度氟化物应用比低频率高浓度应用更有效。然而氟化物的作用效果仍有一定限制，虽然在正常生理条件下，氟化物和唾液的稳态机制往往足以使早期病变再矿化，被认为是目前预防和管理龋病的金标准，但在高致龋性口腔环境中，如口干症、有牙根龋风险等，仍需要更多其他物质来辅助氟化物，以提高其再矿化效果。

（陈悦）

第二节　生物活性陶瓷与再矿化

早在18世纪初，人们就开始将生物陶瓷作为生物医学材料予以关注并尝试对其进行初步应用，而其在口腔方面的应用能够追溯至18世纪后期。1774年，法国人Alexis Duchateau在陶瓷制造商的帮助下成功地为自己制作了一副陶瓷牙以替代之前使用的象牙材质假牙。1788年，法国人Nicholas Dubois de Chamant尝试将陶瓷材料用于牙修复，并在1792年获得专利。而使用产业化的牙科陶瓷始于1837年，这一年Stockton制作了第一颗瓷牙。同一时期，研究者在骨骼、牙齿、血液、牛奶、尿液、肾结石中均发现了磷酸钙。由于种种局限，19世纪中叶及更早期的生物陶瓷发展应用及其参与生理代谢的资料是断续零碎且不完整的。随着现代电子数据库对科学出版物的规范系统收录以及生物陶瓷材料研究的不断深入，生物陶瓷的特性、它在人体中参与的生物理化过程以及从医学工程技术角度防病治病的资料得以呈现。人们期望生物陶瓷能够代替或修复人体器官、组织并实现其生理功能，具有不同性质及功能的生物陶瓷材料应运而生，拉开了对其进行广泛基础研究和临床研究的序幕。1894年，德国特伦德伦堡临床中心的Dreeman H.首次报道将熟石膏硫酸钙用作骨替换再生材料，充填八位患者的骨缺损空腔，缺损处形成的新骨表明骨缺损修复实现。1920年，Albee在兔桡骨裂纹模型中发现应用磷酸三钙可以促进骨的发生、刺激骨形成。1926年，Jong WFDe首次采用X-射线衍射的检测方式，发现骨和牙中的矿物质钙磷盐与羟基磷灰石的X射线衍射谱相似，由于这一发现陆续被后续实验证实，羟基磷灰石经广泛研究被公认为骨骼、牙齿的主要矿物成分。得益于检测技术的进步和成熟，1930年，Naray-Szabo和Mehmel应用相同的检测方法，分析确定了氟磷灰石的X射线衍射特征峰。1963年，Smith发明了一种由48%多孔铝酸盐陶瓷和环氧树脂组成的生物惰性陶瓷骨替代材料，与骨的孔隙率、弯曲强度、弹性模量近似，在动物模型中的生物相容性和生物安全性也得到证实。1972年，在生物陶瓷发展史上也是有里程碑意义的一年，Aoki和Jarcho成功烧结制得了羟基磷灰石陶瓷，并在随后几年的研究中发现其具有良好的生物活性、生物相容性、骨诱导性，应用于替代牙根的致密种植体、骨腔充填、精加工的假体等，从此开启了生物活性陶瓷发展的新纪元。同时期，美国佛罗里达大学工程学院的Hench教授在设计玻璃成分时，有意识地探索不同组成比例、不同钙磷摩尔比的钠氧化物（Na_2O）、钙氧化物（CaO）、磷氧化物（P_2O_5）、硅氧化物（SiO_2）对生物玻璃性能的影响，发现钙磷摩尔比低于5时其骨结合能力会降低，并以一定质量分数的B_2O_3和CaF_2来替代SiO_2和CaO改善玻璃性能。当把玻璃材料置入动物体内时，发现玻璃材料可以和生物体内的软、硬组织进行生物活性结合，且生物安全性和生物相容性良好。同时它具有良好的可操作性、止血性和诱导骨再生能力，对骨组织和牙周组织缺损均有作用，可修复缺损，构成新生骨骼和牙周、牙齿组织的一部分。这种玻璃虽然生物亲和性良好，但杨氏模量低（35GPa），抗弯强度小，容易破损，因此不能单独用于有载荷的部位。后来，随着研究的深入，为弥补单一生物陶瓷材料的功能局限，发展出含双相和多相的复合生物陶瓷材料以及在金属基体上加涂的生物陶瓷涂层材料，以期获得良好的生物力学性能从而发挥支撑、连接等作用，加之生物陶瓷材料自身具备的组织诱导作用、骨组织修复作用，进而达到更佳的治疗效果。生物陶瓷材料的应用包括用作结构功能替代材料以重构骨缺损、用作金属种植体表面涂层以增加植体生物相容性、作为可吸收的支架为身体重构缺损提供暂时的结构支撑、作为载药系统等。同时，越来越多的应用领域都见到了生物陶瓷的身影，除了常见的人工骨、人工关节、人工牙根、骨充填材料、骨置换材料、骨结合材料，还涉及人造心脏瓣膜、人工肌腱、人工血管、人工气管以及穿皮接头等。

由此，生物陶瓷材料经历了三代的理念发展。第一代生物惰性陶瓷材料，在生理条件下稳定，能够承受生理压力刺激而不产生任何特定的细胞反应，不与活体组织形成键结合，如氧化铝、氧化锆、氧化钛、氧化硅等。第二代响应性生物活性陶瓷材料，以能够与周围活体组织产生生物效应为特征，包括高结晶度羟基磷灰石等。第三代可降解的功能活性生物陶瓷材料，研究关注的重点转移至材料能够产生特需的生理应答影响生理环境，是在对生物体内各种细胞组织、生长因子、生长抑素等的生理应答过程充分了解的基础上发展起来的可吸收生物陶瓷材料，包括生物活性玻璃、磷酸三钙、硫酸钙、低结晶度羟基磷灰石、掺杂型羟基磷灰石等。

其中，生物活性陶瓷材料、可降解的功能活性生物陶瓷材料与硬组织再矿化的关系更为密切。根据材料组成成分特点，亦可以将其细分为磷酸钙生物活性陶瓷和生物活性玻璃陶瓷两类，它们均能为脱矿牙体硬组织提供钙磷来源。下面将对这两种类生物陶瓷进行介绍。

一、磷酸钙生物活性陶瓷

人类和哺乳类动物骨骼、牙齿的无机成分并不是由单一的磷酸钙构成，而是多种磷酸钙协调共存。在化学组成上，磷酸钙生物活性陶瓷比起其他促再矿化材料而言具有特殊的优点。磷酸钙是由钙、磷、氧三种化学元素组成的一组矿物，可含氢元素和羟化物，根据不同的磷酸阴离子组成[PO_4^{3-}、PO_3^-、$P_2O_7^{4-}$、$(PO_3)_n^{n-}$]、含钙元素多少[$Ca(H_2PO_4)_2$、$CaHPO_4$、$Ca_3(PO_4)_2$、$Ca_2P_2O_7$]、不同物态形式（晶态、非晶态）、是否含结晶水等标准，磷酸钙可分为一水磷酸一钙（monocalcium phosphate monohydrate，MCPM）、磷酸一钙（monocalcium phosphate anhydrous，MCPA）、二水磷酸二钙（dicalcium phosphate dihydrate，DCPD）、磷酸二钙（dicalcium phosphate anhydrous，DCPA）、磷酸三钙（α-TCP、β-TCP）、磷酸四钙（tetracalcium phosphate，TTCP）、磷酸八钙（octacalcium phosphate，OCP）、无定形磷酸钙（amorphous calcium phosphates，ACP）、羟基磷灰石（hydroxyapatite，HAP）、乏钙羟磷灰石（calcium-deficient hydroxyapatite，CDHA）等。其中，钙离子、磷酸根离子、羟基都能够被其他离子部分或全部取代，形成多种新的磷酸钙，如氟磷灰石、碳磷灰石。表5-2列举了磷酸钙生物活性陶瓷中常见的矿物相，并标明了钙磷比、简写和化学式。上述磷酸钙有着0.5~2.0不等的钙磷比，钙磷比在一定程度上影响着磷酸钙的水溶性和酸溶性，在37℃、pH=7的环境下，常见磷酸钙的溶解度大小如下：ACP>TTCP>TCP>DCPD>DCPA~OCP>HAP>FAP。磷酸钙生物活性陶瓷中，与牙体硬组织促再矿化关系较为密切的有HAP、TCP、CPP-ACP三种。

表5-2　常见磷酸钙生物活性陶瓷

名称	钙磷比	简写	化学式
一水磷酸一钙	0.50	MCPM	$Ca(H_2PO_4)_2 \cdot H_2O$
磷酸一钙	0.50	MCPA	$Ca(H_2PO_4)_2$
二水磷酸二钙	1.00	DCPD	$CaHPO_4 \cdot 2H_2O$
磷酸二钙	1.00	DCPA	$CaHPO_4$
磷酸八钙	1.33	OCP	$Ca_8(HPO_4)_2(PO_4)_4 \cdot 5H_2O$
磷酸三钙	1.50	TCP	$Ca_3(PO_4)_2$
无定形磷酸钙	1.20~2.20	ACP	$Ca_xH_y(PO_4)_z \cdot nH_2O$, n = 3–4.5; 15–20 % H_2O
羟基磷灰石	1.67	HAP	$Ca_{10}(PO_4)_6(OH)_2$
磷酸四钙	2.00	TTCP	$Ca_4(PO_4)_2O$

（一）羟基磷灰石（HAP）

HAP是人体和动物骨骼、牙齿的主要无机成分，其晶系为六方晶系，比重为3.08，摩氏硬度为5。人牙釉质中HAP的含量约96Wt.%（92Vol.%），骨骼中也占到约69Wt.%。33~65nm宽、100~1000nm长的棒状HAP晶体沿*c*轴成束平行排列形成牙釉质，赋予其独特的物理及化学性能。HAP能吸附蛋白质和酶类，抑制牙体硬组织中微小裂缝的产生，促进牙齿再矿化，起到防治龋病的作用。同时，HAP具有优异的生物相容性，植入体内后能与组织在界面上进行化学性键合，诱导骨细胞附着于其表面，随着新骨的生长，这个交界连接区域逐渐模糊，HAP通过晶体外层成为骨的一部分。体外制备HAP的常见方法有沉淀法、水解法、水热法及固相法等。随着纳米技术的发展，在实际应用中，纳米HAP逐渐取代了传统的微米HAP，由于其粒径小，具有很高的比表面积，能与周围环境充分接触并发挥作用，因此与传统微米HAP相比，纳米HAP拥有更好的性能且具有一些独特的物理及化学性质。

（二）磷酸三钙（TCP）

TCP是一种生物可吸收的无机磷酸钙材料，属于三方晶系，具有良好的生物相容性、生物安全性和生物活性，是热力学稳定磷酸钙如HAP的中间转化相。它有着两种不同的晶相，α-TCP是β-TCP的高温晶相，在1125℃以上时，β-TCP变为α-TCP，α-TCP比β-TCP更易溶解。β-TCP是现在研究较为广泛的晶相，更低的钙磷比使其和HAP相比，体内溶解度高出10~20倍。β-TCP的降解速率受材料本身的性质如纯度、粒度、表面构造、结晶类型、孔隙率和宿主的个体差异、植入部位的影响。粒度变小、表面积增大、结晶度降低、晶体结晶完整性下降、孔隙率增加，以及CO_3^{2-}、F^-、Mg^{2+}等离子取代导致纯度较低，均可使其降解加快。TCP溶解吸收的特性，使其常被用作骨再生的材料支架，随着应用时间延长，可被自体骨完全替代，因此广泛应用于修复受损的骨组织。在修复牙体组织方面则很少单独应用，主要与氟联合应用起到协同促再矿化作用。但当口腔环境中存在氟离子时，TCP中的钙离子和氟离子之间易发生早期反应，会导致生物可用氟离子的损失。为了解决TCP和氟离子不相容的问题，专家将TCP 进行处理活化后形成功能化β-磷酸三钙（functionalized β-tricalcium phosphate，fTCP）。

（三）酪蛋白磷酸肽-无定形磷酸钙（CPP-ACP）

ACP是一类生物医学相关的非晶磷酸钙，在化学性质上具有可变性，在物理性质上具有非晶的各向同性，较小范围内存在结构上的有序排列，但材料内部不存在长程有序的晶态结构。这种结晶无序的现象由沃森和罗宾逊首次观察到，并在X射线衍射检测中呈现非晶结构参数——“馒头状”宽峰，提示原子排列在长程周期范围内缺乏规律性。未被其他元素取代的ACP在水溶液中不稳定，即使被干燥保存，也更倾向于相变为结晶度更高的磷酸钙，如何保持其非晶无定形状态曾被广泛探索。酪蛋白磷酸肽（casein phosphopeptides，CPP）是以牛乳或酪蛋白制品为原料，通过生物技术制得的具备生物活性的多肽。酶解反应后的CPP分子由二十到三十几个氨基酸残基组成，通过对钙离子的螯合作用，形成CPP-ACP复合体。一方面可防止钙离子与阴离子发生反应产生沉淀进而导致阳离子损失，维持溶液中高浓度钙离子、磷酸根离子的亚稳态；另一方面丝氨酸残基与ACP结合，形成纳米聚合体，防止其在过饱和溶液中生长超过临界尺寸，进而发生相变。比起在中性、碱性水溶液中自发沉积前正常的钙磷浓度，CPP能够多稳定超过100倍的钙离子、磷酸根离子。CPP与钙的结合是动态而适度的，这种结合强度既保护钙离子免受沉淀，又不至于影响钙离子的进一步利用。钙不断被CPP结合、释放，再结合、再释放。其实，CPP并非特异性地对钙有螯合作用，对于铁、锌等阳离子亦有效。因其具有促进矿物元素吸收的作用，CPP作为食品营养强化剂被广泛添加于强化钙、铁、锌的营养保健品和乳类制品中。

二、生物活性玻璃陶瓷

与生物组织修复密切相关的BAG，是由SiO_2、Na_2O、CaO和P_2O_5等基本成分组成的硅酸盐玻璃。BAG的概念是在1971年由Hench首次提出的，它显著的特征是植入人体后，能够与体液发生化学反应，通过离子交换等12个阶段的玻璃表面动态反应，形成生物活性的碳酸羟基磷灰石(HCA)层，提供键合界面，为后续的骨诱导提供适宜环境。它的生物活性还体现在能够以可控的速度释放硅离子，促进血管内皮细胞增殖和促创伤愈合因子的自分泌，对软组织和软骨生成、修复亦发挥作用。这种同时对软组织与骨组织具有修复和键合作用的生物活性材料一经问世便被寄予厚望，它就是磷硅酸钠钙（calcium sodium phosphosilicate，CSP）的前身。

CSP是主要应用于口腔领域的生物活性玻璃陶瓷材料，由于其具有良好的生物相容性和生物活性，在安全性和临床有效性上已得到美国FDA、欧洲药品管理局（EMA）以及中国国家药品监督管理局的认可，已经在临床上使用十余年。CSP与水及唾液发生迅速、持续的反应，形成纳米级生物活性修复微粒。该成分与骨骼及牙釉质主要成分相同（钙磷比1.67），通过刷牙深入牙本质小管30~40μm进行修复固化，形成新的牙釉质矿物保护层，修复牙釉质及诱导牙周组织生长，消除牙敏感症状，延长牙齿寿命；同时，具有较强的非药物杀菌、抑菌、消炎作用。

三、生物活性陶瓷应用研究

（一）纳米羟基磷灰石的应用研究

纳米HAP是极具发展前景的生物材料，学者设计了系列离体实验来研究其促再矿化效果。Li等应用与天然牙釉质基本构筑单元相似的纳米HAP，在体外实验中发现其具有较强的吸附牙釉质的能力和良好的生物相容性，证明其能有效修复牙釉质并提高其机械性能和抗酸性能。也有学者通过合成HAP纳米粒子，并以表面活性剂改性，使其具有特殊的表面特征，在实验室研究中证明，HAP纳米颗粒能够自组装形成牙釉质样结构。近年来，一些研究者合成纳米HAP，或将其加入牙科树脂中制备成纳米复合材料，或将其添加进运动饮料，或将其添加入自制牙膏，或与中药五倍子联用，或与氨基酸联用诱导仿生矿化，或与ACP形成壳核结构模拟牙胚形成过程中牙釉质矿化前沿。这些基础研究、动物实验、原位实验均提示纳米HAP良好的应用前景，并生产出商品化的含纳米HAP的牙膏。

（二）磷酸三钙的应用研究

TCP由于其有限的促再矿化作用极少单独应用于促再矿化实验。当TCP被功能化后，它拥有更大的表面积和钙磷释放率；同时，它具有更多能与牙体硬组织结合的P-O键，从而对牙釉质结构产生影响，而不仅仅是提供钙离子、磷酸根离子。体外实验中TCP常常与氟联用，作为钙磷来源补充，增强氟的再矿化效果，产生P-F键与氟协调作用形成抗酸性更强的矿物，修复表层及表层下的脱矿和治疗牙本质过敏症。体内原位实验中，无论是高氟还是低氟的联用浓度，fTCP+F均展现出抑制龋病进展、促进再矿化的作用。Mathews等纳入了80名志愿者，进行为期28天的侵蚀脱矿牙原位实验，检测结果发现225ppm F + fTCP的促再矿化效果优于225ppm F，并与450ppm F的效果相当，验证了fTCP的促再矿化作用，并且表明氟促进表层牙体组织再矿化具有局限性。两款含氟浓度分别为950ppm和5000ppm的fTCP产品3M™ Clinpro™ Tooth Crème和3M™ Clinpro™ 5000，可用于预防和治疗龋损、脱矿白斑，增强牙齿抗酸性，由于TCP还可作为微摩擦剂，同时再矿化作用改善了牙体组织的色彩，因此还可起到清洁、美白牙齿的作用。

（三）酪蛋白磷酸肽-无定形磷酸钙的应用研究

CPP-ACP的促再矿化作用已有体外实验、动物实验以及原位实验进行验证。有学者将牛切牙制备成4mm×4mm×1mm大小的样本，设置CPP-ACP组、安慰剂组、不做处理的阴性对照组，在为期4周的再矿化过程跟踪后，观察到有且仅有CPP-ACP组牙釉质样本鱼鳞状脱矿外观模糊、牙釉质表面变得光滑平整。牙本质样本中开放的牙本质小管趋于闭合，直径变小并有晶体沉积。另有学者在Oshiro研究的基础上，增加了超声传导速率这一指标的检测，CPP-ACP组维持了与正常牙本质相同的声速。经体内外实验和原位实验后，CPP-ACP被添加进其他的防龋保健产品，如口香糖、牛奶和复合树脂，并形成了商品化的制剂GC Tooth Mousse和GC Tooth Mousse Plus。自从2002年被引入以来，GC Tooth Mousse护牙素被国内的口腔专业人员广泛使用。其应用范围包括牙本质过敏症、牙齿漂白前预使用、正畸白斑治疗、氟牙症微磨除后的应用、品酒师及口腔干燥症患者的口腔保护、牙齿侵蚀治疗、特殊患者口腔保健（放射治疗后唾液流量减少患者、艾滋病患者）以及修复治疗前的最后抛光。GC Tooth Mousse Plus的配方在GC Tooth Mousse的基础上添加了900ppm

F，使其发挥CPP-ACP和氟的双重促再矿化作用。在短期的应用效果上，临床原位实验展现出促再矿化作用，在人体内的长期临床应用中展现出有效的防龋效果，今后将需要更多的随机对照实验来进一步证实这个结论。近期的研究主要涉及CPP-ACP改性及与其他防龋再矿化制剂作用效果的比较，在检测手段上更为全面可靠。研究发现，每天应用两次含氟CPP-ACP（GC Tooth Mousse Plus，Global Care Asia Dental Pte Ltd，Hyderabad，India）、磷酸三钙（Clinpro™，3M ESPE，US）、磷硅酸钠钙（Vantej，Dr. Reddy's aboratory Ltd，Hyderabad，India）能够显著降低唾液中变异链球菌的水平。在促再矿化效果上，Dai等在中重度白斑的治疗中设置含氟牙膏、含氟凝胶+含氟牙膏、CPP-ACP+含氟牙膏3个组，应用1个月后，后两组的再矿化效果相似并优于仅使用含氟牙膏组，在应用3个月后CPP-ACP+含氟牙膏组展现了最佳的促再矿化效果。

（四）磷硅酸钠钙的应用研究

CSP主要用于缓解牙本质过敏症。牙本质过敏症在成年人中有4%~74%的发病率，其病因是多因素造成的牙本质小管内的液体流动，主要包括因磨耗、龋损、侵蚀、剥脱、楔状缺损、修复体微渗漏导致的牙釉质丢失，冠部牙本质暴露，急、慢性牙龈牙周炎症，刷牙慢性创伤，牙周手术急性创伤引起的牙龈退缩，牙骨质丢失，根部牙本质暴露。对于牙本质过敏症，临床上有两条主要的缓解思路：一是应用锶离子调节神经的敏感性；二是应用药物使牙本质小管趋于闭合，免受外界温度、化学刺激的影响。体外实验、动物体内研究及临床随机原位实验都证实，因CSP具有成骨性，对于牙周疾病引起的牙本质过敏症效果更佳。在前期研究的基础上，有学者研究了应用CSP刷牙前、刷牙后2分钟、5分钟、15分钟、60分钟时口腔中的钙、磷、硅、钠离子浓度和口腔pH值，证实CSP可为口腔提供大量矿物离子，有利于类牙釉质、类牙本质样矿物层的形成，与前期观察到的结果一致。之后，CSP有了一个新的名字——NovaMin，并被添加进牙科产品，如Oravive（5wt% NovaMin）、SootheRXTM/ Denshield（7.5wt% NovaMin）、NuCare（100wt% NovaMin和水）、Vitalmin（100wt% NovaMin和水）、Durashield（10wt% NovaMin和5% NaF）、Renew（5000ppm fluoride和5wt% NovaMin）。近期研究主要涉及NovaMin更长时间临床试验的疗效观察，与其他再矿化剂的效果比较，与其他药物、治疗方法的联合应用等。

四、生物活性陶瓷防龋机制

生物活性陶瓷各个成员的防龋、促再矿化机制各有特征又大致相同。相同之处包括：第一，作为“钙磷库”，能够释放钙离子、磷酸根离子保持局部矿物离子的过饱和状态；第二，中和致龋环境中的细菌产酸，升高局部pH值，有利于矿物离子在脱矿牙面的沉积、相变和类牙体硬组织样磷酸钙的形成；第三，由于致龋菌如变异链球菌适宜生存在酸性的环境中，局部升高的pH值环境限制了细菌生存；第四，有学者提出磷酸钙本身具有抗菌性，对于一些常见细菌，如变异链球菌、金黄色葡萄球菌、表皮葡萄球菌、粪肠球菌、大肠埃希菌（大肠杆菌）、绿脓假单胞菌及多重耐药菌，能够干扰其黏附，抑制牙菌斑生物膜的形成。磷酸钙的抗菌性与以下四方面因素有关：①其纳米颗粒的小尺寸效应；②介导细菌体内的游离钙浓度升高；③磷酸钙具有两性离子表面，降低自身与菌体之间的静电屏障；④波斯纳原子团簇为介质中扩散的磷酸钙创造了动态的流体力学环境，使其发挥干扰细菌结构的作用。下面将阐述四类生物活性陶瓷作用机制的特殊之处。

（一）羟基磷灰石作用机制

HAP与磷酸钙系统其他成员相比，特殊之处在于，纳米HAP在中性和弱碱性条件下，可直接作为牙釉质的基本组成原料，直接参与脱矿牙釉质的修复。在酸性条件下，覆盖于牙齿表面的纳米HAP首先接触口腔中细菌代谢产生的酸性环境，消耗细菌产生的有机酸，保护其下层的牙面免受酸性代谢产物的侵蚀；同时纳米磷酸钙自身分解为钙离子、磷酸根离子，使唾液中的钙离子、磷酸根离子含量上升，达到过饱和状态，作为“钙磷库”为牙面提供源源不断的钙离子、磷酸根离子，并可提供矿物成核位点，使脱矿、再矿化之间的平衡反应向再矿化的方向进行，从而保护牙面免受脱矿的影响。

（二）磷酸三钙作用机制

TCP与其他磷酸钙相比，最大的特点是具有生物可吸收性，在热动学上，有较高的溶解度和体内降解速率。TCP通过与功能材料作用后形成fTCP，使得TCP的钙离子和磷酸根离子与氟离子在水溶环境中能够共存，它们被同时添加于牙膏、漱口水等常见口腔护理产品时，这些离子与氟化物的早期相互消耗可被阻碍。当fTCP应用于口腔和牙齿表面时，功能材料与唾液接触发生破裂，并逐渐释放钙离子、磷酸根离子。这种与牙齿表面具有亲和力的表面活性剂将钙离子、磷酸根离子带到牙齿表面，与氟离子协同作用，从而增加病变部位的氟离子和钙离子、磷酸根离子的生物利用度，随后扩散到病变深部以促进再矿化，为表层以下的牙釉质创造再矿化机会。

（三）酪蛋白磷酸肽-无定形磷酸钙作用机制

CPP-ACP最大的特征是其核心成分为CPP稳定的矿物离子，相较其他磷酸钙渗透性强，可以通过相对完整的牙体表面对表层下的脱矿进行修复，免受牙体组织对其的尺寸选择。其不仅能够修复牙体表面缺损、划痕、磨耗、侵蚀、暴露的牙本质等相对开放区域，也可以修复需要渗透进入病损区域的牙齿白斑、表层下脱矿部位；同时，高于正常值100倍的钙离子、磷酸根离子由CPP动态、适度地稳定，避免类牙体硬组织形成过程中的过快生成、无序堆砌，影响类牙体硬组织的机械性能。

（四）磷硅酸钠钙作用机制

CSP与磷酸钙相比，促再矿化机制的特殊之处仅在于，与口腔唾液接触后，其核心成分SiO_2、Na_2O、CaO和P_2O_5发生化学反应，提供钙磷、形成生物活性HCA的同时，促进生长因子生成，活化细胞基因表达，促进细胞增殖。由于其骨诱导性，CSP可促进骨修复细胞形成新的骨组织，促进愈合，因此对于牙周状况不佳导致的牙本质过敏症，其治疗效果更佳。

以上介绍了磷酸钙生物活性陶瓷和生物活性玻璃陶瓷的基本属性、应用研究和促再矿化机制。需要更多的临床试验来系统比较它们之间的促再矿化效果，并进一步探索对于由不同原因引起的脱矿需采取怎样的针对性用药治疗措施来达到再矿化的目标。

（郑雯月）

第三节　中药与再矿化

一、中药及其提取物介绍

中药在我国分布广阔，制作成本较低，药性平和，毒副作用小，已成为龋病治疗中的研究热点。目前国内外研究表明，中药对口腔细菌生长、产酸、产糖和表面黏附等方面均有影响，同时也具有抑制牙体硬组织脱矿、促进其再矿化的作用。天然产物对牙体硬组织矿化效果的研究发现，五倍子、紫地榆、没食子、橙皮苷、橄榄油、葡萄籽提取物等均在一定程度上起到了抑制牙体硬组织脱矿、促进其再矿化的作用。我国中医药宝库中有多种多样的防病健齿的古方。学者从20世纪50年代开始发现饮茶能减少龋病后，就没有间断过对中药防龋的研究，特别是日本，对鞣酸进行了系统研究，并推出了鞣酸防龋牙膏。1978年，有学者针对鞣酸能与蛋白反应，抑制胶原降解的特性，将其用于牙本质研究，发现鞣酸抑制了牙本质胶原降解，阻碍牙本质龋的进程。1985年，研究证实鞣酸对深龋间接盖髓有作用，促进了修复性牙本质的产生。天然防龋药物虽成分复杂且不稳定，但其均含有多酚鞣质类物质，鞣酸抑制牙釉质脱矿及促进牙体组织再矿化的机制可能包括：多酚鞣质类物质与再矿化液中的Ca^{2+}结合生成一种坚硬的鞣酸钙沉积在牙釉质表面；多酚鞣质类物质与脱矿后牙釉质中的蛋白和钙结合形成难溶、稳定的环状复合物，使得脱矿牙釉质孔隙变小；多酚鞣质类物质凝固酶蛋白并对胶原起稳定作用。但其再矿化作用是某种鞣质的作用还是多种鞣质的协同作用有待进一步研究。

（一）五倍子

五倍子是中国的森林特产物，作为化工原料和出口产品在国内外市场享有盛誉，作为传统中药始载于《开宝本草》，具有敛肺降火、涩肠止泻、固精缩尿、止汗止血、解毒敛疮等多种功效，作为一种古老的传统中药已经有约2000年的应用史。五倍子为同翅目蚜虫科的角倍蚜或倍蛋蚜雌虫寄生于漆树科植物“盐肤木”及其同属其他植物的嫩叶或叶柄并将之刺伤而生成的一种囊状聚生物虫瘿。它被发现能有效地抑制脱矿、促进再矿化，并提高氟的功效。其作用机制尚不完全清楚，但推测五倍子中的多酚鞣质类物质能与有机基质残体相互作用，稳定有机基质残体，从而阻断离子扩散途径，减缓脱矿过程。

（二）葡萄籽提取物

葡萄籽提取物（grape seed extract，GSE）是目前风靡世界的一种食品添加剂和保健品。在美国、日本和欧洲，GSE成为人们日常生活中经常使用的天然保健品，是目前美国天然植物提取物十大畅销品种之一。在日本的年销量达到每年100000kg，具有巨大的市场潜力和开发价值。GSE是从葡萄籽中提取分离得到的一类多酚鞣质类物质，主要由原花青素、儿茶素、表儿茶素、没食子酸、表儿茶素没食子酸酯等组成，具有卓越的抗氧化和清除自由基能力，还有抗心血管疾病、抗炎、抗肿瘤、抗菌和抗免疫损伤等作用。GSE被认为能影响脱矿牙本质的再矿化过程，但其作用机制尚不明确。

（三）紫地榆

紫地榆别名隔山消、赤地榆，多年生草本，牻牛儿苗科老鹳草属植物，分布在云南、四川等地。以根入药，具有清热利湿、活血止血的功效。其内用于肠炎、痢疾、消化不良、慢性胃炎、月经不调、鼻衄，外用于治跌打损伤。研究发现，紫地榆的主要成分为多酚鞣质类和酚酸类化合物，其提取物能抑制口腔常驻细菌的生长和产酸，并对早期牙釉质龋有明显的再矿化作用。

（四）橙皮苷

橙皮苷是普遍存在于柑橘属植物的二氢黄酮类化合物，其来源丰富，含于柠檬、柑橘、代代花等果皮中，提取工艺成熟，由干燥成熟的橙皮中提取，具有较强的生物活性，能够保护牛牙本质胶原蛋白，防止蛋白质水解。橙皮苷被发现能减少龋损深度和矿物质损失，这表明橙皮苷能抑制脱矿，甚至在无氟条件下也可能促进再矿化。橙皮苷的作用机制可能是其与胶原蛋白和（或）非胶原蛋白相互作用，从而稳定胶原基质并诱导再矿化。

二、中药及提取物的再矿化机制

（一）五倍子再矿化机制

五倍子提取物（galla chinensis extract，GCE）中含有大量的单体和聚合多酚以及一些其他成分（碳水化合物、蛋白质等）。从GCE中纯化的聚合多酚主要为没食子酸（gallic acid，GA）和没食子酸甲酯（methyl gallate，MG）。研究表明，GCE和GA均能促进早期牙釉质龋再矿化。当用这两种化合物治疗时，牙釉质龋损表面显微硬度和形态变化明显增加。扫描电子显微镜（SEM）的结果显示，GA处理组的牙釉质表面形成较厚的矿物层，GCE组则在病损体部显示出良好的再矿化效果。横断显微放射照相技术（TMR）收集的定性和定量数据证实，在用GCE治疗组中，矿物离子更可能沉积在龋损体部，而不是在龋损表面。此外，五倍子提取物具有氟化物协同作用，可以更好地促进再矿化。GCE可作为钙离子载体，为龋病组织提供来自再矿化溶液的钙离子。但是，GCE和GA的机制可能不同。GA作为GCE的主要活性成分，增强了钙离子在龋病表层的沉积，表层的晶体结构发生变化，导致病变体部的离子通道数量减少。但GCE含有不同的多酚化合物，其中一些可能形成屏障，阻止钙离子在病变表面沉积，剩余的通道可能允许更多的钙离子通过表层传递到病变体部，导致病变体部内更显著的再矿化。GCE和GA的作用机制与氟化物也不同。氟化物是在牙齿表面形成氟磷灰石晶体，因此GCE、GA和氟化物可能具有协同作用，而不是竞争性拮抗作用。另一项用GA检测羟基磷灰石晶体形态和生长的体外研究表明，GA可能影响或参与羟基磷灰石的形成，调节晶体的形态和结构，以促进再矿化。使用原子力显微镜（AFM）和配备能量色散分析光谱的扫描电子显微镜（SEM-EDS）进行的研究显示，GCE处理后的牙釉质表面除了相对致密和平坦的表面形态特征，其钙磷比更高；通过X射线衍射（XRD）分析的晶体结构没有发现除羟基磷灰石外的其他新的晶体类型。这些发现支持形成牙釉质有机基质–五倍子–钙复合物，影响矿物离子的沉积，该机制可能是由增强牙釉质再矿化的GCE介导的。有研究提示，牙釉质有机基质的去除影响GCE对早期牙釉质龋再矿化的作用。对正常的牙釉质块和不含牙釉质有机基质的牙釉质块分别进行脱矿与再矿化处理，用横断显微放射照相技术分析各组标本的矿物质损失和龋损深度，发现牙釉质有机基质对GCE发挥再矿化作用具有交互性。五倍子和纳米羟基磷灰石的联合使用可增强早期牙釉质龋再矿化作用。纳米nHAP使矿物质优先沉积在病损表层，且减少龋损深度的能力有限。而五倍子和纳米nHAP联合应用的效果显示五倍子影响了纳米nHAP的沉积和吸收，使更多的矿物质沉积在病损体部，也不妨碍龋损表层的再矿化。

胶原蛋白降解可导致牙本质脱矿加速，五倍子可以抑制牙本质胶原降解，促进牙本质再矿化。其抗胶原降解作用可能与以下几个因素有关：①五倍子含有的复杂的多酚化合物可水解。在五倍子提取物与胶原酶接触后，对酶蛋白产生凝固作用，使酶的活性降低，分解胶原量减少。②正常牙本质基质中存在潜在形式的前胶原酶（precollagenase），在龋损牙本质中胶原酶显示较高的活性，表明龋损激活了前胶原酶，最终破坏牙本质胶原。五倍子抑制了该过程，使胶原的纤维结构稳定，不易被酶分解。

（二）葡萄籽提取物再矿化机制

实验研究发现，GSE处理脱矿的牙本质表面后，表面Ca、P元素的百分含量明显高于去离子水处理组，且牙本质小管大部分呈闭合状态。这提示GSE能提高牙本质的表面显微硬度，使牙本质表面矿物含量增加，促进脱矿牙本质的再矿化。GSE促进再矿化的机制可能与其富含胶原稳定剂——原花青素有关。原花青素能与蛋白多糖相互作用，改变牙本质基质的水合速率和分子扩散能力，从而减缓胶原的生物降解，起到稳定胶原的作用，为矿物质的沉积提供网状结构支撑。

（三）紫地榆再矿化机制

研究发现鞣酸可抑制牙本质胶原降解并阻碍牙本质龋的进程。紫地榆中的多酚鞣质类物质能和再矿化液中的Ca^{2+}结合为一种坚硬的鞣酸钙沉积在牙釉质表面。酸脱矿引发的牙釉质龋，牙釉质中的蛋白不丢失，多酚鞣质类物质进入多孔的牙釉质表面后，存在于多酚鞣质类物质中的羟基能与脱矿后牙釉质中的蛋白和钙结合形成不溶性的稳定环状复合物，使脱矿牙釉质空隙缩小，进而促进再矿化。

紫地榆的化学成分有十多种，主要有没食子酸、没食子酸甲酯、鞣花酸、儿茶素等。其中没食子酸甲酯、鞣花酸、儿茶素有提高牙釉质表面硬度的作用，明显抑制牙釉质中钙、磷流出，这可能是由于它们与牙釉质中的有机物、钙和磷酸根离子结合形成不溶性的复合物。牙釉质脱矿后表面有大量的空隙，矿物质减少。没食子酸甲酯、鞣花酸、儿茶素处理后的牙釉质表面有很明显的沉积物，空隙也比较小，其机制是通过抑制牙釉质的羟基磷灰石分解和为无机物沉积提供支架从而促进无机物的沉积。

紫地榆成分中的鞣花酸是一种多酚二内脂，也是没食子酸的二聚衍生物，它能与氯化铁发生显色反应，也可以与金属阳离子结合。

研究发现，没食子酸、没食子酸甲酯、儿茶素对牙本质也有再矿化作用。一方面，可能通过保存胶原物质和非胶原物质，为钙、磷等无机物的沉积提供必要的支架；另一方面可能通过与磷酸根离子结合成不易溶的磷酸盐沉积在牙本质表面。

（四）橙皮苷再矿化机制

研究发现，橙皮苷在无氟化物的情况下具有保护牙本质胶原、抑制牙齿脱矿、促进牙齿再矿化的作用，处理牙釉质表面后能提高牙釉质表面钙磷比值，提示可能具有稳定牙釉质晶体结构、促进牙釉质再矿化的作用。对于脱矿的根面牙本质，橙皮苷具有抑制牙本质磷酸根离子流出、牙本质胶原降解以及稳定牙本质晶体结构的作用。同时，橙皮苷可以降低牙本质病变对酸依赖性脱矿的易感性，并可能促进再矿化过程。

天然药物防龋是目前国内外研究的热点，其提取物对牙体硬组织的再矿化有显著的促进作用，其促进再矿化的作用虽不及预防龋齿最常用的氟化物，却具有天然药物所特有的安全性，来源丰富，容易获得，毒副作用小，较氟化物更有优势。但天然药物的成分复杂，所以进一步确定其防龋成分，完善防龋机制是使天然药物防龋被更广泛应用的关键。

（牛玉梅）

第四节　其他再矿化方法

以上再矿化方法的研究虽然已经相对成熟，但仍难以满足临床龋病防治的需求，尚需更多再矿化方法来弥补目前防龋手段的不足。下面介绍了一些其他可行的再矿化方法及其可能的机制。

一、碳酸氢钠

碳酸氢钠($NaHCO_3$)呈弱碱性，可以发挥缓冲作用中和致龋菌产生的酸，使局部pH值升高，阻止牙体硬组织进一步脱矿。碳酸氢根离子可以穿透病损至表层下，松散吸附在晶体表面，从而提高病损内部的pH值。$NaHCO_3$溶液被证明能够促进脱矿牙釉质再矿化，且能协同增强NaF对早期牙釉质龋的再矿化作用。$NaHCO_3$能与牙体组织中的钙、磷酸盐形成二水磷酸氢钙沉积于牙中。含氟碳酸氢钠可形成含氟化钙的磷灰石矿物质，提高沉积区的钙磷比，从而促进牙齿再矿化。此外，口腔中内源性酸侵蚀牙齿后，特别是强酸，如用$NaHCO_3$溶液冲洗可以帮助唾液清除和中和口腔中的酸，控制矿物质的损失，但牙体组织的显微硬度未见明显改善。$NaHCO_3$还可通过减少唾液中致龋菌数量或增加牙釉质对钙离子的摄取量，增强牙体组织对酸的抵抗力，从而抑制脱矿，促进再矿化。

二、唾液以及唾液替代品

唾液含有再矿化所需要的无机元素，包括钙和磷等，对早期牙釉质矿物质流失具有修复作用。天然唾液个体差异大，且难以大量获得，限制了其临床或研究应用，因此目前多采用唾液替代品。人工唾液能使早期酸蚀病变再矿化，而具有黏蛋白的人工唾液具有与人唾液相似的抗脱矿作用。因此，含黏蛋白的人工唾液可能成为人类唾液的潜在替代品。唾液替代品的配置无法做到标准化，因此在再矿化研究或是临床上的应用受到限制。

三、木糖醇

木糖醇是一种常见的五碳多元醇甜味剂，在糖果和牙科保健产品中用作低热量非致龋的糖替代品。木糖醇具有良好的抗菌性能，并对被侵蚀的牙齿具有再矿化作用。木糖醇能够促进牙釉质龋表层下50~60μm处再矿化，高倍透射电镜发现用木糖醇处理过的牙釉质表层晶体变大，形状不规则，表层下牙釉质变厚，其机制可能是木糖醇能够与钙离子形成复合物，促进钙离子进入脱矿牙釉质的深层，减少钙离子和磷酸根离子从病变区向脱矿溶液转移。然而有学者认为，咀嚼口香糖时，在唾液中释放的木糖醇浓度不会形成Ca^{2+}-木糖醇复合物，其再矿化作用尚不明确。虽然应用木糖醇是一个很有前途的方法，但仍没有足够的证据充分评估其作为再矿化剂的潜力。

四、氯化镧

稀土元素镧(La)位于元素周期表第Ⅲ副族中，以共生形式广泛存在于自然界，其氯化物和硝酸盐易溶于水。镧能够提高牙釉质的抗酸性，且镧的毒性比氟小。经镧液处理的牙釉面的Ca^{2+}含量下降，La^{3+}含量上升，研究者认为 Ca^{2+}与 La^{3+}发生了置换反应。La^{3+}与Ca^{2+}相比，二者的离子半径相近，但La^{3+}电荷数较多且对大多数酸性配位基团有较Ca^{2+}更强大的亲和力，所以，La^{3+}替代Ca^{2+}后新晶体晶格能更大，晶体因之更稳定。同时，被La^{3+}置换出的Ca^{2+}可提高牙釉质周围环境钙的饱和度，从而阻止牙釉质进一步脱矿。因此，低浓度氯化镧对脱矿牙釉质有增强显微硬度、促进再矿化的作用。但氯化镧的临床应用仍有待进一步研究。

五、精氨酸和尿素

产生碱的底物，如精氨酸和尿素，有助于防治龋病。牙菌斑细菌可以代谢尿素或精氨酸生成氨，从而显著提高牙菌斑pH值，这种对pH稳态的影响可能影响生物膜的生态，也可能影响牙齿矿物质和牙菌斑之间的化学平衡。因此其作用主要是阻止牙釉质进一步脱矿，而非再矿化。精氨酸和尿素的酸中和作用可能为再矿化提供有利的基本环境，但如果不与氟、钙、磷酸盐等其他矿化元素结合，可能无法促进再矿化。因此仅用精氨酸或尿素溶液冲洗人工牙釉质病损，在相对较短的时间内再矿化效果有限。

六、聚磷酸盐

为了减少氟用量以降低氟中毒的潜在风险，同时保持含氟牙膏的抗龋功效，将氟化物与聚磷酸盐联合应用。三偏磷酸钠(sodium trimetaphosphate，TMP)被认为是聚磷酸盐中最有效的矿化剂。TMP是一种环状聚磷酸盐，与其他磷酸盐相比，TMP

能与牙釉质表面的磷酸盐位点紧密结合，并保持较长时间的吸附，在牙釉质表面形成一层保护层，阻碍酸性物质的扩散，但这并不妨碍离子向牙釉质的扩散。TMP通过降低氟化钙在牙釉质表面的沉积，抑制病变表面的再矿化，减少牙釉质表面孔隙的堵塞，从而促进离子进入深层牙釉质，加强病变深层再矿化。即使在低氟浓度的情况下，TMP也能最大限度地减少矿物质流失。研究表明，TMP联合的低氟产品与1100ppm的传统高氟配方相比，可产生类似的再矿化效果。此外，在传统1100ppm含氟牙膏中加入纳米聚磷酸盐，能够显著增强对人工龋病变的再矿化作用。基于对儿童过量摄入氟化物的担忧，一项18个月的双盲随机对照试验显示，在降低儿童龋齿增量方面，添加TMP的500ppm低氟牙膏显著优于1100ppm的高氟牙膏。目前仍需要进行更多的临床研究以确定TMP是否能促进脱矿牙体硬组织的逆转。

总的来说，以上这些再矿化方法与氟化物相比并没有显示出显著的优越性，因此不建议取代氟化物常规使用，更多的再矿化研究或临床研究尚需进一步进行。

（陈悦）

小　结

再矿化材料可广泛应用于早期龋损防治，目前再矿化研究的材料有很多，大多数治疗方法通过建立稳定的系统，能够直接向病变或周围的生物膜供应生物可利用的钙、磷酸盐和氟，从而使再矿化发生。氟化物作为目前最被认可的再矿化材料，是评价其他材料再矿化能力的一种标准，在此基础上，磷酸钙系统的再矿化作用也得到了证实。新材料的开发源源不断，而多种材料的联合应用也是学者寻求增强再矿化效果的一种有效方式，但这些新材料及新方式仍需更多的基础及临床实验来明确其作用机制及作用效果，以便找到具有临床指导意义的再矿化材料。

参考文献

[1] Barbour M E, Shellis R P, Parker D M, et al. Inhibition of hydroxyapatite dissolution by whole casein: the effects of pH, protein concentration, calcium, and ionic strength[J]. European Journal of Oral Sciences, 2008, 116(5): 473-478.

[2] Besinis A, Peralta T D, Tredwin C J, et al. Review of nanomaterials in dentistry: interactions with the oral microenvironment, clinical applications, hazards, and benefits[J]. ACS Nano, 2015, 9(9): 2255-2289.

[3] Bakry A S, Abbassy M A, Alharkan H F, et al. A novel fluoride containing bioactive glass paste is capable of re-mineralizing early caries lesions[J]. Materials (Basel), 2018, 11(9):

1-10.

[4] Bhongsatiern P, Manovilas P, Songvejkasem M, et al. Adjunctive use of fluoride rinsing and brush-on gel increased incipient caries-like lesion remineralization compared with fluoride toothpaste alone in situ[J]. Acta Odontologica Scandinavica, 2019, 77(6): 419-425.

[5] Cheng L, Li J, Hao Y, et al. Effect of compounds of galla chinensis and their combined effects with fluoride on remineralization of initial enamel lesion in vitro[J]. Journal of Dentistry, 2008, 36(5): 369-373.

[6] Ceci M, Mirando M, Beltrami R, et al. Protective effect of casein phosphopeptide-amorphous calcium phosphate on enamel erosion: Atomic force microscopy studies[J]. Scanning, 2015, 37(5): 327-334.

[7] Daculsi G, Bouler J M, Legeros R Z. Adaptive crystal formation in normal and pathological calcifications in synthetic calcium phosphate and related biomaterials[J]. International Review of Cytology, 1997(172): 129-191.

[8] Divyapriya G, Yavagal P, Veeresh D. Casein phosphopeptide-amorphous calcium phosphate in dentistry: an update[J]. International Journal of Oral Science, 2016, 6(1): 18-25.

[9] Dai Z, Liu M, Ma Y, et al. Effects of fluoride and calcium phosphate materials on remineralization of mild andsevere white spot lesions[J]. Biomed Research International, 2019(Electronic):1271523.

[10] Lippert F, Juthani K. Fluoride dose-response of human and bovine enamel artificial caries lesions under pH-cycling conditions[J]. Clinical Oral Investigations, 2015, 19(8): 1947-1954.

[11] Karlinsey R L, Pfarrer A M. Fluoride plus functionalized β-TCP: a promising combination for robust remineralization[J]. Advances in Dental Research, 2012, 24(2): 48-52.

[12] Li L, Pan H, Tao J, et al. Repair of enamel by using hydroxyapatite nanoparticles as the building blocks[J]. Journal of Materials Chemistry, 2008, 18(34): 4079-4084.

[13] Lata S, Varghese N O, Varughese J M. Remineralization potential of fluoride and amorphous calcium phosphate-casein phospho peptide on enamel lesions: an in vitro comparative evaluation[J]. Journal of Conservative Dentistry, 2010, 13(1): 42-46.

[14] Mathews M S, Amaechi B T, Ramalingam K, et al. In situ remineralisation of eroded enamel lesions by NaF rinses[J]. Archives of Oral Biology, 2012, 57(5): 525-530.

[15] Mei M L, Lo E C M, Chu C H. Arresting dentine caries with silver diamine fluoride: What's behind it?[J]. Journal of Dental Research, 2018, 97(7): 751-758.

[16] Nakornchai, Atsawasuwan, Kitamura, et al. Partial biochemical characterisation of collagen in carious dentin of human primary teeth[J]. Archives of Oral Biology, 2004, 49(4): 267-273.

[17] Oh H J, Oh H W, Lee D W, et al. Chronologic trends in ttudies on fluoride mechanisms of

action[J]. Journal of Dental Research, 2017, 96(12): 1353-1360.

[18] Prabhakar A R, Manojkumar A J, Basappa N. In vitro remineralization of enamel subsurface lesions and assessment of dentine tubule occlusion from NaF dentifrices with and without calcium[J]. Journal of the Indian Society of Pedodontics & Preventive Dentistry, 2013, 31(1): 29-35.

[19] Serdar-Eymirli P, Turgut M D, Dolgun A, et al. The effect of Er, Cr:YSGG laser, fluoride, and CPP-ACP on caries resistance of primary enamel[J]. Lasers in Medical Science, 2019, 34(5): 881-891.

[20] Tang B, Yuan H, Cheng L, et al. Effects of gallic acid on the morphology and growth of hydroxyapatite crystals[J]. Archives of Oral Biology, 2015, 60(1): 167-173.

[21] Thierens L A M, Moerman S, Elst C V, et al. The in vitro remineralizing effect of CPP-ACP and CPP-ACPF after 6 and 12 weeks on initial caries lesion[J]. Journal of Applied Oral Science, 2019, 27: 1-9.

[22] Zirk M, Schievelkamp S, Kemnitz E, et al. Evaluation of novel nanoscaled metal fluorides on their ability to remineralize enamel caries lesions[J]. Scientific Reports, 2019, 9(1): 1942.

第六章 牙体硬组织脱矿与再矿化研究方法

在龋病的发生过程中，不但有晶体溶解，还存在着再矿化现象。龋病是破坏性脱矿和恢复性再矿化交替进行的动态平衡被打破的结果。近年来不断涌现的新型再矿化药物包括酪蛋白磷酸肽-无定形磷酸钙（CPP-ACP）、羧甲基壳聚糖-无定形磷酸钙（CMC-ACP）、蒲公英提取物等，再矿化可以使早期脱矿牙体硬组织病变终止和逆转。为了更全面深入地研究再矿化的新材料和新应用，许多再矿化研究技术被不断开发和完善，对脱矿和再矿化水平进行定量和定性的检测是评估再矿化药物效果的必要手段。

第一节 矿化物质形貌研究技术

牙体硬组织中矿物质的表面形貌研究是指对矿化物质几何外形的研究探讨，主要应用电子显微镜（如扫描电子显微镜、透射电子显微镜等）、扫描探针显微镜（如原子力显微镜）等进行观察和分析。本节简要介绍上述分析手段的工作原理、制样方法、结果表述与意义、注意事项等。

一、扫描电子显微镜

扫描电子显微镜（scanning electron microscope，SEM）（图6-1）利用电子束冲击样品，从样品表面发射二次电子等信号成像，具有分辨率和放大倍数高、景深大、成像有立体感等优点。在牙体硬组织矿物含量变化的研究中，其主要起到成像作用，观察内容包括牙体硬组织表面沉积物的形貌、纵断面沉积物与基底的结合状态、沉积物的厚度、胶原纤维内晶体的沉积状态和具体沉积情况，是牙体硬组织脱矿与再矿化研究中的必备检测手段。但它无法进行定量分析，并且样本处理需要进行抽真空、喷金处理，可能在抽真空的过程中造成样本干裂，而且一旦进行喷金后样本就无法进行二次测量与使用。

随着现代技术的发展，环境扫描电镜（environmental scanning electron microscopy，ESEM）和冷冻扫描电镜（cryo scanning electron microscopy，Cryo-SEM）也逐渐用于牙体硬组织检测。ESEM标本无需喷金、炭化、真空等处理，且可在湿润环境下进行观察；Cryo-SEM能防止样品出现变形、结构分离等现象，充分显示了SEM的多种性能与广泛的应用前景。

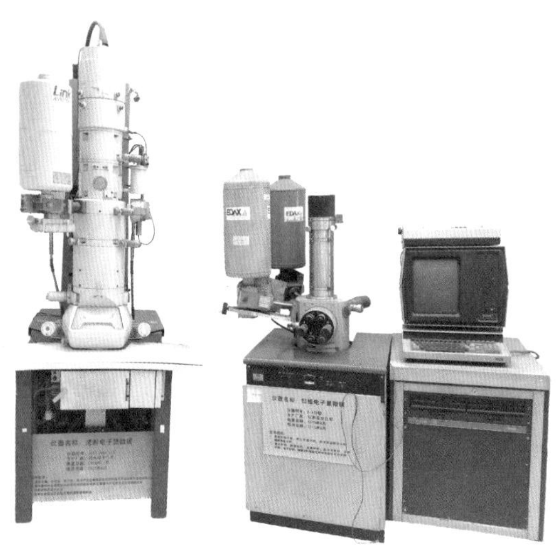

图6-1　扫描电子显微镜

（一）工作原理

SEM是利用聚焦得非常细的高能电子束在样品上扫描，激发出各种物理信息。通过对这些信息的接受、放大和显示成像，获得样品表面形貌的图像。当一束极细的高能入射电子轰击扫描样品表面时，被激发的区域将产生二次电子、俄歇电子、X射线、背散射电子等信号。这些信号分别被不同的接收器接收，经放大后用来调制荧光屏的亮度。SEM是采用逐点成像的图像分解法，样品表面任意点发射的信号可与显像管荧光屏上相应的亮点一一对应，其亮度与激发后的电子能量成正比。光点成像的顺序是从左上方开始到右下方，直到最后一行右下方的像元扫描完毕就算完成一帧图像。

（二）制样方法

首先将牙体硬组织样本进行乙醇梯度脱水，然后将样本固定在观测台上，由于牙体硬组织属于不良导电体，因此需要在样本表面进行抽真空和喷金，从而观察样本表面脱矿或再矿化后的形态变化以及沉积物情况。

（三）结果表述与意义

如图6-2所示，未脱矿的牙本质表面有典型的牙本质小管和管间牙本质结构，有少量玷污层使牙本质小管部分闭塞；脱矿后，牙本质表面胶原基质暴露，牙本质小管扩大；再矿化后，牙本质表面被羟基磷灰石晶体覆盖，绝大部分牙本质小管被矿物晶体覆盖。

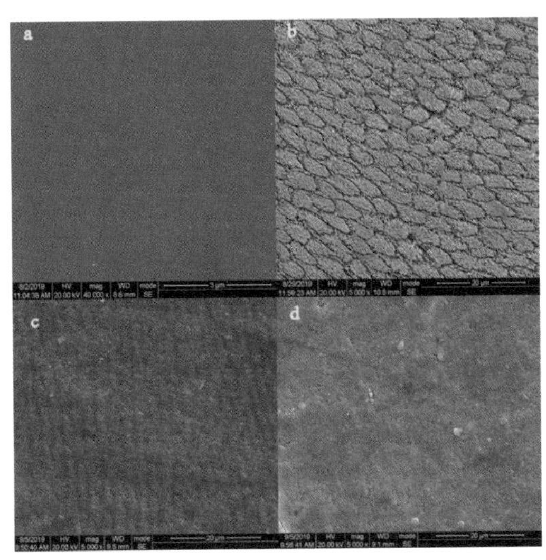

图6-2　天然牙本质（a）、脱矿（b）及矿化后（c、d）牙本质表面沉积物的SEM图像

（四）注意事项

（1）样品形态：块状样品的尺寸要求直径小于3cm，厚度小于1cm，并确认好测试的表面；液体样品可以滴到导电胶、硅片或者铝箔上进行测试；无法检测活体组织。

（2）喷金：对牙体硬组织样品建议喷金处理，以消除荷电现象，增强样品导电性，否则易造成样品形貌扭曲、明亮不一、立体感差，无法提供原始信息；镀膜厚度在1~20nm时对样品形貌无影响。

（3）牙体硬组织样本：SEM样本需要脱水、抽真空处理，牙体硬组织是含有一定水分的生物试样，脱水干燥会对牙体组织产生一定的破坏，且喷金后无法二次使用。

二、透射电子显微镜

透射电子显微镜（transmission electron microscope，TEM）将经加速和聚集的电子束投射到牙体硬组织样本上进行成像，提供牙体硬组织内部结构特征。TEM是一种具有高分辨率、高放大倍数的电子光学仪器，被广泛应用于材料科学等研究领域。高分辨率透射电子显微镜（high resolution transmission electron microscopy，

HRTEM）可以直观地观察晶体的超微结构，提供了从纳米尺度直观观察牙体硬组织晶体结构的方法，通过HRTEM的观察，我们可以获得牙体硬组织晶体形貌、原子排列、晶格缺陷等信息，直观地判断牙体硬组织的脱矿与再矿化情况。

选区电子衍射（selected area electron diffraction，SAED）通过选区形貌观察与电子衍射结构分析的微区对应性，实现样品的形貌特征与晶体学性质的原位分析，是一种无污染、无破坏的检测方法，常用于牙体硬组织的矿化研究。HRTEM结合SAED进行微区结构、成分分析，可标定电子衍射花样，进行晶体结构的鉴定和晶体取向的确定，获得高分辨晶格图像。

TEM、新型室温/冷冻超薄切片机、精密离子减薄仪如图6-3所示。

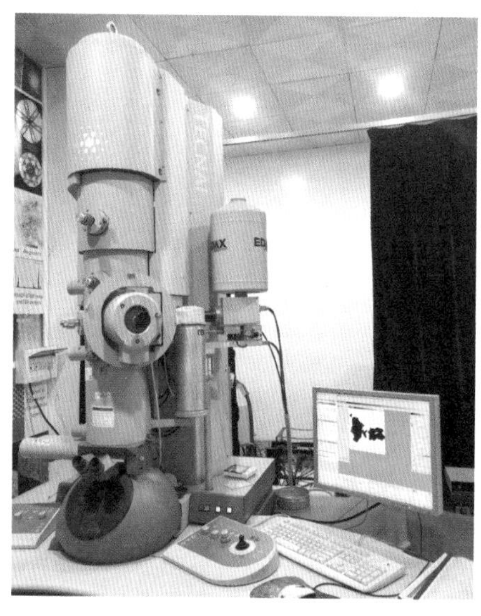

图6-3　TEM、新型室温/冷冻超薄切片机、精密离子减薄仪图

（一）工作原理

电子束在真空条件下通过聚光镜聚成一束尖细、明亮而又均匀的光斑，照射在样品室内的样品上，电子与样品中的原子碰撞而改变方向，产生立体角散射而携带有样品内部结构的信息，经过物镜的汇聚调焦和初级放大后，电子束进入下级的中间透镜和投影镜进行综合放大成像，最终被放大了的电子影像激发荧光屏，产生不同强度的可见光，形成肉眼可见的电子显微图像。

电子束入射样品，在物镜后焦面处获取衍射谱（倒易空间），后焦面处的物镜光阑让透射束通过，呈现质厚衬度像和衍射衬度像（正空间），当一个或多个衍射束通过光阑时，便可获得高分辨相位衬度像。SAED借助设置在物镜像平面的选区光栏，可以对产生衍射的样品区域进行选择，并对选区范围的大小加以限制，使得在荧光屏上观察到的电子衍射花样仅来自选区范围内晶体。

TEM成像原理可分为三种：

（1）吸收像：当电子束射到密度大的样品时，主要通过散射作用成像。样品上密度大的地方对电子的散射角大，透过的电子少，成像较暗；密度小的地方透过的电子量多，成像较明亮。

（2）衍射像：电子束被样品衍射后，由于样品中晶体各部分的衍射能力不同，会出现与之相对应的衍射波振幅。当出现晶体缺陷时，缺陷部分的衍射能力与完整区域不同，从而使衍射波的振幅分布不均匀，反映出晶体缺陷的分布。

（3）相位像：当样品厚度低于10nm时，电子束可以穿过样品，波的振幅变化可以忽略，成像来自相位的变化。

（二）制样方法

1. 制样要求

（1）对于不能观察活体的生物样品，为了保证样品在真空的TEM镜筒内不损伤，要求样品无水分。

（2）样品需保证干燥、无油、无磁性。

（3）样品需做成超薄切片。电子束穿透样品的能力主要取决于电压和原子序数，一般电压越高，原子序数越低，可穿透的厚度越大。对于TEM常用的50~200kV电子束，样品厚度控制在100~200nm为宜。

（4）制样过程中防止污染和改变样品的性质，如机械损伤等。

2. 样品制备方法

适合用于牙体硬组织的TEM制样方法较多，常用的有粉末法、聚焦离子束法、超薄切片法、离子减薄法等。

（1）粉末法：将牙齿样本用乙醇进行梯度脱水后，用真空冷冻干燥机干燥，研磨粉碎（避免杂质混入），用325目的筛网过滤后分散在 200目的碳支持膜上即可。优点是操作简便，没有离子损伤，对牙体硬组织的化学成分影响小。缺点是样本的组织结构被破坏，微晶存在团聚重叠现象，应用领域受限。

（2）聚焦离子束法：将样本机械减薄至50~100μm后用聚焦离子束轰击样品待测微区的两侧，直至形成小于100nm的保留待观察组织的“薄墙”，切断“薄墙”两断端后取出样本固定在载网上。优点是可以快速地制备出定位精确的厚度一致的大面积薄区。缺点是离子束易造成样品损伤，引起非晶化等。

（3）超薄切片法：将牙体硬组织切割成1mm×1mm×2mm的长条形，使用超薄切片机将牙齿薄片进一步切割成厚度50~70nm的薄膜样品，切下来的薄膜组织落入水槽中，使用裸铜网捞取样品，干燥后即可。由于牙体组织较脆，使用该方法难度大、成本大、失败率高。

（4）离子减薄法：将样本切割成厚度为100~300μm的薄片，手工平磨至70μm以下。为了使减薄的区域定位明确，采用凹坑仪对样品中央制作凹坑，使样品中间厚度减至约5μm，再将要观察的区域粘接至铜环的中心，修剪边缘部分，放入离子减薄仪中进行减薄。优点是对样品几乎无损伤，成功率高，可重复性好，定位明确。缺点是操作烦琐，费时费力。

（三）结果表述与意义

如图6-4所示，未处理的HAP晶体呈薄片状颗粒，经矿化处理后HAP晶体的形态发生了明显的变化，变成针状或棱柱状。SAED显示了与002和004晶面相对应的窄弧，表明HAP晶体有延*c*轴方向生长的趋势。

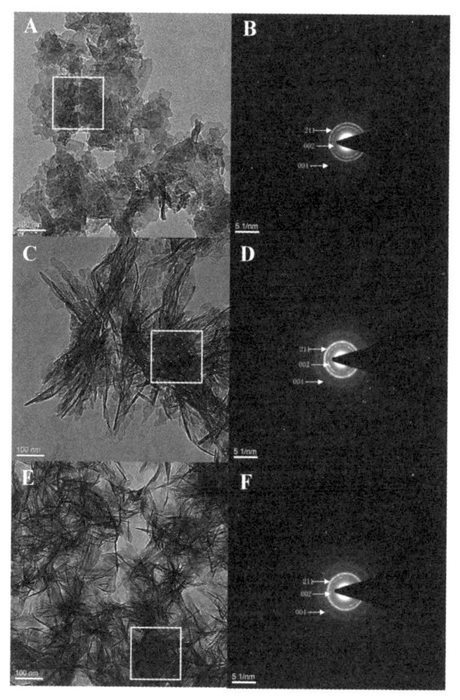

图6-4　矿化前后牙釉质晶体的TEM图及SAED图

（四）注意事项

（1）制样时的机械损伤、离子损伤、电子损伤、离子注入等会干扰实验结果的分析。应注意辨别损伤与实验结果，并尽可能采用损伤小的制样方法。

（2）样品制备烦琐，需要对样品进行固定、脱水、包埋等，然后制备成超薄切片，表面会产生一些微裂纹，破坏矿化层与牙釉质基质的界面完整性。

（3）当放大倍数较低时，由于样品的厚度与成分不同造成对电子的吸收不同，产生成像对比度的差异；当放大倍数较高时，复杂的波动作用会影响成像亮度。

（4）组间对比时应选用相同的拍摄条件与参数。

（5）选区范围不宜太小，否则将带来较大的误差。

三、原子力显微镜

原子力显微镜（atomic force microscopy，AFM）通过测量微悬臂上的探针与样品表面之间的吸引力或者排斥力随着距离改变的变化，得到样品表面形貌、表面粗糙度及相关力学性能等信息。AFM不受测试环境限制，可在大气、液体和不同温度环境中直接使用，可准确区分原子级表面变化，直接定量测定样品特征信息，具有原子级分辨率，且能三维成像。AFM在口腔领域广泛应用于测量牙釉质与牙本质早期脱矿阶段和再矿化的粗糙度与表面形态。

（一）工作原理

将一个对微弱力极敏感的微悬臂一端固定，另一端固定一个微小的针尖，探针尖与样品表面轻轻接触，由于针尖尖端原子与样品表面原子间存在极微弱的吸引力或排斥力，这一微弱的相互作用力会引起与针尖相连的悬臂梁发生偏转，利用光学检测法或隧道电流检测法可测得微悬臂对应于扫描各点的位置变化，从而可以获得样品表面形貌的信息。

（二）工作模式

AFM的运行模式取决于在检测过程中实时测量并用于反馈的物理量。针尖与样品距离的不同可实现不同的工作模式，主要分为以下3种工作模式：

1. 接触模式

扫描样品时针尖与样品表面的距离小于零点几纳米，始终保持“接触”状态。如图6-5所示，针尖与样品落在曲线的A~B段，此时分子间作用力主要表现为分子间斥力。随着扫描的进行，由于样品表面的起伏致悬臂弯曲量发生改变，利用反馈系统输送信号给压电驱动器，不断调整样品台高度，并保持作用力不变，获得稳定的高分辨率图像。缺点是很可能破坏样品表面，影响成像质量，并且易损伤针尖。

2. 非接触模式

针尖与样品表面的距离为几纳米到几十纳米时，针尖与样品落在图6-5曲线的C~D段，相互作用主要表现为范德华引力和静电力。此时悬臂保持其固有频率振动，当与样品表面的距离发生改变时，悬臂振幅也发生改变，随之被探测系统检测到。该模式对样品表面几乎没有损伤，但是分辨率低、扫描速度慢，且只能检测疏水表面的样品。

3. 轻敲模式

介于以上两种模式中的一种工作模式，针尖与样品落在图6-5的A~D段，悬臂以高于非接触模式的振幅振动，其振幅大于20nm，探针针尖能与样品表面进行间断性接触。通过使用在一定共振频率下振动的探针针尖对样品表面进行敲击来生成形貌图像，获得的图像分辨率高，且不会损伤样品表面。同时，轻敲模式AFM还可以在原子水平上测量高度差，因此它适用于定量检测早期牙体表面变化和观察早期牙体组织的细微变化情况。

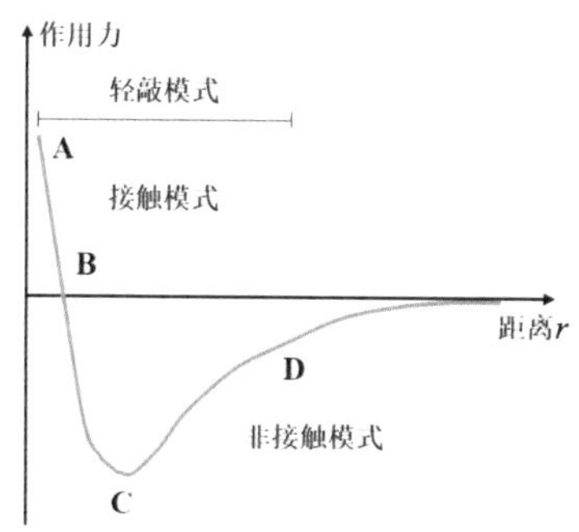

图6-5　分子间相互作用力与分子间距的关系曲线

（三）制样方法

（1）块状样品：将材料表面抛光或使用超薄切片机，上下两面尽可能平行，样品尺寸不大于4cm×4cm×0.5cm。

（2）粉末样品：常用的是胶纸法，先把两面胶纸粘贴在样品座上，然后把粉末撒到胶纸上，起伏程度小于2μm，除去未粘贴在胶纸上的多余粉末即可。

（3）液体样品：采用手动滴涂或旋涂法涂于云母片或硅片上，浓度不能太高，否则粒子团聚会损伤针尖。

（四）结果表述与意义

1. 脱矿与再矿化后的AFM图像

如图6-6所示，AFM观察结果表明，未脱矿的天然牙本质表面矿物较致密，微观下仍能看到机械抛光的痕迹，牙本质小管边缘较锐利，可见明显矿物结晶；经过脱矿处理后，牙本质样本表面矿物显著减少，表面平整，牙本质小管边缘圆润；再矿化处理后，牙本质样本表面出现明显的矿物沉积，脱矿的牙本质小管边缘重新出现矿物结晶。

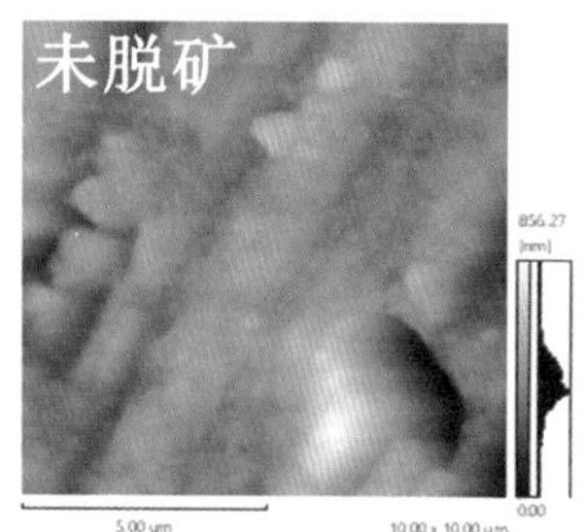

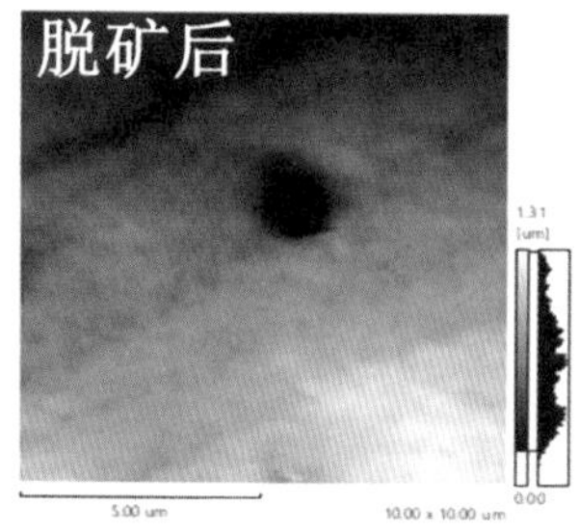

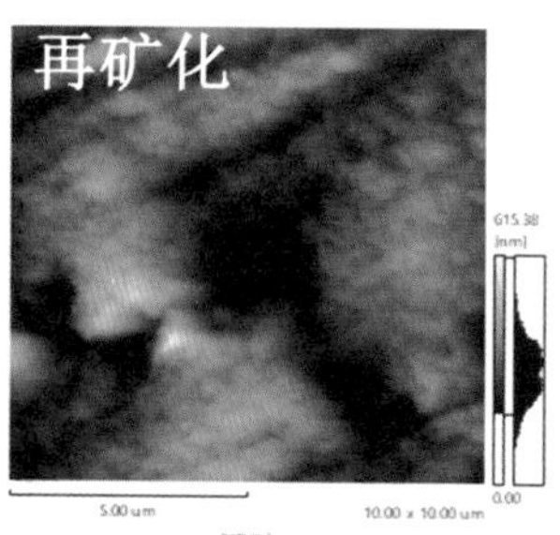

图6-6　牙本质表面经过不同处理后的AFM图像

2. AFM假象分析

（1）针尖成像：AFM中大多数假象源于针尖成像。当针尖比样品特征尖锐时，图像可以很好地展现样品特征；当样品特征比针尖尖锐时，图像主要是针尖特征。解决办法：更换具有更小曲率半径的探针。

（2）针尖被污染或磨损引起的假象：针尖被污染或磨损后图像大片都是规整的污染物或磨钝的针尖的图像。解决办法：改变扫描角度，提高扫描速度，更换探针。

（3）双针尖或多针尖现象：由于一个探针末端带有两个或多个尖点而得到重复图像。

（4）样品表面被污染引起的假象：当探针针尖从样品污染表面扫过时，若污染物附着不牢固，可随针尖移动，致使大面积图像模糊不清。解决办法：更换扫描区域甚至更换样品。

（5）制样失败原因：超薄切片机切片时的切削表面状态、温度以及切削速度不适宜等。解决办法：重新制样。

（6）其他：如光学干涉条纹、振动、扫描速度过快、热飘移等。

（五）注意事项

（1）在显微镜下观察样品表面是否干净、平整，若有污染或不平整，务必重新制样，否则所得图像效果差，且针尖很容易破坏或磨损。

（2）在视野中找到探针位置后再进样，否则极易撞针。

（3）要求周围环境尽可能安静，防止震颤，以防出现误差。

（4）AFM 价格昂贵、成像范围小、扫描速度慢、受探针影响较大，且仅能获得样品表面的信息，不能用于获得深层次的结构及化学信息。

四、光纤维透照技术

光纤维透照技术（fiber-optic transillumination，FOTI）的原理是脱矿的牙体组织对光的散射和吸收能力比正常牙体组织强，使透过牙体组织的光线减少，牙釉质脱矿在光透照下表现为灰色暗带，牙本质龋在光透照下表现为褐色或橘黄色。通过FOTI可以观测咬合面及邻面龋，发现牙釉质龋。FOTI作为常规诊断方法的补充，在减少放射线损伤或在不能拍摄X线片的情况下，可以代替X线片来进行诊断，这是一种诊断早期脱矿的定性检测方法。但是FOTI不能完全代替X线片，也不能对脱矿程度进行精确定量，敏感性相对较低。

数字成像光纤透照技术（digital imaging fiber-optic transillumination，DIFOTI）是在FOTI的基础上加上数字照相机，将获得的数字影像传输到计算机上，由计算机使用专业的软件运算分析得出数字图像，分析牙齿脱矿情况。该方法具有非侵袭性、敏感性高、可定量检测等优势，并能检测到牙冠各个轴面的脱矿情况。缺点是对活体殆面龋无法进行透照操作，且探测缺损时外部的色素、污渍等可能会造成假阳性。

五、数字放射减影

数字放射减影（digital subtraction radiography，DSR）指通过对序列拍摄的数字化放射图像中的几何相关像素灰度值进行电脑减数处理，观察牙齿的脱矿情况。有研究指出，DSR可提高对早期邻面龋的分辨率，还可用于检测殆面龋的进展。该方法可从图像中得到更多信息，减少了临床研究的时间。缺点是处理时间长，需要软件增强效果，并且在序列拍摄时容易受外界因素的影响。

（古萌琴　张尹默）

第二节　矿化物质的组成成分分析

对牙体矿化物质的组成成分分析主要是指依靠一系列仪器获取牙体矿化物质的物理及化学信息，并将其转化为分析信号，根据分析信号对各个成分做定性、定量和半定量分析。这些手段包括表面分析技术（如X射线衍射分析）、光学分析技术（如拉曼光谱分析）等。本节主要介绍牙体硬组织矿化物质的成分分析的工作原理、使用方法、结果表述与意义、注意事项等。

一、X射线衍射仪

X射线衍射（X-ray diffraction spectrometry，XRD）（图6-7）指一束X射线通过晶体时发生衍射，衍射波叠加可在某些特殊方向上产生强X射线衍射，将所得到的XRD图谱与标准衍射卡（joint committee on power diffraction standards，JCPDS）对照，根据在特定衍射角（2θ）出现特征性的衍射峰，分析样本的物相组成和晶体结构。

牙体硬组织主要由HAP组成，将得到的衍射峰与HAP衍射图的标准卡片及健康牙体硬组织的衍射峰对照比较，以鉴定再矿化结构是否为HAP晶体、有无形成类似牙体硬组织结构的再矿化层，并提示矿化物质沿*c*轴的生长趋势和结晶程度。XRD具有检测速度快、信息量大且准确、样品制备简单等优点，成为晶体研究最方便、最重要的手段。

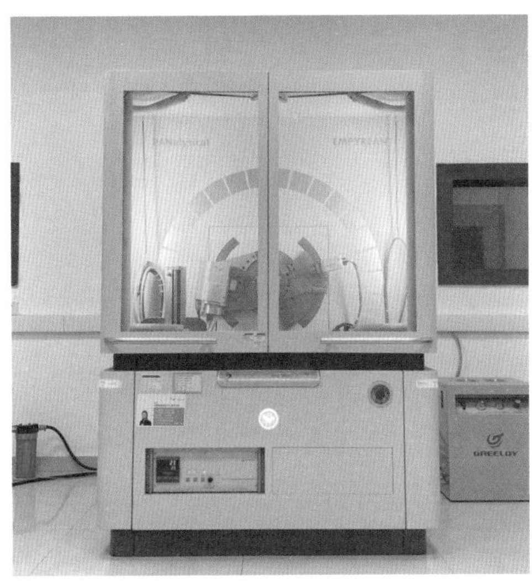

图6-7　X射线衍射仪

（一）工作原理

当一束单色X射线入射到晶体时，由于晶体是由原子规则排列成的晶胞组成，不同原子散射的X射线相互干涉，在某些特殊方向上产生强X射线衍射，衍射线在空间分布的方位和强度与晶体结构密切相关，每种晶体所产生的衍射图谱都反映出该晶体内部的原子分配规律。每一种结晶物质都有独特的化学组成和晶体结构，因此当X射线被晶体衍射时，每一种物质都有自己独特的衍射图谱。

布拉格方程是X射线在晶体中产生衍射需要满足的基本条件，其反映了衍射线方向和晶体结构之间的关系：

$$2d\sin\theta=n\lambda$$

式中，d为晶面间距，θ为衍射角，n为衍射级数，λ为入射线波长。

（二）样品的制备方法

1. 块状样品

（1）样品大小与样品框大小一致，不小于10mm×10mm。

（2）采用“湿磨”法在平板面进行研磨，研磨时先粗砂纸粗磨，再用不低于320号的砂纸研磨。

（3）固定：将铝空心样品架正面朝下倒扣在玻璃板上，样品放入样品框的中间，测量面朝下倒扣在玻璃板上，取“真空胶泥”粘住样品架和样品。

2. 粉末样品

（1）制粉：将样品研磨成颗粒直径45μm左右的粉体，要求粒度均匀。粉末的研磨过程中需分步研磨、分筛，不可“一磨到底”。

（2）固定：采用胶带法、正压法、背压法、侧装法、撒样法、喷雾干燥法、气溶胶法等。常用的是胶带法，即用双面胶带直接把粉体固定在样品台上。

（三）结果表述与意义

一般情况下，半峰宽越小，峰形越锐利狭窄，晶体的结晶性越好，晶粒越大。衍射峰（002）是HAP的特征峰，代表*c*轴取向，再矿化后的XRD（002）特征峰的强度高，证明新生成的HAP晶体具有沿*c*轴取向生长的特点。此外，还可根据XRD图谱上各衍射峰的强度比例的改变，评估晶体取向的改变，如002与211衍射强度比增高，表示平行于*c*轴的择优取向改善。

如图6-8所示，a、b表示将水凝胶仿生矿化体系涂布于暴露牙本质3个和1个循环后在牙本质表面的沉积物的XRD谱，c表示天然牙本质的XRD谱。a、b、c三种物质的衍射峰均在（002）2θ=25.9°、（211）2θ=31.9°、（112）2θ=32.2°、（300）2θ=33.0°和（202）2θ=34.1°，这些衍射特征与HAP吻合（JCPDS No.09-0432），即可证实牙本质表面的沉积物为HAP晶体。另外，002（*c*轴）的衍射峰（2θ=25.9°）比112、211和300的衍射峰强度高，证明新生成的HAP晶体具有沿*c*轴取向生长的特点。

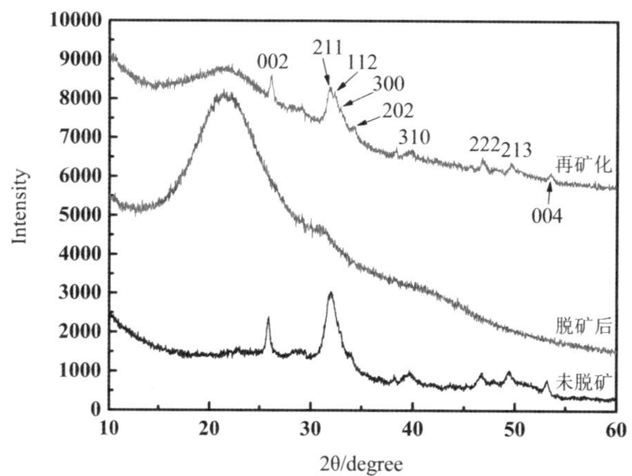

图6-8　再矿化物与天然牙本质的XRD谱

（四）注意事项

（1）样品颗粒的细度应严格控制。过粗可致样品颗粒中产生衍射的晶面减少，降低衍射强度，影响检测的灵敏度；过细会破坏晶体结构，也会影响实验结果。

（2）在加工过程中，防止由于外加物理或化学因素而影响样品原有的性质。

（3）难以检测出混合物中的微量相，检测极限因被检测对象而异。所以XRD只能判断某种物相存在，而不能判断一种物相不存在。

二、傅里叶变换红外光谱仪

傅里叶变换红外光谱仪（Fourier transform infrared，FTIR）（图6-9）通过测量牙体硬组织中特征化学基因对特定波长红外光的吸收强度的方法来反映样品的化学结构，根据检测特征峰的强度，可定量或定性分析牙齿矿化前后的变化。但是常规的FTIR采用透射法，需要将牙体样品制备成粉末并进行干燥，破坏了牙本质的完整性。傅里叶变换衰减全反射红外光谱仪（attenuated total reflectance Fourier transform infrared，ATR-FTIR）通过样品表面的反射信号获得样品表层成分的结构信息，可对含水或潮湿的样品进行检测，制样简单，而且对样品的大小和形状没有特殊要求，还可原位测试、实时跟踪，在常规红外光谱仪上加装ATR附件即可获得，这对于研究牙体硬组织再矿化具有重要的意义，但准确度不如透射红外光谱。

FTIR和ATR-FTIR通过分析图谱中的特征吸收谱带如牙釉质中P-O基团的对称伸缩振动（$v1\ PO_4^{3-}$）、P-O基团的反对称伸缩振动（$v3\ PO_4^{3-}$），以及牙本质中的酰胺Ⅰ带、Ⅱ带即可获得牙釉质或牙本质表层分子结构信息，比较其特征峰的强度变化，可得出牙体硬组织脱矿和再矿化程度。这两种方法均具有扫描速度快、分辨率高、测量精度高、检测灵敏度高等优点。

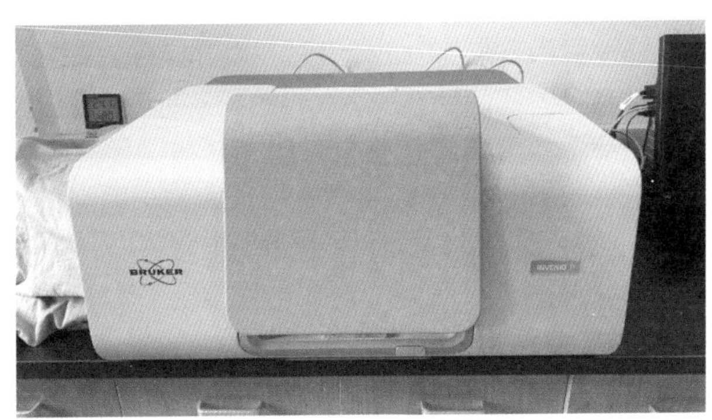

图6-9　傅里叶变换红外光谱仪

（一）工作原理

用一束红外光照射样品时，若其频率相应的能量与某分子的振动或转动能量差相当，就被分子吸收，分子由低振动能级跃迁到高振动能级，形成红外分析吸收光谱。从光谱分析的角度看，主要是利用特征吸收谱带的频率推断分子中存在某一基团或键，由特征吸收谱带频率的变化推测临近的基团或键，进而确定分子的化学结构，也可由特征吸收谱带强度的改变对混合物及化合物进行定量分析。

（二）红外光谱的划分与应用

红外光谱可分为可见光区和微波光区，波长范围为0.75~1000μm。根据仪器技术和应用，可分为以下3个区。

（1）近红外区（0.75~2.5μm）：该光区的吸收带主要由低能电子跃迁、含氢原子团（如O-H、N-H、C-H）伸缩振动的倍频吸收等产生，主要用于对某些物质进行定量分析。

（2）中红外光区（2.5~25μm）：绝大多数有机化合物和无机离子的基频吸收带出现在该光区，最适于进行红外光谱的定性和定量分析。通常中红外光谱法又称为红外光谱法。

（3）远红外光区（25~1000μm）：该区的吸收带主要由气体分子中的纯转动跃迁、振动-转动跃迁、液体和固体中重原子的伸缩振动、某些变角振动、骨架振动以及晶体中的晶格振动所引起，常用于异构体、金属有机化合物（含络合物）、氢键、吸附现象的研究。

（三）制样方法

制备牙体硬组织等固体样品时常用的方法有溶液法、研糊法、压片法等。

（1）溶液法：将牙体样品在合适溶剂中配成浓度约为5%的溶液后测量。

（2）研糊法：将研细的样品与蜡油调成均匀的糊状物后，涂于KBr或NaCl制成的窗片上进行测量。此法方便，可消除水峰的干扰，但液体石蜡本身有红外吸收，出现碳氢吸收峰。

（3）压片法：是FTIR使用最多的方法。将约1mg的牙体样品与100mg干燥的纯KBr研磨至粒度小于2μm，再在压片机上压成几乎呈透明状的圆片后测量。该方法干扰小，容易控制样品浓度，定量结果准确，而且容易保存样品。缺点是$3400cm^{-1}$和$1600cm^{-1}$出现水的吸收峰。

（四）结果表述与意义

用红外光区照射样品，将样品对每一种单色光的吸收情况记录下来，就得到红外光谱（透光图、吸光图）。纵坐标用透光度（T）或吸光度（A）表示：

$$T = \frac{I}{I_0} \times 100\%$$

$$A = \lg\frac{1}{T} = \lg\frac{I_0}{I}$$

式中，I_0表示入射光强度，I表示入射光被样品吸收后透过的光强度。

横坐标用波长（λ，单位μm）或波数（δ，单位cm^{-1}）表示，两者的换算关系如下：

$$\delta = \frac{1}{\lambda}$$

FTIR作为佐证手段，常关注峰的有无、峰强度的变化。

（五）注意事项

（1）仔细研磨样品，使粉末颗粒足够小。

（2）样品颗粒必须均匀分散，且保持干燥无水分，不要对着样品呼气。

（3）压片使用的KBr要求杂质含量少，可选择光谱纯或分析纯。

（4）样品的厚度应适当选择，使光谱图中的大多数吸收峰的透射比处于10%~80%范围内。

三、拉曼光谱仪

拉曼光谱是一种散射光谱，基于拉曼散射效应，对与入射光频率不同的散射光谱进行分析得到分子振动、转动方面的信息，从而进行材料分子结构的研究，可在再矿化研究中用来表征、分析牙体硬组织无机物分子水平的变化。利用拉曼光谱仪（图6-10）研究磷酸盐ν1带在960cm^{-1}附近的对称伸缩振动模式，磷酸盐ν1带的强度与磷酸盐浓度成正比，而磷酸盐是牙体硬组织中矿物相HAP的代表，所以拉曼光谱可用于实时监控牙体硬组织的矿物含量变化。拉曼光谱是一种非破坏性技术，不需要对样品进行处理，操作简便，测定时间短，灵敏度高，口腔潮湿环境干扰较小，是实时检测牙体硬组织矿物含量的可靠、准确方法。

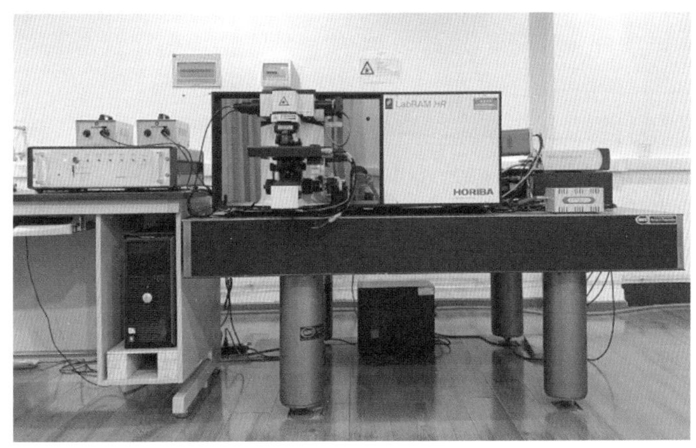

图6-10　拉曼光谱仪

（一）工作原理

拉曼光谱为散射光谱，当光线照射到样品上时，若入射光光子与样品分子间发生碰撞并产生能量交换，即称为非弹性碰撞，这种光散射称为拉曼散射。在拉曼散射中，若光子把一部分能量给样品分子，得到的散射光能量减少，在小于入射光频率处接收到的散射光线为斯托克斯线；相反，若光子从样品分子中获得能量，在大于入射光频率处接收到的散射光线为反斯托克斯线。斯托克斯线或反斯托克斯线与入射光频率之差称为拉曼位移。拉曼位移的大小和分子的跃迁能级差相同。而大多数情况下，斯托克斯散射的强度通常高于反斯托克斯散射，在拉曼光谱分析中常测定斯托克斯散射光线。

（二）拉曼光谱与红外光谱的比较

1. 相同点

对于一个给定的化学键，其红外吸收频率与拉曼位移相等，均代表第一振动能级的能量，所以对某一给定的化合物，某些峰的红外吸收波数与拉曼位移完全相同，红外吸收波数与拉曼位移均在红外光区，两者都反映分子的结构信息。

2. 不同点

（1）拉曼光谱测定的是光的散射，横坐标用波数表示，但表示的是拉曼位移；而红外光谱测定的是光的吸收，横坐标用波数或波长表示。

（2）用拉曼光谱分析样品时，样品不需预处理，而用红外光谱分析样品时，样品要经过预处理，如液体样品常用液膜法，固体样品可用调糊法。

（3）拉曼光谱测定的是分子骨架，而红外光谱主要反映分子的官能团。

（4）拉曼光谱要分子的极性发生改变才能测到，而红外光谱要分子的偶极矩发生改变才能检测到。

（5）拉曼光谱可直接检测水溶液样品，而红外光谱检测时水不能作为溶剂。

（6）用于拉曼光谱检测的样品可盛放于玻璃瓶、毛细管等容器直接测定，而红外光谱检测的样品不能盛放于玻璃容器中直接测定。

（7）在鉴定无机化合物方面，拉曼光谱仪获得4000cm^{-1}以下的谱图信息比红外光谱容易得多，所以一般来说，拉曼光谱信息量比红外光谱大。

（8）拉曼光谱与红外光谱可以相互补充、互相佐证。

（三）制样方法

用于拉曼光谱检测的牙体硬组织样本制备简单，可将粉末装入玻璃容器中直接检测，也可配成溶液后检测。

（四）结果表述与意义

拉曼光谱测定牙齿的主要矿物成分HAP的化学特征。与健康牙齿组织光谱相比，在龋损组织的光谱中由PO_4^{3-}振动产生一些拉曼波峰显示为峰值强度的增强。特别是拉曼位移在431cm^{-1}、590cm^{-1}和1043cm^{-1}。基于获取的非振动拉曼光谱，这些光谱的偏离可以用来判断龋齿的形态变化和定位牙体硬组织的损坏点。

拉曼光谱通常用纵坐标拉曼强度、横坐标拉曼位移或波数（cm^{-1}）来表示。拉曼光谱作为佐证手段，通常关注峰的有无、峰强度及峰位置的变化。

（五）注意事项

（1）使用拉曼光谱仪时尽量带上防护眼镜，且禁止直视拉曼探头。

（2）有些振动模的强度很弱，在实验中可能很难测到，在拉曼光谱分析时需注意。

四、X射线能谱仪

X射线能谱仪（energy dispersive spectrometer，EDS）（图6-11）将样品置于真空干燥条件下，用X射线轰击样品表面，根据每种原子发生电子跃迁产生的能量确定元素种类，获得直观的表面元素成分及其分布的信息，主要用以测定牙体组织再矿化前后表面元素的定量变化，可以直接检测矿物成分在牙齿表面的沉积情况。该方法操作简便、探测效率高。EDS是SEM的重要配件，常需配合SEM使用。

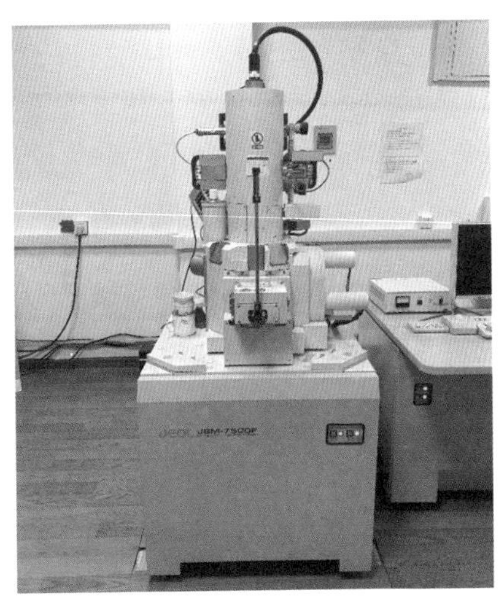

图6-11　X射线能谱仪

（一）工作原理

当X射线光子进入检测器后，在Si（Li）晶体内激发出一定数目的电子空穴对，经前置放大器和主放大器转换放大得到与X射线能量成正比的电压脉冲信号后，传输到脉冲处理器进一步放大，经模数转换器转换成数字信号，送入多道分析器，多道分析器辨别脉冲的不同电位，并使每一能带的脉冲经计算机处理后得到X射线能量色散谱，进行元素定量分析。

（二）结果表述与意义

各种元素具有自己的特征X射线波长，特征波长的大小取决于能级跃迁过程中释放出的特征能量，能谱仪就是利用不同元素特征X射线光子能量不同这一特点来进行成分分析的。研究牙体硬组织脱矿与再矿化情况时，Ca、P峰较弱往往意味着较低的矿物质含量；牙体硬组织表面的Ca、P峰明显增强表明经过再矿化，脱矿表面的矿物质含量增加。通过对比分析钙磷比值，可推断药物对牙体硬组织晶体化学结构的影响，钙磷比值增加说明矿化程度增高。

五、X射线光电子能谱仪

X射线光电子能谱仪（X-ray photoelectron spectroscopy，XPS）（图6-12）用X射线辐射样品，使原子或分子发射出光电子，可测量光电子的能量，做出光电子能谱图，获得样品有关信息。XPS中特定结合能的光电子峰可表明特定元素的存在和化学状态，准确判断化合物的类型，与标准样品相比对元素进行定量分析。XPS不损坏样品，可重复测试，在牙体硬组织再矿化实验中可通过XPS量化表面钙、磷的相对含量从而评估再矿化结果，是一种高灵敏超微量表面分析技术。

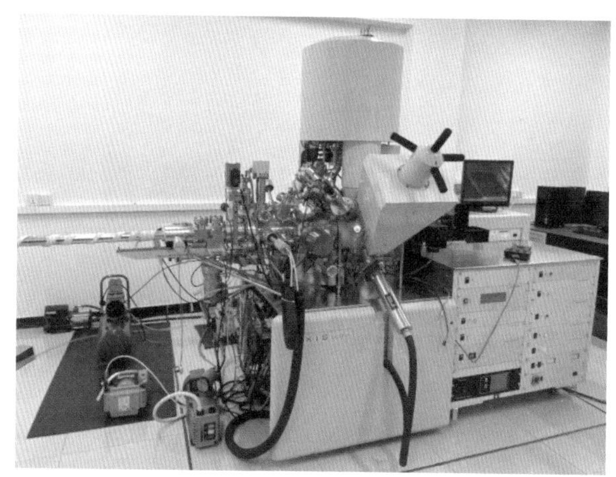

图6-12　X射线光电子能谱仪

（一）工作原理

X射线光子的能量在1000~1500eV之间，用X射线去辐射样品，使原子或分子的内层电子或价电子受激发射出来，被光子激发出来的电子称为光电子。通过测量光电子的能量分布，与已知元素的原子或离子的不同壳层的电子能量相比较就可确定未知样品表层中原子或离子的组成和状态。

（二）制样方法

XPS信息主要来自样品表面几个至十几个原子层，所以必须保证所分析的样品表面能代表样品的固有表面，这里仅就牙体硬组织固体样品的预处理和安装方法做一简介。

1. 预处理

（1）溶剂清洗（萃取）或长时间抽真空，以除去牙体样本表面的污染物。

（2）氩离子刻蚀法除去样品表面的污染物，但需注意最好用一个标准样品来选择蚀刻参数，避免待测样品表面被氩离子还原及改变表面组成。

（3）擦磨、刮剥和研磨过程中注意不要带进新的污染物。

（4）真空加热法。

2. 安装

（1）块状样品：用导电胶粘在样品托上进行测定，样品尺寸在1cm×1cm左右即可。

（2）粉末样品：把样品粘在双面胶上或压入铟箔内进行测定。

（三）结果表述与意义

XPS结果常以横坐标结合能（单位eV）、纵坐标相对强度的图谱表示。XPS中特定结合能的光电子峰表明了特定元素的存在和化学状态。如图6-13所示，多肽处理组的脱矿牙釉质表面在399.6eV处出现显著的N1s峰，而HEPES缓冲液处理组的牙釉质表面没有N1s峰，说明多肽吸附在了脱矿的牙釉质表面。

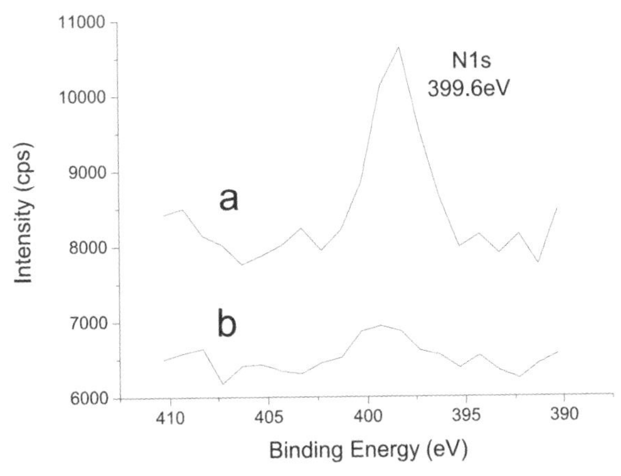

图6-13 不同矿化处理后的XPS谱图

（四）注意事项

（1）一般采用增加扫描次数、延长扫描时间、利用计算机多次累加信号的方法来提高信噪比，得到平滑谱线。

（2）由于XPS是依据强度而定量的，必须在同一扫描次数下进行定量分析，否则会引起误差。

（3）EDS和XPS都能对样品进行元素成分分析，不同的是，EDS可以进行样品中化学元素的判定，但不能给出元素化学状态信息，而XPS用于样品表面元素的分析，可以判断出元素的化学状态。

（古萌琴）

第三节　矿化物质的定量分析方法

牙体硬组织的脱矿与再矿化定量分析是指通过一系列仪器对牙体硬组织丢失与获得量的分析，包括实验室手段（如横断显微照相术）和临床研究手段（如光学相干断层扫描仪）。本节简要介绍上述手段的工作原理、使用方法、结果表述与意义、注意事项。

一、横断显微照相术

采用横断显微照相术（transverse micro radiography，TMR）测量牙齿切片对单色X线吸收量，与同时暴露于X射线的标准参照物进行比较分析。TMR能够定量测定矿物质的损失量与获得量以及矿物质的分布，是目前被广泛接受的可定量评估牙体硬组织矿物质含量的“金标准”。TMR是一种耗时的破坏性研究方法，不适用于临床和活体研究。

（一）工作原理

测量牙切片对单色X线的吸收并与同时暴露的对照组进行比较，该方法需将牙齿标本两切割点与表面垂直，测量标本的吸光度。采用摄像机或光电数字倍增器对显微放射照片进行数字化处理，然后采用专用软件对标本和梯形阶梯影像的灰度级进行自动计算后得出病变深度和矿物质损失量，可简要概括为图6-14。

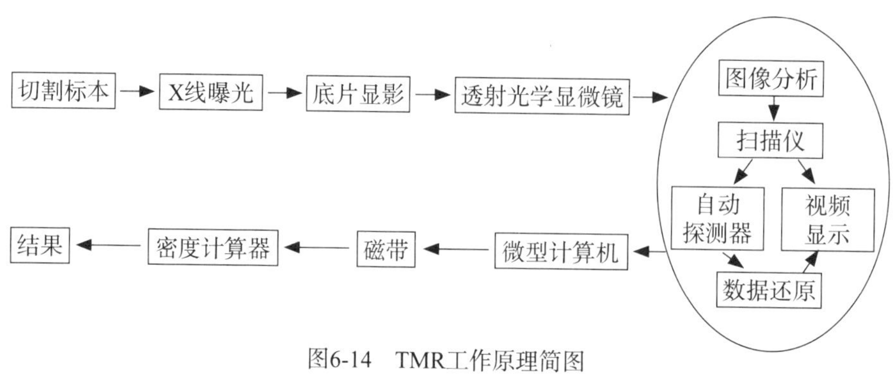

图6-14　TMR工作原理简图

（二）制样及使用方法

将牙齿标本切成薄片（牙釉质为90~120μm，牙本质为200μm），薄片的两表面相互平行并垂直于解剖牙面，进行包埋、脱水处理。薄切片与校正用楔形梯度一起放在X光底片上，用单光X线照射，X线的吸收情况被直接反映在显影底片的光密度上，使用光密度计计算出矿物质的含量。

（三）结果表述与意义

通过TMR，能得到TMR图像，根据TMR软件分析得到三个重要的参数。①病变深度（*Ld*）：标本病变部位的外表面至矿物质含量为健康牙体组织95%处之间的距离。②矿物质损失量（ΔZ）：在密度计轨迹中脱矿牙体组织和正常牙体组织之间的综合差值。③矿物质含量。现有最新研究确定健康牙体组织的体积百分比矿物含量（牙釉质87Vol%，牙本质45Vol%）。如果病变部位脱矿，*Ld*与Δ*Z*都显著增加；反之，再矿化处*Ld*与Δ*Z*减小。

如图6-15所示，样品经NaF和TVH19矿化处理后透射程度降低，去离子水处理后未见明显变化。将TMR照片载入TMR软件，选取较平直的牙釉质脱矿面进行测量，得到各组ΔZ、Ld和矿物质含量。

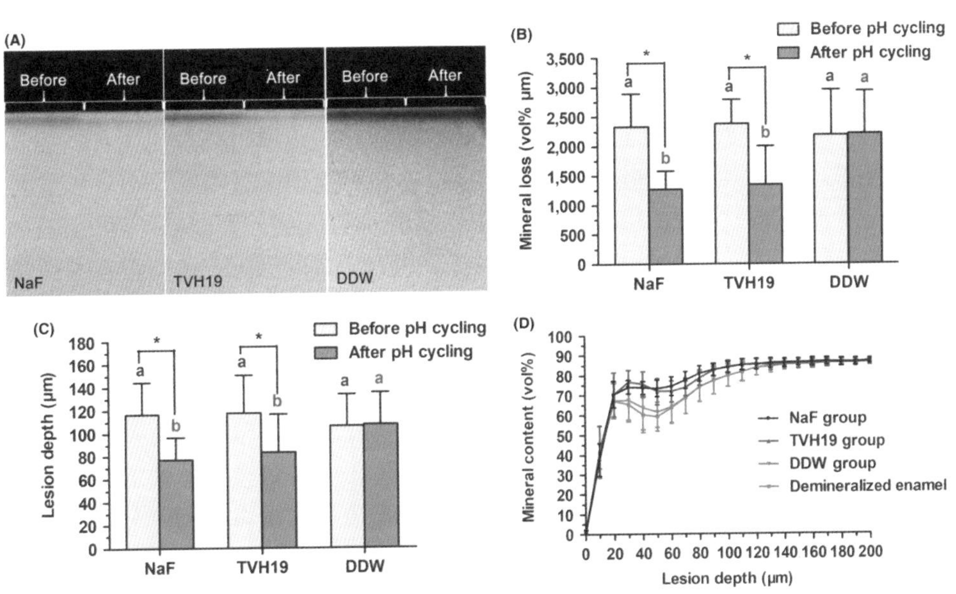

图6-15　不同矿化处理前后的TMR图像

（四）注意事项

（1）制备标本过程中可能会造成矿物质的丢失，尤其是牙本质标本，在烘干的过程中常出现特征性的表面收缩从而影响对其表面的定位，影响测量结果的准确性。

（2）由于密度计的裂隙宽度有限，而且标本本身有弯曲度，距离解剖牙面少于10μm的部位不能被测出。

（3）存在对X线有极高吸收系数的离子时，会引起TMR数据失真。例如应用了氟化亚锡的牙釉质表面有锡离子，锡离子会引起非常强烈的X线吸收，易被误解为再矿化。

二、纵向显微放射照相

纵向显微放射照相（longitudinal microradiography，LMR）可通过测量牙体硬组织处理前后对单色X线的吸收量，纵向研究样本的矿物质变化量。它主要用于两面平行的标本，有自然弧度的牙面的矿物质含量也能加以测量。LMR对牙齿标本无破坏性，牙釉质、牙本质的矿物质含量能被重复测定，这样就可以连续测定同一标本在矿物质变化过程中的矿物质含量。其局限性在于不能用于体内研究。

（一）使用方法

取纵向牙齿标本（平行于牙唇面切割成的300~400μm厚的两面平行的切片或自然牙齿表面）固定于聚甲基丙烯酸甲酯支架上，在不同的时间内进行多次的显微放射成像。照片用配有微型计算机的光密度计扫描。测量时，X线束与标本表面垂直，而感光胶片与其平行，根据实验前后的X线影像可决定每单位面积的矿物质变化量。

（二）横断显微照相与纵向显微放射照相的区别

表6-1显示TMR与LMR在测定矿物质含量、标配预备等方面的区别。

表6–1　比较TMR、LMR两者之间的区别

技术	TMR	LMR
测定矿物质含量	是（直接）	否
测量矿物质量的变化	是（综合）	是（直接）
测定矿物质的分布	是	否
标本预备	切片，薄	纵向块状
标本破坏	是	否
重复测量	一次测量	多次测量

三、共聚焦激光扫描显微镜

共聚焦激光扫描显微镜（confocal laser scanning microscopy，CLSM）是一种利

用激光共聚焦显微成像原理发展而成的新技术，可形成较高分辨率的三维图像（图6-16）。20世纪80年代末，CLSM首次被用于龋病研究，由于具有应用简单、快捷、无放射污染等优点而得到发展。牙体硬组织中矿物质的减少会促使荧光标记物进入龋损的孔隙内，CLSM可扫描牙体硬组织表面长达10分钟之久，且对牙齿表面无损伤，可定量分析牙齿表面脱矿与再矿化的矿物质变化，但无法观察组织表面的微细改变。

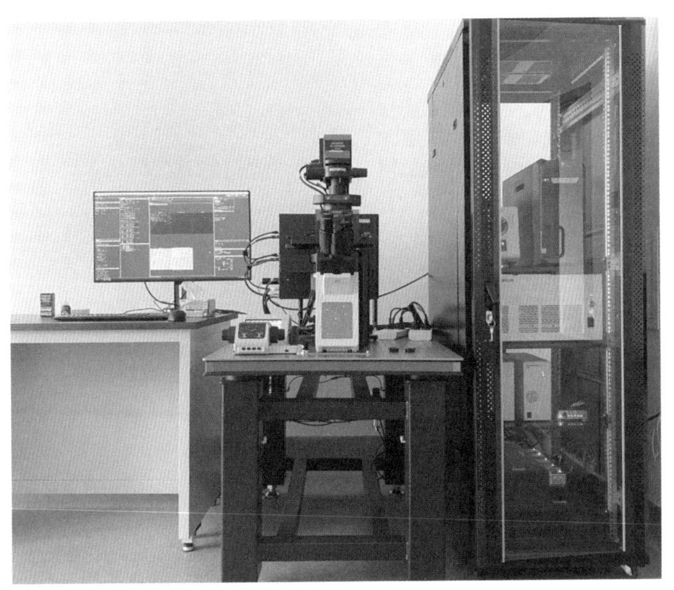

图6-16　共享型超高分辨双光子激光共聚焦显微镜

（一）工作原理

CLSM利用放置在光源后的照明针孔和放置在检测器前的检测针孔实现点照明和点检测，采用激光束作光源，激光束经照明针孔发射出的光聚焦于样品上，对样品焦平面上每一点进行扫描。组织样品中如果有可被激发的荧光物质，受到激发后发出的荧光经原来入射光路直接反向回到分光镜，通过探测针孔时先聚焦，聚焦后的光被光电倍增管探测收集，并将信号输送到计算机，处理后在计算机显示器上显示图像。在这个光路中，只有在焦平面的光才能穿过探测针孔，焦平面以外区域射来的光线在探测小孔平面是离焦的，不能通过小孔。因此，非观察点的背景呈黑色，反差增加，成像清晰。由于照明针孔与探测针孔相对于物镜焦平面是共轭的，焦平面上的点同时聚焦于照明针孔与探测针孔，焦平面以外的点不会在探测针孔处成像，即共聚焦。样品以像点的方式将被探测点显示在计算机屏幕上，光路中的扫描系统在样品焦平面上扫描从而产生一幅完整的共焦图像。

（二）CLSM、SEM、AFM三者的比较

CLSM、SEM、AFM三者的比较见表6-2。

表6-2　CLSM、SEM、AFM三者的比较

	CLSM	SEM	AFM
极限分辨率	150nm	0.8~20nm	0.1nm
扫描驱动方式	激光转镜控制激光扫描范围和扫描速度	电磁线圈控制电子束扫描范围和速度	压电位移传感器驱动样品台*X*、*Y*轴方向扫描
样品制备	荧光染料浸染	抽真空、喷金等	要求样品非常平坦
工作环境	大气环境	高真空环境	大气环境
立体成像	在*Z*轴方向逐层成像，软件将设定的各层图像合成三维立体图像	二维图像，通过立体对技术实现三维成像	测量表面每个像素点的高低，描绘出立体形貌

（三）使用方法

用碱性蕊香红溶液（0.1mmol/L）将完整的离体牙或牙磨片样本浸泡染色1小时后，用氩激光（波长529nm）经共聚焦缝隙和具有高通过性的过滤器（波长为550nm的激光）对样本进行扫描，以平行于样本表面下10~50μm 处的平面为扫描区域，观察得到扫描区域的荧光水平，再经数字影像技术和计算机专用软件分析牙体硬组织矿物质的含量。

（四）结果表述与意义

从CLSM图像中可以观察到荧光染料渗入牙体组织的含量而分析处理前后的脱矿与再矿化效果，脱矿程度越严重，渗入脱矿孔隙中的荧光染料越多，该样本被激发出的荧光强度越大。CLSM评判脱矿程度的参数：①牙体脱矿区荧光面积（*A*）；②牙体脱矿区总的荧光量（*TF*）；③牙体脱矿区的平均荧光量（*AF*）。其中*TF*综合了*A*、*AF*反映出的信息，最具参考价值。

如图6-17所示，A和B分别为不同矿化处理剂，C为正常牙釉质。从CLSM下拍摄的照片可以直观地看出A的红色条带最窄，荧光强度也较弱，表明渗入A牙釉质切片中的荧光染料最少，牙釉质中孔隙最少，提示A再矿化修复的效果最为理想。

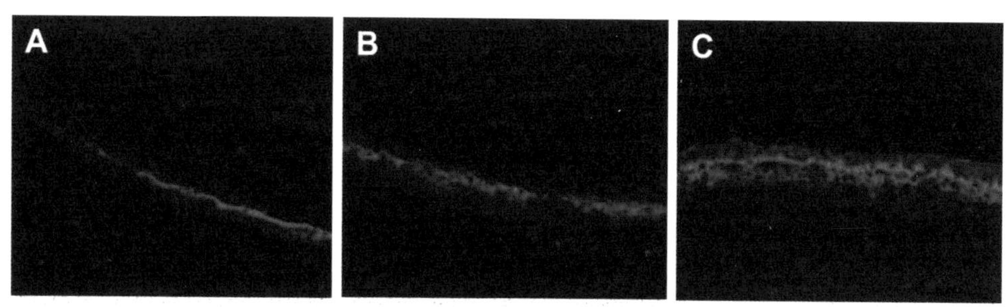

图6-17　不同矿化剂处理牙釉质后的CLSM图像

（五）注意事项

（1）CLSM可以测牙齿切片，也可测牙体组织块甚至整个牙齿。

（2）样品检测前应将表面磨平，否则由于表面不均匀引起的反射和散射效应将影响图像质量。

（3）CLSM测得的指标不能直接反映矿物含量。

四、显微计算机断层扫描

显微计算机断层扫描（micro computed tomography，Micro-CT）是一种非破坏性的三维成像技术，它能在不破坏样本的情况下掌握样本的内部显微结构，定量评估牙体硬组织的矿物密度和矿物得失，是测量牙体硬组织矿化变化的良好选择（图6-18）。Micro-CT不损坏样本，制备和处理过程简便，可以三维实时监测结构和成分的变化，评估亚表面矿物密度。但由于Micro-CT分辨率的限制，很难从背景中勾画出病变的外边界，这可能导致病变深度的读数与真实值之间存在差异。

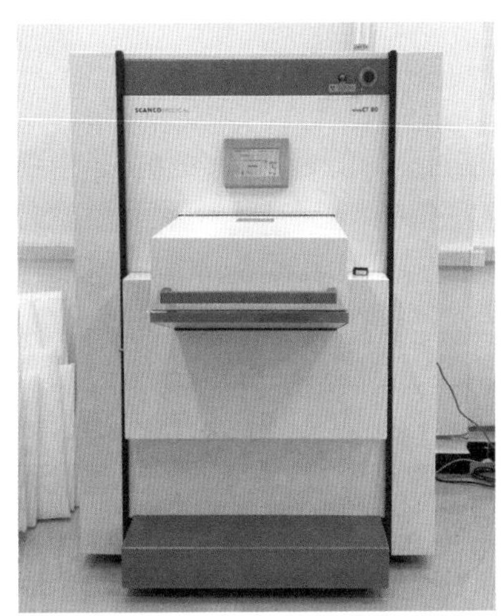

图6-18　显微计算机断层扫描机

（一）工作原理

Micro-CT是基于X线衰减的变化对矿物质密度进行测定。由X线源连续产生锥形的X线束，穿过在载物台上的样品，球管及探测器进行精确地定位和旋转。样品的各个部位对X线的吸收率不同，未被样品吸收的X线被探测器收集，经计算机处理后可以得到样品某一角度的二维图像。为了获得样品的三维图像，需要对样品进行360°投影，得到各个角度的二维图像，将这些二维图像通过一定的图像重建算法对样品进行三维再现。

（二）使用方法

Micro-CT的重要使用参数见表6-3。

表6-3　Micro-CT的重要使用参数

关键扫描参数	描述	标准单位
X线能量与强度	X线管加速电子产生X射线，需根据不同样品类型调整电压、电流	kVp（电压）、μA（电流）
投影次数	采集信号用于三维图像重建的视角数目，投影次数越多，分辨率越高	n
体素尺寸	Micro-CT成像最小三维组成单位的尺寸大小，代表扫描精度	μm
整合时间	单个视角投影的时长	ms

采用Micro-CT时，样本放在转台上，X线束垂直于牙齿表面。扫描条件：电压100kV，电流100μA，像素分辨率0.03mm，整合时间1200毫秒，扫描时间为55~60分钟。利用分析软件读取数据，首先选用局部阈值法，根据与正常牙体组织脱矿区的灰度值的差异，计算矿物质密度与体积变化。

（三）结果表述与意义

根据Micro-CT图像可测定矿物质密度和剩余体积，矿物质密度和剩余体积值越低，表明脱矿越严重，反之则表明再矿化效果越好。如图6-19所示，正常未脱矿釉质里现为高密度阻射影，脱矿釉质密度降低，再矿化釉质在脱矿釉质基础上有所升高。

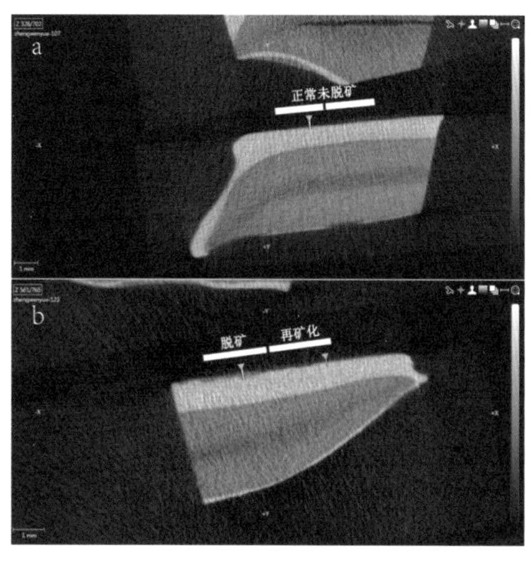

图6-19　正常未脱矿（a）与脱矿及再矿化（b）的Micro-CT灰度图

（四）注意事项

（1）Micro-CT无需进行传统的样本制备，对样品无破坏性，操作者可自由变换牙齿位置，选择感兴趣区域进行分析，适用于对牙体组织矿物质含量的动态改变的连续观察。它可实现对同一区域处理前后的对照研究，比随机选择的牙磨片更加准确。

（2）Micro-CT模块化之后，可以与SEM等技术相结合，取长补短，成为非破坏性体视和测定物体内部三维显微结构的工具。

（3）Micro-CT精度要根据样本的体积和检测指标灵活选择，高精度扫描所需扫描时间长。Micro-CT目前只能用于体外研究。

五、显微硬度测定

显微硬度测定（micro hardness，MH）是目前测量牙釉质硬度的常用方法，牙釉质的硬度在一定程度上反映了矿物质的含量，其变化可间接反映矿物质的损失与获得，但由于牙本质弹性回缩和干燥缩水可能引起误差，故MH主要用于牙釉质的再矿化研究。目前用于研究的MH有2种：横断显微硬度（cross-sectional micro-hardness，CSMH）和表面显微硬度（surface micro-hardness，SMH）。在研究表层下病损的脱矿、再矿化过程时，采用CSMH测量从表面到深部牙釉质之间各处的硬度变化、脱矿范围及再矿化的量。早期脱矿是釉柱周边溶解而导致牙釉质表面软化，但表层下没有病损，所以SMH是应用较广泛的研究脱矿和再矿化的方法。SMH需要平坦的测试表面。其结果只能是定性的，无法提供结构信息。压痕的边界是由肉眼在显微镜下确定，存在一定的误差。只有在一定龋损深度内，压痕长度与龋损深度才成正比。

（一）工作原理

将具有一定几何形状的金刚石压头，以较小载荷压入样品表面，然后对一条或两条压痕对角线进行光学测量。根据所用金刚石压头的形状，表面显微硬度可分为维氏表面显微硬度和努氏表面显微硬度，其中维氏显微硬度是用锥面夹角为136°的正方椎体压头，努氏显微硬度是用对棱角170°30'和130°的菱面锥体压头。

（二）使用方法

将牙体样本干燥后置于显微硬度计测试平台，通过加负荷装置在金刚石压头加压样本表面形成压痕，把显微镜十字丝对准压痕，用目镜测微器测量压痕对角线长度，根据所加负荷及对角线长度计算出显微硬度值。

（三）结果表述与意义

通过显微硬度计对材料表面的压痕、长度以及施加的外力共同来计算硬度数据，也可通过观察镜下图像变化反映牙体组织脱矿与再矿化的效果。

（1）维氏表面显微硬度：

$$SMH = 18.8 \times \frac{P}{d^2}$$

（2）努氏表面显微硬度：

$$SMH = 139.54 \times \frac{P}{d^2}$$

SMH为表面显微硬度（单位MPa），P为负荷（单位kg），d为对角线长度（单位mm）。

使用上述公式分别测量出脱矿前后SMH_0、SMH_1及再矿化后的显微硬度值SMH_2，计算硬度差值$\Delta SMH=SMH_1-SMH_2$，表面显微硬度恢复值（surface micro-hardness recovery，SMHR）=（SMH_2-SMH_1）×100%/（SMH_0-SMH_1）。

当牙齿有矿物质丢失时，压痕面积大，对角线长度长，显微硬度值低；再矿化后压痕面积减小，对角线长度变短，显微硬度值升高。

（四）注意事项

（1）虽然不能直接测量出牙体组织块发生变化的具体信息以及病变的深度，但可以通过计算间接得到处理前后矿物质的变化，以评估再矿化的情况。

（2）由于惯性的作用，加荷过程会产生一个附加载荷，使硬度值偏低，所以在施加载荷时应尽可能平稳、缓慢。载荷保持时间一般为10~15秒。

（3）被测试样品表面粗糙度直接影响显微硬度值的准确性。若被测试样品表面粗糙度值（Ra）大于0.8μm，可以通过手工方法或机械方法，对样品表面进行打磨抛光。

（4）我国和欧洲国家常采用维氏显微硬度，美国常采用努氏显微硬度。维氏显微硬度试验的压痕是正方形，轮廓清晰，对角线测量准确，因此维氏显微硬度试验是常用硬度试验方法中精度最高的，并且具有较好的可重复性。

六、纳米压痕测定

在纳米压痕仪对样品的加载过程中，样品首先发生弹性变形，接着发生塑性变形，形成非线性的加载曲线，而卸载曲线反映样品的弹性恢复过程，在压针退出过程中，弹性位移恢复。通过测量加载力和加载深度，得到载荷-位移曲线，并计算纳米硬度和弹性模量。该方法无需通过显微镜观察，测量结果精确；牙釉质和牙本质均适用；敏感性高，可在纳米尺度上得出处理前后样品的力学特征；样品制备简单。目前，纳米压痕测定已成为代替MH的一种有效的牙体硬组织物理性能检测手法。

（一）工作原理

纳米压痕测定是一种计算机控制的深度敏感压痕技术，它通过计算机控制载荷的连续变化，同时在线监测压头的压入深度，最终建立两者之间的相应关系（载荷-位移曲线）。一个完整的纳米压痕过程包括加载与卸载两个步骤。在加载的过程中，在外载荷作用下的压头压入样品表面，随着载荷的增大，压头的压入深度增加。当载荷到达最大值时，卸载压头的外载荷，压头在样品上留下永久塑性变形，通过载荷-位移曲线计算弹性模量和硬度值。

（二）使用方法

在纳米压痕测定中，使用专用的金刚石压头，在一定的正向负载的作用下，压头垂直压入样品表面（湿润条件），连续测量载荷（F）和压入深度（h），计算出样品的硬度值和弹性模量。为保证实验数据的准确性，每个样品表面至少取5个观察点进行测量，取平均值。

（三）结果表述与意义

纳米压痕仪可连续测量载荷与压入深度，并建立两者之间的相应关系（载荷-位移曲线）。通过卸载曲线的斜率可得到弹性模量（E），通过最大加载负荷和残余面积可得到硬度（H），具体计算公式如下：

$$H = \frac{F_{max}}{A}$$

$$E_r = \frac{S\pi^{1/2}}{2A^{1/2}}$$

$$\frac{1}{E_r} = \frac{1-v_i^2}{E_i} - \frac{1-v_s^2}{E}$$

F_{max}为最大载荷，A为压痕的投影面积，E_r为约化弹性模量，S为卸载曲线顶部的斜率，E_i、v_i分别为压痕探针的弹性模量和泊松比，v_s为牙体样本的泊松比。

压痕的投影面积越大，硬度值越低，弹性模量越大，牙体脱矿越严重；反之，压痕的投影面积越小，硬度值越高，弹性模量越小，牙体再矿化效果越好。

（四）注意事项

（1）显微硬度测量技术对牙体硬组织的测量范围为几十个微米，而纳米压痕测定可以获得几个微米甚至更小区域的微观结构上的力学性能数据，提高了对早期脱矿探测的敏感性。

（2）牙体样本的纳米压痕值取决于很多因素，包括压痕的位置、局部的组织成分（矿物含量、水和有机相）以及纳米压痕的参数设置。

（3）在湿润条件下进行样品的纳米压痕测定，尽最大可能模拟了生理状态下的牙齿样本。牙齿样本的杨氏模量和硬度与其微观结构之间的关系只有在生理状态下才能被反映出来，而干燥条件下的硬度只和矿物密度有关系，不能反映无机矿物和有机胶原之间的多级结构排列。

七、偏光显微镜

当早期牙釉质脱矿经不同折射系数的媒介浸渍后用偏光显微镜（polarized light microscopy，PLM）观察时，可呈不同的分层现象，当用水（折射率=1.33）浸渍磨片时，PLM观察多孔的表层下牙釉质呈正性双折射（不透光）而表层呈负性双折射。正常牙釉质呈负性双折射。龋病使牙釉质晶体结构被破坏，局部区域发生多孔性的组织改变，引起牙釉质的光学性质改变，从负性双折射转变为正性双折射。用PLM可以消除牙齿表面的偏振反射光，有效消除临床数码照相时不必要的反光，增加对牙体脱矿和再矿化效果评价的准确性。

（一）工作原理

PLM的两个偏振滤光片互为直角，以获得“暗位”，此时透射光强度最小，视野是全黑的，如果样品在光学上表现为各向同性（单折射体），无论怎样旋转载物台，视场仍是黑暗。如果样品具有双折射特性，则视野会变亮，这是由于从起偏镜射出的线偏振光进入双折射体后，产生振动方向不同的两种直线偏振光（寻常光和非寻常光），当这两种光通过检偏镜时，由于非寻常光不服从折射定律，与检偏镜偏振方向不是90°，所以可透过检偏镜，视野上就可以看到明亮的像。

（二）使用方法

将牙齿用自凝材料包埋，采用牙体硬组织切割机将牙齿样本切割成薄片，流水下打磨至100μm厚后用水浸渍磨片，置于PLM下，照相。

（三）结果表述与意义

光通过多孔和有机区域时是正双折射，而通过无机区域时是负双折射。正常牙釉质的孔隙体积一般为0.1%，呈负双折射；病损体部由于矿物质损失，孔隙体积>5%，呈正双折射，表现为暗带。如图6-20所示，再矿化处理前表现为脱矿引起的龋损状态，可见明显呈负性双折射透光的表层和紧接下面呈正性双折射不透光的病损体部；再矿化处理后表层相对矿物质含量提高，表现出负性双折射。

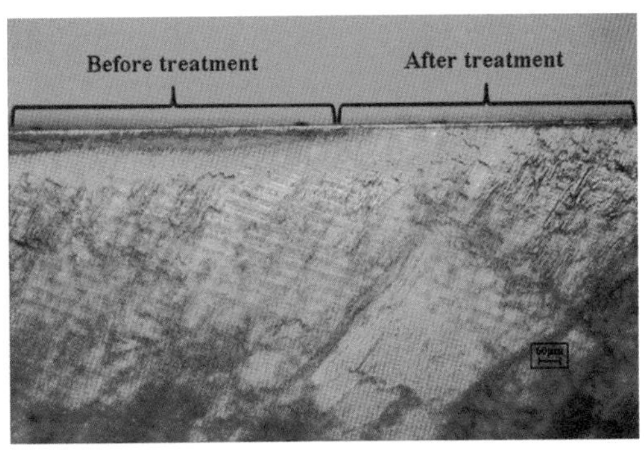

图6-20　矿化处理前后PLM图像

（四）注意事项

（1）PLM的应用基于具有非均质性超显微结构的矿物质或晶体都具有双折射的特性，是一种破坏性方法。

（2）PLM要求样本切片必须经媒介浸渍，对矿物含量仅能提供有限的资料，并且计算过程烦琐，也不能改善对龋损深度的探测，故不能获得完全定量的结果。

八、光散射法

脱矿牙釉质或早期龋损比周围正常牙釉质更白，由于龋损内残留的小矿物颗粒是包埋在水中而不是包埋在富含矿物质的正常牙釉质中，故龋损内部有较强的光散射能力。这种龋白斑可作为光散射法（light scattering）的基础。光散射法就是定量测量这种强的光散射，其参数是光流量的散射系数（S）。光散射法对牙釉质早期脱矿进行定量检测，具有无辐射、高灵敏性等特点，但并不能对待检样本进行扫描成像。

九、定量光导荧光技术

定量光导荧光技术（quantitative light-induced fluorescence，QLF）是用蓝-绿范围的可见激光作为光源，激发牙釉质产生荧光，根据龋损牙釉质的荧光量来定量探测龋病脱钙程度，并监测光滑面脱矿和再矿化的动态变化。当牙釉质脱矿时，脱矿区荧光密度降低，激光照射下呈暗区，正常牙釉质呈明区。QLF的优点为适用于口外、原位、口内定量评估早期平滑面脱矿病损再矿化，所形成的图像清晰度高，早期即可检测龋病，并可以使患者看到图像，了解病情，更好地配合治疗。它还具有无损害性、高度敏感性和结果可重复性的特点。

（一）工作原理

以牙齿自荧光现象为基本原理，用高强度蓝-绿氩离子激光光束（488nm）照射牙齿，光纤穿过透明的瓷釉层，除少部分被吸收，大部分都被捕获，在光谱的黄色区将会产生釉质荧光。当牙体硬组织脱矿时，呈充满唾液的多孔状，导致牙体中光通道减少，脱矿区荧光密度降低，因此在激光照射下呈现暗区，而正常牙体组织为明亮的荧光区。该技术可对病损区脱矿和再矿化过程进行动态监测，如图6-21所示。

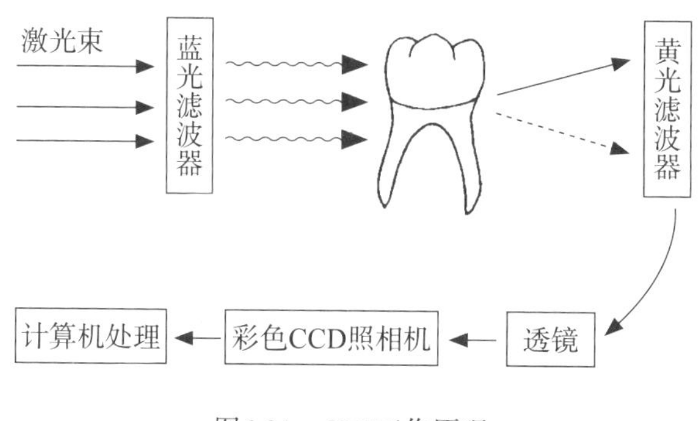

图6-21　QLF工作原理

（二）使用方法

清除牙齿表面的牙菌斑、外在着色后充分干燥牙齿（棉卷隔湿、空气吹干），置于载物台上，调节CCD照相机的焦距，拍摄标本的荧光图像，储存于电脑中，分析病损的脱矿程度。拍摄时周围的光线尽可能降低。

（三）结果表述与意义

QLF结果分析包括荧光照片和重要参数分析。健康牙体组织呈明亮的荧光区，脱矿区呈暗区。QLF软件测量的参数有：①荧光损失ΔF（%）：代表脱矿病变釉质区的平均荧光值减少量；②病损区域A；③综合荧光变化（ΔQ）（$\Delta Q=\Delta F\times A$）。荧光的减少通过计算实际和重构的荧光表面的百分比差别来确定，荧光降幅超过5%的区域被认定为脱矿区。

如图6-22所示，上排（A~C）是数码相机照片，下排（a~c）是QLF荧光照片。其中，黑点和红色荧光区域被认定为病变区域，通过比较ΔF、ΔQ值后判断再矿化效果。

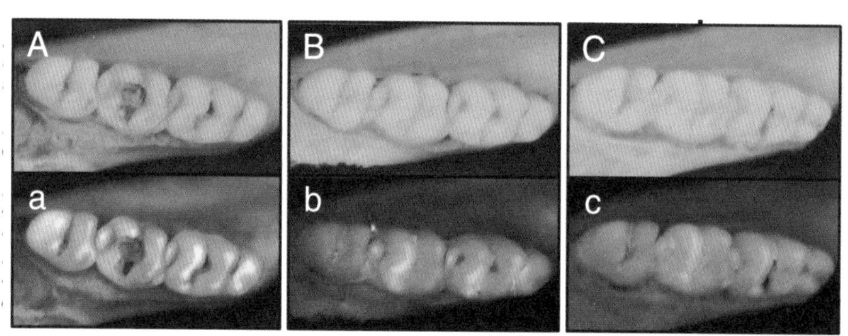

图6-22　未处理组（A/a）、不同矿化处理（B/b、C/c）后的数码相机照片和QLF荧光照片

（四）注意事项

（1）牙齿组织的脱水程度影响QLF荧光的敏感性。短时间内检测影响不大，但若长时间动态监测，则要考虑到牙齿表面水合作用的影响。

（2）尽管QLF对光滑面龋的敏感性及特异性较高，但对咬合面龋的敏感性及特异性较低。

（3）由于QLF仪器的摄像头应与牙面垂直，所以QLF的应用范围较为局限。

十、光学相干断层扫描

光学相干断层扫描（optical coherence tomgraphy，OCT）集激光光学技术、超灵敏探测技术、精密自动控制和计算机图像处理技术于一体，是继CLSM之后发展起来的一种新型生物组织成像技术。OCT既能够无创成像早期龋的脱矿改变，反映病变范围和深度，又可通过光学指标监测早期龋牙釉质的脱矿程度，在口腔临床上的应用中显示出巨大的潜力。

（一）工作原理

OCT基于近红外线及光学干涉原理成像。光源经过透反分束镜被分为两束光，一束射往牙体样本，另一束射到参考镜上，参考镜的反射光（参照光）和从牙齿各界面反射回的光脉冲序列在光电探测器上叠加。当参考光脉冲和信号光脉冲序列中的某一个脉冲同时到达探测器表面时，就会产生光学干涉现象。前后移动参考镜使参考光分别与信号光产生干涉，测量从牙齿内不同结构处回来的光延迟，同时分别记录下相应的参考镜的空间位置，这些位置便反映了牙齿内不同结构的相对空间位置。这个过程是将时间的测量转变为空间的测量。用干涉仪的参考臂进行扫描，从而得到不同深度的组织的信号，将得到的信号经计算机处理，可得到样品的立体层析图像。根据信号的强弱，便可得到样品的灰度图或假彩色图（图6-23）。

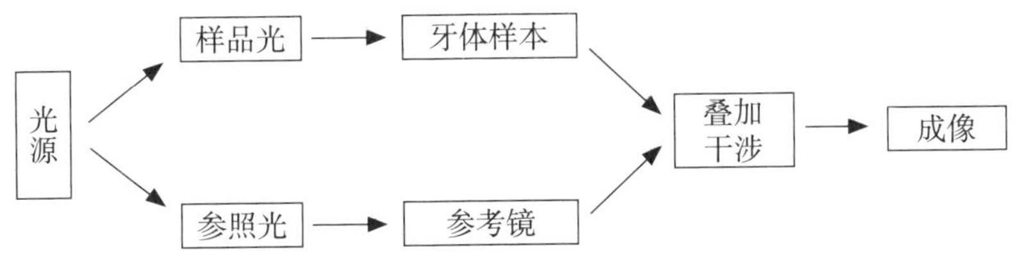

图6-23　光学相干断层扫描原理

（二）使用方法

牙体样本无需特殊处理。将样本牙固定，同时进行连续OCT，扫描层数为10层，层间隔为400μm。利用红光定位系统，按照标记的扫描线进行OCT，每个样本获得10个连续B-scan图像，包括开窗区及周围正常牙体硬组织区域。将扫描所得信号强度在Matlab软件中转换为反射率值，绘制反射率-深度曲线后计算总反射率改变量（ΔR）和实际脱矿深度。

（三）结果表述与意义

OCT结果可用OCT二维图像、总反射率改变量和实际脱矿深度表示。

（1）脱矿后，无机物溶解，牙体中的有机成分含量增加，脱矿部位的光散射系数较周围正常牙体低，在图像上显示为较周围正常牙体灰度高的白色影像。

（2）根据绘制的反射率-深度曲线，计算每条曲线下面积的总和，即总反射率（R）。根据公式$\Delta R=(R_C-R_T)/R_C$计算总反射率改变量，式中，R_C是正常对照组总反射率，R_T是脱矿组总反射率。总反射率改变量随着矿物质损失量的增加而增加。

（3）根据测得的光学深度除以牙体折射率得到实际脱矿深度。

（四）注意事项

（1）OCT视野范围很小，不能实现临床上的大规模成像。

（2）对早期龋齿的诊断有假阳性的误判情况。

十一、电阻抗技术

使用电阻抗技术（electrical caries moniter，ECM）进行脱矿检测时，可提供定量数据，这是一种可用于体内的较灵敏的非损伤性脱矿检测技术，且操作简单，易于掌握，经济实用。

（一）工作原理

正常牙釉质晶体结构中孔隙很小，半径仅为2~6nm，为电的不良导体。龋病发生发展过程中伴随牙体硬组织脱矿，晶体间的孔隙增大，孔隙中所含离子成分增多，牙体硬组织的电传导性增加，电阻值降低等现象。通过测量牙齿表面至髓腔的电阻值即可判断牙齿矿化状态。

（二）使用方法

（1）点特异法：选取牙面若干个点，通过监测这些点的矿物质含量，来判断该牙的脱矿情况。通常因不同仪器使用方法不同，点特异法又分为盐水法和气流法。

（2）面特异法：通过测量牙面整个窝沟系统的电阻来判断患牙的脱矿情况。导电介质与牙面的接触面积对结果影响很大，由于有效接触面积差距较大，研究中应将前磨牙与磨牙分开，设定不同的临界电阻值。

（三）结果表述与意义

（1）ECM在低交流电频率、低电流通电状态下测量牙齿的电阻。所测的电阻值反映牙齿脱矿的严重程度，且电阻值下降的程度与脱矿程度成正比，常以 $\log_{10}$ECM表示。

（2）影响ECM测量结果的因素：导电介质、牙齿接触面积、测量电极释放空气的速度和测量记录时间等。

（四）注意事项

（1）不同牙齿及牙齿不同部位的组织厚度不同会导致电阻值有差异。

（2）测量前必须保证待测牙齿处于湿润状态，因为组织结构内的电解质影响电阻值。

（3）测量时牙面干燥不充分，牙面至龈缘的电传导可增加假阳性率；病损干燥过快，增加假阴性率。不同的ECM设备推荐使用的空气速度不同。

（4）该方法的阴性诊断正确率偏低。

十二、激光荧光法

激光荧光法（laser fluorescence methods，LF）采用可见激光作为光源，使牙体硬组织被激发出红外区域内的荧光，根据荧光强度定量反映牙齿脱矿和再矿化情况。德国Kavo公司生产的DIAGNOdent探测笔（图6-24）就是基于此原理的一款椅旁龋齿探测仪器。探测笔以波长为655nm的激光束作为光源，照射牙面后收集健康牙齿和脱矿牙齿发出的不同荧光，将脱矿程度数字化，从而更直观和客观地评价牙齿脱矿和再矿化程度。

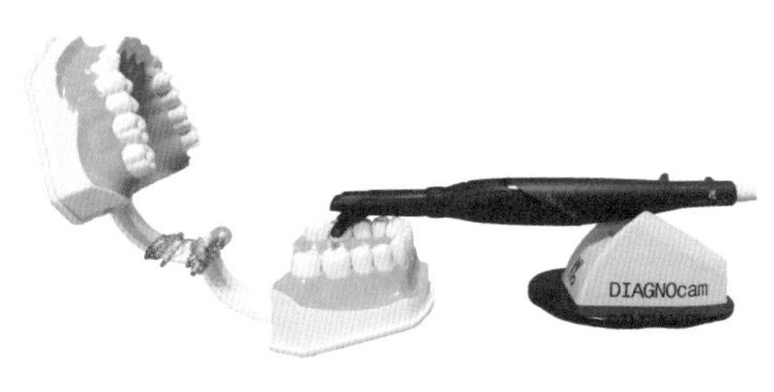

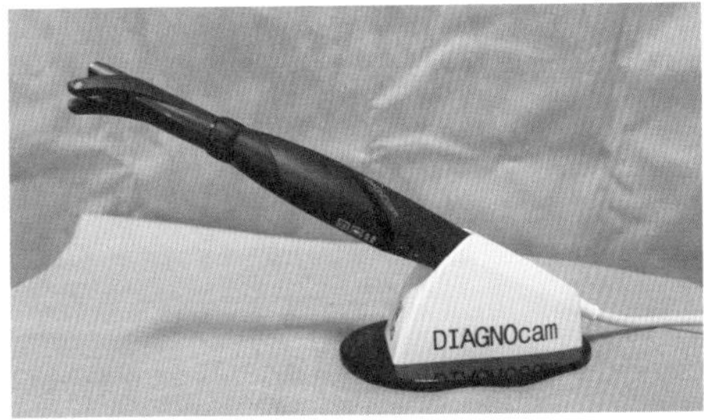

图6-24　DIAGNOdent探测笔

（一）工作原理

中央处理器中的激光二极管可发生限定波长的脉冲光，当遇到牙齿钙化程度不同的部位时，可激发出不同波长的荧光。随着牙齿脱矿程度的加重，激发出的荧光波长也随之增加。相对于激发光，这种荧光具有更长的波长，一般位于红光区。探测器可收集这些荧光，经中央处理器内的电子系统处理后在屏幕上以数字方式表示出来，可依据此数字判断牙体检查部位的矿化状态，用检测该荧光强度的方法可以判断脱矿的深度。

（二）使用方法

（1）选择光探头接入手机，打开开关，启动仪器。当显示数值为0时，仪器准备完毕。

（2）清洁并干燥牙齿。

（3）探头垂直于待测开窗区，距离为1mm，避开色素沉着处，听到蜂鸣声2次之后，记录MOMENT数值，每牙测量3次，取平均值。

（4）以同样方法测量其他位点和实验样本。

（三）结果表述与意义

DIAGNOdent探测笔读取出来的度数称为DD值。DD值同脱矿程度成正比，DD值越小，脱矿程度越低。根据读数可以迅速判断牙齿的脱矿程度。

DIAGNOdent探测笔还可用于龋齿检测与诊断，读数分级标准见表6-4。

表6-4　DIAGNOdent探测笔读数的分级标准

分级	DIAGNOdent探测笔读数	龋损程度描述
0	0~4	无龋
1	4~10	超过一半的牙釉质层龋坏
2	10~18	未超过一半的牙本质层龋坏
3	>18	牙本质深龋

（四）注意事项

（1）牙齿脱矿激发的荧光光子到达探头的距离越远，光子被分散或被牙本质及覆盖其上的牙釉质吸收的就越多，所以DIAGNOdent探测笔更适合测定较小的、较表浅的、局限于牙釉质的脱矿龋损。

（2）潮湿的牙齿表面会影响DIAGNOdent探测笔读数，使用前应清洁及吹干牙齿表面。

（3）目前不能将DIAGNOdent探测笔作为判断是否需要充填治疗的唯一依据。

（古萌琴）

小　结

除了上述方法，还有牙色度分析法、超声波技术、生物学检测、化学分析法等。每种检测方法各有优缺点，单独使用一种检测手段难以提供足够的敏感性和精准性，多模式手段联用可提高检测的准确性，因此在实际应用中需要综合评估，尽可能发挥各项检测技术的优势，为脱矿与再矿化的研究提供有力的支撑，提高检测的敏感性和准确性。

参考文献

[1] 黄继武，李周. 多晶材料X射线衍射：实验原理、方法与应用[M]. 北京：冶金工业出版社，2012.

[2] 孙皎，赵信义. 口腔生物材料学[M]. 2版. 北京：人民卫生出版社，2015.

[3] 闻静，周春华，许妍. 光学相干断层成像检测牙釉质表层脱矿与再矿化的实验研究[J]. 北京口腔医学，2019，27（3）：143-146.

[4] 张鹏，朱嘉，朱洪水. 研究牙釉质脱矿的实验方法[J]. 口腔材料器械杂志，2014，23（1）：50-52.

[5] Bakry A S, Abbassy M A. Increasing the efficiency of CPP-ACP to remineralize enamel white spot lesions[J]. Journal of Dentistry, 2018, 76(5):52-57.

[6] Berzins K, Sutton J J, Loch C, et al. Application of low-wavenumber Raman spectroscopy to the analysis of human teeth[J]. Journal of Raman Spectroscopy, 2019, 50 (10):1375-1387.

[7] Bächli K, Schmidlin P R, Wegehaupt F, et al. Remineralization of artificial dentin caries using dentin and enamel matrix proteins[J]. Materials (Basel), 2019, 12(13):2116.

[8] Lo E C, Zhi Q H, Itthagarun A. Comparing two quantitative methods for studying reminer alization of artificial caries[J]. Journal of Dentistry, 2010, 38(4):352-359.

[9] Jang J H, Lee M G, Ferracane J L, et al. Effect of bioactive glass-containing resin composite on dentin remineralization[J]. Journal of Dentistry, 2018, 75(3):58-64.

[10] Sereda G, VanLaecken A, Turner J A. Monitoring demineralization and remineralization of human dentin by characterization of its structure with resonance-enhanced AFM-IR chemical mapping, nanoindentation, and SEM[J]. Dental Materials, 2019, 35 (4):617-626.

[11] Yu O Y, Zhao I S, Mei M L, et al. Caries-arresting effects of silver diamine fluoride and sodium fluoride on dentine caries lesions[J]. Journal of Dentistry, 2018, 78(2):65-71.

第七章 仿生医学与仿生矿化材料

仿生学是以模仿生物系统的结构、功能、性质、原理、行为等为基础，寻找解决人类发展所面临的诸多问题的最佳方案的学科。仿生学为科学技术提供了新的原理、思路和方法，并以此为基础发明出新的材料、设备和技术。仿生行为很早就已存在，仿生学这一概念也不断发展。仿生学不是一门独立的学科，它与生物学、生物物理学、生物化学、医学、物理学、材料学、控制论和工程学等学科有着紧密的联系。仿生学的发展极大地促进了医学的发展，医学实践也丰富了仿生学的内容，二者的交叉产生了仿生医学。仿生学领域中仿生材料的发展，给医学领域带来了重大的影响，人体仿生材料的开发为许多患者带来了福音。本章概述了仿生学的发展，论述了仿生学与医学的相互推动作用，并着重介绍了仿生矿化领域的进展。仿生矿化领域为医学的发展带来无数新突破，通过对生物矿物的仿生，开发出了许多性能优越的仿生矿化材料，主要包括仿贝壳珍珠层材料、仿骨组织材料和仿牙体硬组织材料，也产生了多种仿生矿化材料制备技术。最后，本章也讨论了该领域目前尚存在的问题和发展前景。

第一节 仿生学与仿生医学

地球上的生命已经存在约38亿年，并一直在不断变化和发展。在自然界漫长的演化过程中，生物体的结构和功能达到了非常科学的水平，这是自然选择的结果。探索生物体系中天然物质的多维度分级结构及优越性能，有利于人们模拟其精密的结构，并以此为基础创造出新的材料和设备，推动科学技术前进、人类社会发展和人类文明进步，这是科学研究永恒的追求。仿生学高度跨学科，以仿生原理和技术为医学实践提供新理论、新技术和新方法，为解决基础和临床医学中遇到的难题提供了新的思路。

一、仿生学的发展

仿生现象很早就已经存在，例如模仿鸟类在树上筑巢以防御野兽的攻击，模仿鱼背骨发明出锯齿，模仿飞蓬花发明车轮等，这些都是人类较早的仿生行为。“仿生学”一词的出现也同样经历了较长时间的发展。仿生理念最早由Schmitt 在1957年提出。1960年，Steele等结合拉丁语提出“Bionics”一词，在美国第一届仿生学讨论会议之后，“Bionics”一词被逐渐普及。我国学者随后将其译为仿生学。早期仿生学的研究大多集中于动植物神经系统、感觉功能和自动控制系统等方面，通过对自然的复制而达到仿生目的。20世纪90年代初，出现了“Biomimetics”一词，其来源于希腊语“Biomimesis”，意为模仿自然界的生物机制和过程，并合成类似的物质。这一阶段仿生学的内容进一步丰富，人们在生物系统中寻找设计的灵感，在机械仿生、结构仿生、材料科学、分子生物学及生物化学等领域的仿生研究逐渐展开并取得了丰硕的成果。此时仿生学的目的是探索生物体的结构和功能特征，并将大自然的这些最佳设计从生物体转移到人工技术，同时又尽量保持经济和环保。Benyus在1997年提出了“Biomimicry”，并强调向自然学习，在自然界神奇的生命体中寻找灵感，以此为基础创造新的仿生技术。近年来也有学者使用“Bio-inspired”一词代指基于对生物系统观察的创新方法。随着仿生学概念的逐渐完善，仿生实例也日益增多。自然界有成千上万种天然生物，是丰富而多彩的物质集合体，人类凭借自身的智慧探索它们特殊有趣的表现下所隐含的潜在机制并加以模仿，在此基础上创造了多种仿生材料和仿生设备（图7-1），极大地促进了人类社会的进步。

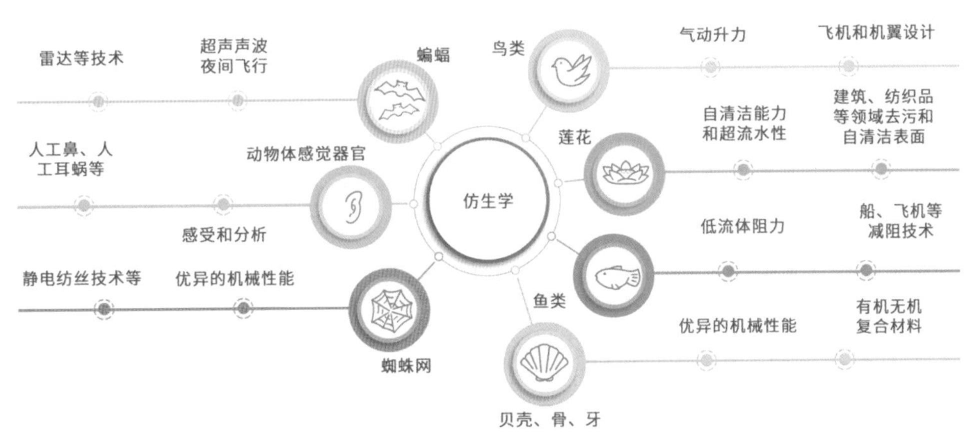

图7-1　仿生现象实例

总的来说，仿生学尚不是一门独立的学科，是和多学科交叉而形成的一门正在发展的学科。仿生学涉及生物学、生物物理学、生物化学、医学、物理学、材料学、控制论和工程学等领域，内容复杂庞大，随着现代科学技术的发展，其学科分支也在逐渐增多。仿生学学科目前主要通过两种形式来划分：一种是从生物体功能结构特征（仿生学基础）来描述，另一种是从实际应用（仿生学应用）来描述。如图7-2所示，两种分类方式都有众多的分支学科。仿生研究方兴未艾，仿生学成为一门既古老又年轻的科学。

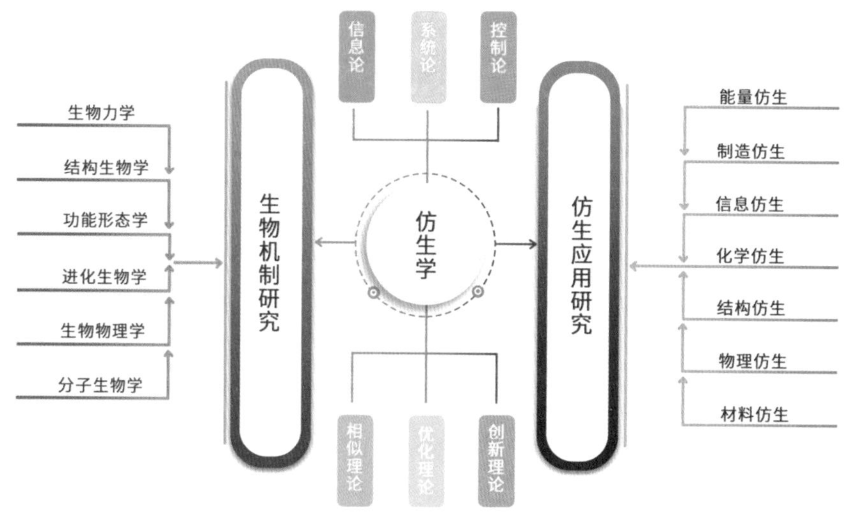

图7-2　仿生学学科组成

二、仿生医学的发展

当今，仿生学在医学领域中发展迅速，仿生医学的概念逐渐被人们所接受。医疗卫生工作者在疾病的病因、预防、诊断、治疗和康复等方面仍面临无数难题，仿生学为医学实践提供了新的理论、技术和方法。基础医学和临床医学中遇到的所有问题几乎都能够从大自然中寻找到解决方案。同时，随着医学模式的转变，现代医学模式更加注重患者的精神心理健康，而仿生医学不仅是对功能结构的仿生，同时也是一门艺术，追求患者的精神心理健康。仿生医学的发展主要体现在仿生器官、仿生药物、组织工程、仿生信息控制和仿生材料等方面。

仿生器官是为了恢复机体原有器官的形态、结构和功能而设计制造的永久性或暂时性的人工器官，一些仿生器官在临床诊疗中得到了广泛应用。目前研究较多的有人工耳蜗、仿生眼睛、仿生假肢、仿生心脏、仿生视网膜、仿生胰腺、功能性仿生语音假体、仿生压力感受器和仿生神经调节技术等。例如，继人工耳蜗带给无数患者美妙的声音，2013年在美国批准上市的Argus® Ⅱ视网膜假体系统致力于恢复视网膜色素变性或视网膜营养不良但视神经未受损伤而导致的严重视觉障碍患者的视觉功能，通过将光转化为电刺激并传递至中枢，反馈的视觉信息被视网膜假体系统的外部组件接收并处理。尽管其已得到商业化批准，也被大量临床研究证实了安全性，但仍有很多问题有待探索，例如其适应证的选择和有效性的观察等，然而这一仿生眼已经为许多患者的世界增添了光明。全胰腺移植术、全胰腺切除术后胰岛自体移植术、同种异体胰岛细胞移植术用于高血糖或低血糖患者的治疗时，术后需要免疫抑制剂维持，同时存在细胞成活率问题。被称为仿生胰腺的胰岛素泵能实时监测血糖。该系统具有双液相泵，血糖水平过高则释放胰岛素，血糖水平过低则输送胰高血糖素，稳定血糖水平，无需应用免疫抑制剂，减少了并发症的发生。仿生假肢、人工肝脏和人工耳蜗等仿生器官在很大程度上解决了供体不足的问题，减轻了患者的痛苦，提高了患者的生活质量。虽然这些仿生器官相较于天然器官尚有不足之处，如感觉反馈有限，仿生器官与人体界面之间的适合性、稳定性及信息传递功能欠佳，仿生植入物植入后需长期有效的康复训练等，但其优点也是不容忽视的。仿生器官对人体结构进行了逼真的模拟，在一定程度上改善了功能，相对于供体移植，仿生器官明显降低了治疗费用，减轻了患者的经济负担。

仿生药物通过分子生物学技术进行药物的仿生提取及药物递送系统的构建。通过模拟生物体内大分子物质的生化作用、酶或生物因子的活性作用、生物膜的选择作用及能量转换、免疫反应、神经传导作用、遗传物质及信息的传递作用等，开发新的仿生药物。组织工程强调再生修复理念，结合细胞生物学与材料科学，通过体外培养种子细胞，并与具有良好生物相容性和生物降解性的材料相结合，植入组织缺损部位，随着可降解材料的降解及种子细胞的增殖逐渐形成相应的组织器官而修复相应的缺损。仿生信息控制包括医学图像的采集及处理、仿生模型系统研究和生物芯片等仿生系统和设备。仿生材料与工业材料最大的区别是仿生材料具有更好的生物相容性和生物安全性，仿生材料也同时具有良好的机械性能，不易发生老化、腐蚀、断裂和应力疲劳等。仿生材料按照其属性可分为合成高分子仿生材料、无机仿生材料、无机金属材料、复合仿生材料和杂化生物材料；按照材料的功能可分为软组织相容性仿生材料、硬组织相容性仿生材料、血液相容性仿生材料和生物可降解材料；也可根据材料的用途分类，如仿骨材料和仿牙材料等；根据材料的基本结构单元的尺寸可分为纳米材料和宏观材料。

仿生医学内容丰富并不断发展以满足人类对高生存质量的追求，尤其是仿生材料的开发，具有良好的应用前景和社会效益。目前，骨和牙齿的损伤较为常见，迫切需要能够修复和替代天然人体硬组织的仿生矿化材料。仿生矿化研究进一步丰富和发展了仿生医学。

三、仿生医学与仿生矿化

包括人类在内的所有生物体都具有一定的自我防御和修复能力，如骨的吸收和改建、牙骨质受刺激后的吸收和增生等。仿生学与医学、生物医学工程的结合对疾病的治疗和组织缺损的修复产生了重要的影响。随着社会经济的发展，交通事故伤和食品糖化造成骨和牙体硬组织疾病的发病率上升，损伤性治疗方法如自体骨移植、充填修复等常给患者带来痛苦和较多的并发症。仿生医学为组织缺损的修复打开了新的大门。骨和牙体硬组织均具有高度有序的分级结构，近年来，对蛋白质二级结构的认识加深了我们对仿生材料结构的理解。受生物矿化的启发，许多天然或人工合成有机材料被发现和制备出来，作为仿生矿化的模板，模拟天然骨组织和牙体组织的生物矿化过程而制备的人工复合材料，表现出较好的力学性能与生物活性。仿生矿化材料在人体硬组织缺损的修复领域表现出较好的潜力。

（一）骨的仿生矿化

近年来，由于骨折、创伤、肿瘤、感染、先天性发育不良和骨质疏松等疾病，骨缺损成为越来越多人所面临的问题。同种异体骨和异种骨等作为骨量有限的自体骨的替代材料，存在免疫原性，有可能阻碍细胞的黏附、增殖和分化，延长愈合时间。钛及钛合金等金属材料已经在临床中被用于骨缺损的修复，通过植入金属材料，对骨缺损区提供保护和支持作用。金属材料具有良好的力学性能，能够提供组织细胞生长的平台，但是缺乏生物活性，植入骨缺损区难以与周围软、硬组织键合。人工合成磷酸钙类材料具有良好的生物相容性和降解性，纳米级颗粒具有更高的生物活性，能增强成骨相关细胞的细胞活力与增殖能力，但难以实现与组织生长所匹配的最佳降解速率，有限的力学性能限制了其在某些特定部位的应用。仿生修复骨缺损以开发出兼具生物相容性和可降解性、骨传导性和骨诱导性的多孔三维复合材料为目的。受骨的高度有序分级结构的启发，近年来，学者结合无机纳米粒子与有机基质制备出了有机-无机复合材料，并表现出较好的力学性能和生物学性能。仿生矿化修复成为仿生医学的重要领域。

骨主要由45~70wt%的无机矿物、10wt%的水和20~45wt%的胶原纤维构成。骨的无机成分主要为HAP，有机基质主要为胶原蛋白和非胶原蛋白，此外还含有一些酯类和多糖。在骨的发育阶段，间充质细胞分裂增殖形成积聚的密集间充质区，决定了未来骨骼的形态。随后，大部分间充质细胞分化为软骨细胞，通过在软骨板的核心区域以肥大软骨细胞分泌的X型胶原纤维作为矿化的支架，以及在周围的骨领区域和随后的骨小梁中以成骨细胞来源的Ⅰ型胶原纤维作为矿化的支架完成软骨内成骨过程。部分颅骨及锁骨外侧可通过膜内成骨过程，即部分间充质细胞直接分化为成骨细胞，来矿化细胞外基质（extracellular matrix，ECM）。

骨的生物矿化与血清钙磷水平及细胞外基质等因素有关。无机焦磷酸盐（inorganic pyrophosphate，PPi）为矿化抑制剂，相反，无机磷酸盐（inorganic phosphate，Pi）能够促进细胞外基质的矿化作用。通过成骨细胞膜上的碱性磷酸酶（alkaline phosphatase，ALP）的降解作用，PPi被裂解为Pi，改变了骨矿化微环境中的Pi/PPi比值，使局部环境有利于矿化的发生，Ca^{2+}、PO_4^{3-}可进入骨组织的胶原纤维内，从而实现胶原纤维内矿化。成骨细胞可在细胞特定位点出芽释放基质囊泡（matrix vesicles，MVs），MVs被认为是骨矿化的辅助机制，通过内部组织非特异性碱性磷酸酶、核苷酸焦磷酸酶和磷酸二酯酶等蛋白酶类影响PPi或Pi的代谢，维持骨组织的矿化平衡。在Wuthier提出的MVs矿化动力学五阶段中，在初始交换期、滞后期和诱导期，MVs选择性吸收钙磷形成无定形磷酸钙（amorphous calcium phosphate，ACP），快速积累期大量钙磷被吸收，MVs内出现相转化，ACP转变为磷酸八钙（octacalcium phosphate，OCP），最后经过平台期，OCP转化为热力学稳定的HAP。

对HAP无机-有机复合支架材料的相关研究显示，通过有机基质调控无机相材料，能够提高材料的抗压强度、杨氏模量和断裂韧性等。用于组织工程支架的材料有两种：天然生物衍生材料和人工合成高分子材料。常见的天然衍生支架材料包括胶原、海藻酸钠、壳聚糖、丝素蛋白、透明质酸、纤维蛋白支架和淀粉基材料等，具有良好的生物相容性和低毒性，与HAP和磷酸钙等结合应用时显示较好的成骨能力，然而这些材料降解速度快。人工合成高分子材料主要包括聚乳酸、聚乙酸、聚乳酸聚乙酸共聚物及相关的衍生复合材料，具有良好的生物降解可控性，易于加工塑形，力学性能较好但生物相容性较差，降解产物可导致局部的炎症反应。Shakir等通过共沉淀法将不同量的可溶酚醛树脂（resol resin，RS）与壳聚糖-羟基磷灰石（chitosan-hydroxyapatite，CHA）结合以形成三元纳米复合物CHA-RS，与CHA二元纳米复合材料相比，CHA-RS具有较高的热稳定性和机械强度，且该研究得出的结果表明，不同RS含量的三元纳米复合物CHA-0.5RS、CHA-1RS和CHA-2RS中，CHA-1RS纳米复合材料具有更好的蛋白质吸附和碱性磷酸酶活性及优越的诱导HAP形成能力。当CHA-RS植入大鼠临界颅骨缺损模型后，具有促进骨组织再生的能力，相比于二元纳米复合物，其促进颅骨缺损愈合的能力更强。支架材料的孔隙率是影响生物活性的另一重要因素，通过基质搅拌发泡和冷冻干燥法可制备明胶/羧甲基壳聚糖/纳米羟基磷灰石（nano hydroxyapatite，nHAP）介孔支架复合材料，与常规非大孔支架材料相比，提高了孔隙率、保水能力、抗压强度和生物活性，这表明介孔支架在骨组织工程中具有潜在的应用价值。Liu等首次成功组装了一种新的骨组织工程支架，即具拓扑结构的纤维内矿化胶原（hierarchical intrafibrillarly-mineralized collagen，HIMC）。研究中采用不同分子量的聚丙烯酸（polyacrylic acid，PAA）模拟胶原有机基质在矿化过程中的调控作用，成功实现了自下而上的矿化，再现了天然骨的分层交错纳米形貌，实现了颌骨大面积缺损的再生。这些发现使得HIMC支架具有优越的生物学性能，为骨缺损的仿生修复的临床应用提供了依据。

（二）牙体硬组织仿生矿化

目前，龋病仍是一个重大公共卫生问题。龋病是一个连续的过程，从HAP晶体溶解，牙釉质表面出现肉眼可见的白垩斑病损，至牙本质受累，最终形成龋洞。目前临床上多采用光固化复合树脂、玻璃离子水门汀等充填方法修复龋损。当龋病处于早期阶段时，矿物晶体溶解，钙离子、磷酸根离子及其他离子流失，尚未形成龋洞，此时，若采用非手术方法进行治疗，可抑制龋病的进展，提高牙齿的硬度。早期研究中，再矿化包括龋损表面矿化在内的矿物质增加，而Cochrane等将再矿化定义为“外部钙和磷酸根离子使牙釉质表面下损伤的矿物质增加的任何晶体修复，但不包括牙釉质表面的晶体沉积”，成熟的牙釉质缺乏细胞外基质蛋白调控晶体成核和生长的作用，一旦脱矿便不能再生，因此需要设计合成类似的材料来发挥细胞外基质蛋白的作用，以获得牙釉质的分级结构，修复受损牙釉质。牙本质的有机物含量明显高于牙釉质，当遇酸蚀造成矿物质损失时，胶原纤维暴露于口腔，这些胶原纤维极易被唾液和细菌蛋白酶酶解，故在相同的环境中，牙本质较牙釉质脱矿进展更为迅速，而矿化过程更为缓慢。有机胶原作为矿化的支架，使HAP嵌入，因而牙本质的力学性能不仅取决于矿化的总矿物含量，胶原纤维内矿化也十分重要。

氟化物因其有效的防龋作用已经被大量应用于临床，也是再矿化研究的重要对照标准。然而，氟化物也具有一定的局限性，摄入过量的氟可引起急性或慢性氟中毒。此外，一系列结晶磷酸钙或未稳定的无定形磷酸钙可提供钙离子、磷酸根离子，促进龋损区的再矿化，但这些材料介导的再矿化与天然牙体组织的生物矿化有很大差距，所形成的晶体也不如天然晶体有序，新形成的晶体往往缺乏天然牙体组织的结构和机械强度。近年来，对自组装多肽的研究扩展了牙体硬组织仿生修复的方法，仿生矿化模拟生物体有机分子对无机矿物离子成核、生长和组装过程的调控，在体外合成类似天然牙体组织的有机-无机复合材料，以修复牙体硬组织的损伤。

目前牙釉质仿生矿化材料的研究主要基于非经典结晶理论，通过建立牙釉质细胞外基质蛋白和矿物成核前体，引导牙釉质晶体形成。而大多数牙本质仿生矿化研究多采用胶原及其仿生类似物来模拟牙本质发育过程中胶原蛋白及非胶原蛋白（non-collagenous proteins，NCPs）对生物矿化的调控作用。牙釉质具有独特的交叉排列结构，因而显示出两种具有不同耐酸能力的结构区：釉柱和釉柱间质。如何直接在受损的牙釉质表面形成与牙釉质类似的定向结构晶体仍是一个挑战。酪蛋白磷酸肽-无定形磷酸钙（CPP-ACP）在近20年被大量研究证实其在体内外能够有效促进牙釉质再矿化，但大多数研究基于正畸治疗引起的白垩色改变。此外，学者模拟牙体硬组织发育期间基质蛋白的功能片段所构建出的不同仿生多肽，可稳定溶液中的钙离子和磷酸根离子，同时对牙体硬组织表面的HAP具有良好的吸附能力，因而为晶体的形成提供了良好的成核位点，调控HAP的有序排列。对于发育中的牙本质，胶原纤维和NCPs在牙本质矿化过程中起着至关重要的作用，NCPs被认为是胶原纤维中的矿物成核模板，可以调控HAP的分级生长，因此，学者研究了可发挥NCPs作用的仿生类似物。聚天冬氨酸（polyaspartic acid，PAsp）、聚丙烯酸PAA（polyacrylic acid，PAA）和聚谷氨酸（γ-polyglutamic acid，γ-PGA）等，作为稳定矿物前驱体的非胶原蛋白类似物，可维持ACP的尺寸，使其渗入胶原纤维之间，同理推测可渗入牙釉质的深层部位，以实现胶原纤维内矿化及牙釉质表面下仿生矿化。然而目前对牙体硬组织的仿生矿化研究大多停留在基础实验阶段，缺少口内复杂生态环境的干预，新形成的晶体在机械性能方面与天然晶体仍有差别。此外，钙磷盐晶体形成功能性牙体组织所需要的时间尚不明确，这一问题也影响着临床治疗的可行性。

从近十年的研究成果来看，牙体硬组织仿生矿化技术有了突飞猛进的发展。大量研究已经筛选出了多种具有促仿生矿化潜能的生物材料，在牙体硬组织疾病的治疗修复中展现出良好的应用前景。随着医学仿生技术的发展，人类的许多健康问题有了更多解决方案，对人体硬组织缺损修复材料的研究取得了显著的成果。

（刘珍琪）

第二节　仿生矿化材料

典型的天然生物矿物包括贝壳、蛋壳、象牙、鱼耳石、骨骼、牙齿和棘皮动物的外皮等，具有多级别、高度有序的结构层次，将无机材料的脆性、刚性与有机材料的韧性相结合，不同于单纯的无机原料或有机原料的简单混合，因而具有较高的断裂韧性和强度。天然生物矿物在生物体特定的条件下，经过精细的组装，形成了具有特定取向性的微观形貌，呈现出特殊的外观和功能。对生物矿物的仿生催生了各式各样的仿生矿化材料，在这些仿生矿化材料中，研究较多的模型是软体动物的贝壳珍珠层和牙体硬组织。本节主要介绍了仿生矿化材料的制备技术和目前研究较多的牙体硬组织仿生材料。

一、仿生矿化材料制备技术

生物矿物的共性在于其不仅包含无机矿物，还含有一定量的有机成分。如软体动物的贝壳、骨和牙等生物矿物的特征是层板状结构，坚固的无机物层嵌入具有韧性和延展性的有机基质中，裂纹产生时在有机-无机复合材料表面扩展，有机基质桥联作用限制裂纹的偏转，使得破除桥联作用需更多能量从而实现增韧。裂纹通过基体扩展并在其路径上垂直于矿物层时，裂纹被偏转，并通过创建一条更曲折的路径释放应力来吸收一些能量，也可导致基体增韧。此外，裂纹偏转的同时常伴随纤维拔出作用，产生的摩擦导致随后的增韧。这些增韧机制使生物矿物不仅具有良好的力学性能，也兼具延展性和容错性。目前用于制造聚合物基人工复合材料的无机增强片主要包括玻璃、石墨、SiC、AlB_2、云母和黏土等。受天然矿物有机大分子与无机离子在界面相互作用的启发，目前已有的制备仿生矿化材料的策略主要包括纳米粒子直接分散技术、自组装技术和冰模板技术等。根据不同的自组装路径，自组装策略可分为两种：一种方法首先形成无机纳米粒子的自组装，通过浸入有机相中实现无机-有机复合材料的合成，如静电自组装技术、有机插层技术；另一种方法首先进行有机相的预组装，制备所需要的结构，随后介导无机矿物的沉积，如有机物模板自组装技术。

（一）纳米粒子直接分散技术

纳米粒子直接分散技术是将无机纳米粒子通过机械共混、溶液或乳液共混及熔融共混等方法分散至有机相中以制备有机-无机复合材料的一种方法。在纳米粒子直接分散技术中，纳米粒子的制备可通过气相沉积法、蒸发冷凝法、微乳液法及胶体化学技术等实现。纳米粒子可由气相沉积法或液相化学合成法制备并以干燥后所得到的干燥粉末形式参与复合材料的合成，或通过分散至适当的介质中参与复合材料的制备。有学者采用纳米粒子直接分散技术制备了平均粒径约35nm的纳米级单分散状态的纳米CeO_2/阴离子聚氨酯复合材料。经过十二烷基苯磺酸钠修饰的CeO_2粒子具有两亲性，能够较好地分散到有机相聚氨酯预聚体内。纳米粒子具有体积效应和表面效应，由于比表面积增加，表面不饱和配位原子增多，纳米粒子极不稳定，因此直接分散技术的关键步骤为纳米粒子的表面处理及其在有机介质中的分散。该法使纳米粒子的形态和尺寸可控，从而能够制备尺寸均匀的有机-无机复合材料。

（二）自组装技术

自组装技术制备人工无机-有机复合材料有多种方法。几种典型的方法包括静电自组装技术、有机插层技术、Langmuir-Blodgett单分子膜技术（LB膜技术）和有机物模板自组装技术等。

1. 静电自组装技术

静电自组装技术主要依靠带电基板与溶液中正负离子的静电交替吸附作用引导有机-无机层状复合材料的合成。该技术所合成的材料的性质与各层分子的特性和沉积顺序有关。该技术通过顺序沉积有机相和无机相产生有机层和无机层的交替结构，这一制备工艺使材料脱离表面活性剂介导的自组装反应，并再现高分子折叠效应，牺牲离子键的作用，获得极限拉伸强度和弹性模量接近贝壳珍珠层的无机-有机复合材料（图7-3）。

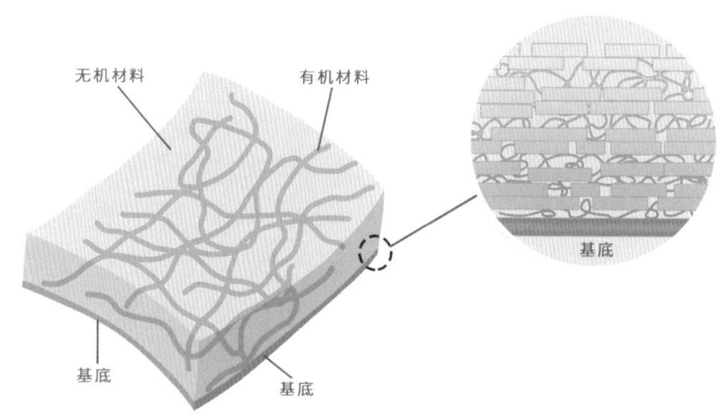

图7-3　无机-有机复合材料结构示意图

以蒙脱石黏土和聚二乙烯基二甲基氯化铵（polyvinyldimethylammonium chloride，PDDA）为原料，采用静电自组装技术经过聚电解质和黏土循环漂洗/吸附，制备出层状无机-有机复合材料，由于在聚电解质-黏土界面有很强的静电吸引和范德华力，彼此之间具有高亲和力和兼容性，且制备的薄膜可以分层，与以往的块状材料相比，此多层膜总体有序度明显提高。

在界面自组装的基础上结合旋涂法，在制备过程中对无机纳米粒子进行表面改性，在无机Al_2O_3板表面附着略带疏水性的端胺硅烷，不仅可实现在空气-水界面的吸附，也使硅烷疏水尾端的胺基与壳聚糖主链上的氧原子形成氢键，增加无机Al_2O_3板与有机基质之间的黏附性。在常温环境中，改性的Al_2O_3在乙醇中分散并浮至水面形成单层无机板，依靠静电排斥形成2D双层无机板，通过浸渍涂层转移到玻璃基底后进行壳聚糖溶液的有机层旋涂，以顺序方式重复这些步骤获得兼具高抗拉强度和延展性的层状杂化薄膜。氢键的存在使有机-无机两相之间的结合力明显提高。

2. 有机插层技术

一些矿物如硅酸盐类、石墨、磷酸盐类等具有典型的层状结构，有机单体或聚合物便可作为客体插入无机相层间，从而制备出有机-无机层状复合材料。根据插层方法的差异，有机插层技术可通过原位聚合法、溶液法和熔融法进行有机插层。原位插层聚合法最早由日本Okada报道。该方法是将有机单体ε-己内酰胺插入到十二烷基氨基酸蒙脱土中进行聚合，得到无机-有机复合材料，材料在拉伸强度和弹性模量方面表现出良好的性能。该方法所制备的复合材料的结构与无机物的表面性质有关，无机物的表面电荷能够影响有机单体的分布，从而影响层状复合材料的各层厚度及层间距离。溶液法进行有机插层常应用一些水溶性聚合物，如聚环氧乙烷、甲基纤维素、聚乙烯基吡咯烷酮等，与层状无机物混合分散至溶剂中，从而实现有机插层。熔融有机插层需要将无机-有机混合物加热达到软点，Vaia等首次发现了熔融有机插层技术并合成了二维纳米结构层状硅酸盐/聚苯乙烯无机-有机复合材料，相比溶液法和原位聚合法，熔融有机插层不需要溶剂体系，因而不存在单体或有机聚合物与主体溶剂系统的适合性问题。

3. LB膜技术

LB膜技术最先由Blodgett和Langmuir采用，通过兼具亲水性和疏水性的双亲性分子在空气-溶液界面铺展形成单分子膜，在制膜设备上通过一定的压力并进行膜转移，从而制备出无机-有机层状交替复合材料。单层膜上晶体的成核取决于膜与成核物质之间的分子识别，磷酸钙晶体的成核涉及相转变的过程，通过这种识别作用，LB膜可结合Ca^{2+}、PO_4^{3-}，使局部矿化离子浓度升高，当达到或超过磷酸钙晶体的成核饱和度后，Ca^{2+}/PO_4^{3-}物质的量比偏离磷酸钙的化学计量比，可发生二水磷酸氢钙从无定形相至晶体相的相转变过程，最终形成稳定的磷酸钙晶体（图7-4）。LB膜技术通过调节矿化离子浓度、提供矿化成核位点来合成无机-有机复合材料，具有纳米级尺寸效应，膜的厚度可控。

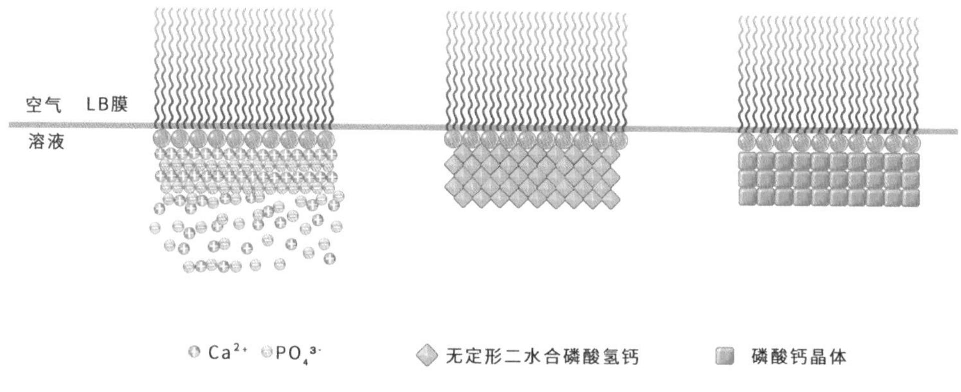

图7-4 LB膜诱导磷酸钙晶体形成中的相转变过程

4. 有机物模板自组装技术

有机物模板自组装技术是通过预先设计有机聚合物基质支架，模拟生物的矿化过程，调控矿物的沉积。这种技术更加接近生物矿物的形成过程，提供了一种通过仿生矿化来合成大块复合材料的途径。在材料的制备过程中，有机分子可为表面活性剂、嵌段共聚物或生物蛋白分子等，通过仿生矿化途径所制备的仿珍珠层材料的无机物含量接近天然贝壳珍珠层，并且制备周期明显缩短，在人工复合材料的应用领域显示出良好的前景。合成珍珠层的韧性接近天然珍珠层，从一些类似研究的抗裂曲线中能观察到，在裂纹的扩展过程中，抗折裂阻力相应增加，极可能是外部增韧机制作用的结果。虽然有机聚合物成分的含量极低，但在增韧机制中起着重要的作用，有机相不仅调控无机相的沉积，有利于分层微结构在多尺度上的形成，而且在裂纹捕获中起着重要作用，使合成珍珠层材料表现出宏观的优越机械性能。俞书宏等通过组装与矿化相结合的方法，完整地模拟了贝壳天然珍珠层的生长方式和控制过程，成功地制备了在化学组成和有序结构上都与贝壳珍珠层极为相似的仿珍珠层块材料。方法是首先通过冷冻诱导预先形成一个层状结构的壳聚糖支架，经过乙酰化形成稳定的β-几丁质框架，在聚丙烯酸和镁离子的作用下，通过一个循环系统，使碳酸氢钙溶液不断流经有机支架，从而实现碳酸钙的沉积矿化。经过热压和丝蛋白溶液处理，最终合成块状人工珍珠层材料（图7-5）。这种人工合成的块状珍珠层材料具有优异的抗折性和断裂韧性。

使用有机聚合物作为模板，采用多孔有机膜逐层沉积技术，可以介导无机物碳酸钙的沉积，其多孔的有机薄膜允许矿物互连，实现了碳酸钙板层之间的晶体连续性，提高了力学性能，最终制备的仿生材料的力学性能和光学性能接近天然贝壳。

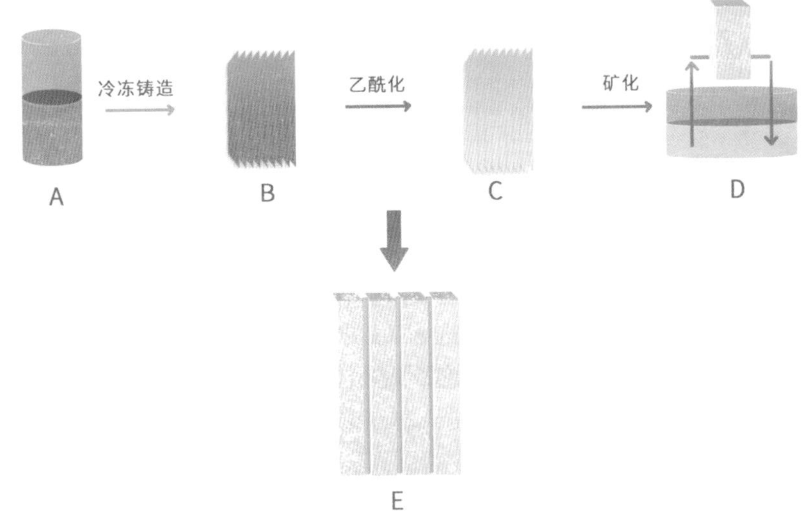

图7-5　仿生策略构建仿贝壳珍珠层

A：起始溶液，壳聚糖/乙酸溶液；B：层状壳聚糖基质；C：乙酰化壳聚糖；D：基质矿化；E：经丝素渗透和热压后得到层状合成珍珠层。

自组装技术开发出了一种力学性能近似天然矿物的人工复合材料，然而以往的研究尚有许多不足。LB膜技术对仪器设备要求较高，价格昂贵，由于高度依靠分子间相互作用，所制备的材料稳定性较差。逐层沉积自组装技术和静电自组装技术需要多次反复的沉积或漂洗等中间过程，制备过程烦琐耗时，条件复杂。尽管如此，研究表明，制备过程涉及不同的自组装技术，这些技术的结合表现出较快的成膜速度和较高的有序度，并且通过调整有机基质的浓度能够实现膜厚度的控制。

（三）冰模板技术

自2006年开始出现的冰模板技术为模拟微观分层结构设计，构建具有优越机械强度和抗裂韧性的人工复合材料提供了新思路。其优点是通过控制冰晶层的生长，能定向调控其阴模陶瓷支架的形态、厚度和界面粗糙度。例如，Munch等通过定向冷冻铸造法，将氧化铝和聚甲基丙烯酸甲酯结合制备出具有高强度和断裂韧性的块状陶瓷基复合材料，并压制折叠支架使其在垂直于层板结构的方向形成陶瓷桥，以模拟珍珠层的砖瓦结构（图7-6）。通过加入蔗糖，改善无机-有机界面粗糙度，调控界面的粘接性。此方法所制备的平均片层厚度大大减小，但与天然材料相比仍然较厚。这种技术较好地模拟了天然珠母贝的分层结构，明显改善了制得材料的机械性能。冰模板技术的发展明显提高了材料的强度和韧性，在定向复合材料的制备领域展现出广阔的应用前景。例如在骨缺损修复领域，再生骨支架的强度一直是临床急需解决的问题之一。冰模板技术可以实现HAP骨修复材料支架压缩强度的明显提高，在保证孔隙率和孔隙均匀性的同时解决孔隙连通性问题，为骨缺损的再生修复提供更为稳定的环境。

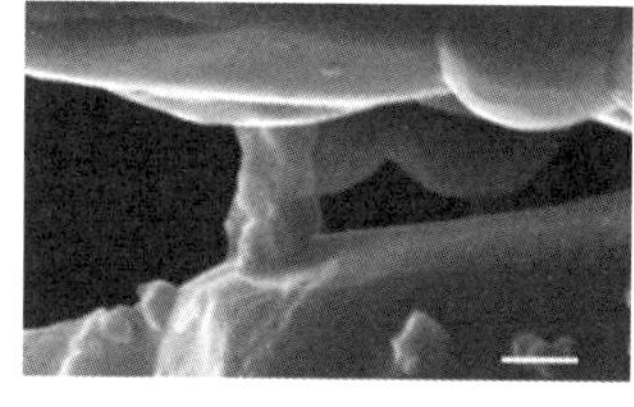
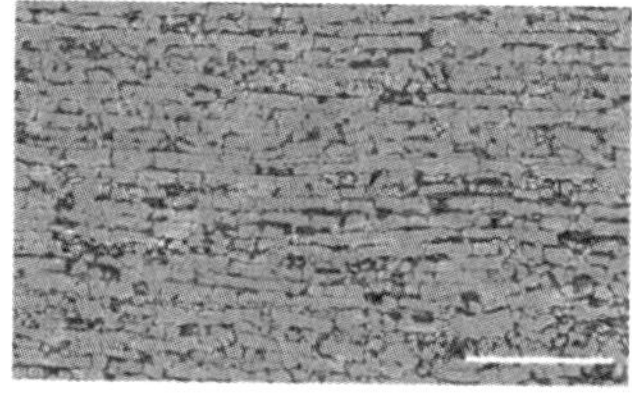
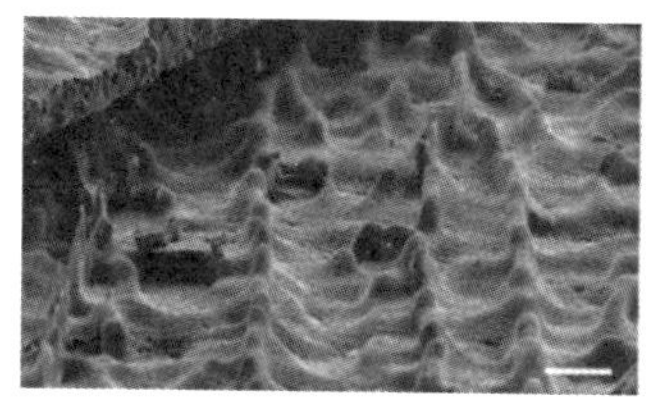

图7-6　陶瓷桥及砖瓦结构

Munch E, Launey M E, Alsem D H, et al. Tough, bio-inspired hybrid materials[J]. Science, 2008, 322(5907):1516-1520。

为了进一步提高陶瓷支架的无机相比例，可对支架进行压制折叠。冰模板技术的中间过程需压制折叠，且需要高温烧结从而模拟贝壳珍珠层的砖瓦结构，但对于珍珠层的微结构仍未精确复制。双向冻结技术可实现较大尺寸的复合材料制备，但对于珍珠层的微结构也未能做到精确复制。传统的仿贝壳珍珠层技术通过各向异性组装材料结构单元，实现生物材料的仿生。另一种冻结技术是利用水溶性有机相进行冻结，首先形成有机聚合物模板，并进行表面改性，进而实现矿化。这种技术较以往的冰模板技术有更高的无机相含量，由于常温条件下即可制备而成，故制备的层状复合材料较接近珍珠层微结构。

虽然目前人们开发出了很多技术用于模拟性能优越的天然矿物，但是人工复合材料的微结构还没有达到自然界生物有机体建立的复合材料的有序和复杂的层次结构，目前的研究常通过开发新的化合物来实现仿生材料的合成，但仍需要从分子生物水平上探究仿生矿化过程中的有机-无机界面识别机制，更多关注对现有材料的微纳米结构的优化。当前，复制自然设计的人造复合材料的制造仍然是一个具有挑战性的目标。

二、牙体硬组织仿生材料

经典的结晶理论认为，结构化的有机表面，有机基质通过与特定晶面选择性结合，从而调控晶体的继续生长、延长。非经典结晶理论认为，有机基质能够稳定钙磷预成核簇，进而形成HAP晶体。目前，基于经典结晶理论的再矿化晶体在大小、形态和结构组装上与天然牙釉质具有较大的差距。牙体硬组织的矿化是细胞参与和基因调控的精密过程，在微观水平对晶体的大小、形态、结构和排列进行精确控制和组装实现了宏观水平下复杂的分级结构，以往采用HAP粉末与有机胶原溶液交联共混所制备的复合材料只是达到了成分的仿生，但在结构上未实现仿生。随着纳米复合材料自组装技术的发展，有机聚合物和无机纳米粒子的自组装合成技术提供了仿生矿化的新思路和新途径，表面功能化的有机物的模板作用能够引导无机纳米粒子的成核自组装，进一步转化成HAP晶体，使实验室研究技术更加接近人类口腔器官乃至钙化组织天然的合成及矿化途径。

（一）仿生多肽

牙体组织在发育过程中，有机基质蛋白对矿物晶体的成核和定向生长具有重要的调控作用。近年来，研究较多的仿生多肽有釉原蛋白衍生多肽、牙本质基质蛋白衍生多肽和唾液蛋白衍生多肽等。釉原蛋白、牙本质基质蛋白或唾液蛋白等对牙体硬组织的形成和矿化至关重要，在局部微环境中，这些蛋白质的数量和性质对牙体组织晶体的发育具有较大的影响，全长的基质蛋白分泌后易被蛋白酶裂解，被裂解的片段具有与原始分泌蛋白不完全相同的性质，通过对这些蛋白的结构和功能进行研究，许多自组装多肽被设计合成，并表现出良好的促矿化效果。

1. 釉原蛋白衍生多肽

釉原蛋白是牙釉质发育过程中的主要基质蛋白，与复杂的刚性交联胶原纤维基硬组织不同，釉原蛋白呈球状，并在纳米级别自组装聚集形成球状或带状结构，因而在牙釉质发育过程中易被水解和移除，从而为晶体的生长和延长提供空间。釉原蛋白具有多个结构域，分别调控晶体的成核、生长和形态发生。对釉原蛋白的结构域及其作用的研究有助于新型自主设计多肽的开发。研究发现，缺乏C-端结构域的釉原蛋白与HAP晶体的亲和力明显下降，且C-端结构域与HAP（100）晶面的亲和力明显高于（001）晶面，提示该结构域对牙釉质晶体沿*c*轴生长具有重要作用，能够调控晶体的成核与取向。此外，釉原蛋白的N-端结构域由许多疏水性氨基酸构成，能够不依赖丝氨酸磷酸化而实现与HAP晶体的结合，被认为能够调控晶体的形态。通过模拟釉原蛋白的结构和功能，许多学者设计出了不同的釉原蛋白衍生多肽，如LRAP、ADP5及其改良短肽shADP5等。对这些釉原蛋白衍生多肽进行体外研究，证实了其诱导矿化溶液形成HAP晶体及体外促矿化的能力，能够提高牙体硬组织脱矿区的力学性能。此外，这些多肽对HAP晶体具有良好的吸附能力，在结合过程中所发生的结构转变对于其功能也很重要。LRAP与HAP的结合促进了C-端结构域从无规则卷曲向β折叠转换及N-端结构域向α螺旋转换，有利于晶体的延伸。

2. 牙本质基质蛋白衍生多肽

在牙本质的发育过程中，三螺旋Ⅰ型胶原分子（长度约300nm）通过1/4交错重叠排列成D-周期纤维（长度约67nm），所有胶原分子沿N-端向C-端排列，为了适应这种交错重叠排列方式，在完全组装的三维天然D-周期纤维中，存在一系列规则的周期性间隙或通道。胶原纤维孔区具有带正负电荷的氨基酸残基和特殊的构象及侧链残基模式，因而为结合钙离子和磷酸根离子提供了三维环境，首先发生矿化，但最终形成的晶体尺寸超过了胶原纤维孔区，这可能与牙本质非胶原蛋白（non-collagenous proteins，NCPs）的调节有关。牙本质中主要的NCPs为牙本质基质蛋白1（dentin matrix protein 1，DMP1）、牙本质磷蛋白（dentin phosphoprotein，DPP）

和牙本质涎蛋白（dentin sialoprotein，DSP）等。这些蛋白质具有较强的钙离子和HAP结合能力，参与牙本质的生物矿化过程。通过基因序列分析，这些蛋白质的编码基因位于人类染色体4q21上，并具有相似的内含子-外显子结构。氨基酸测序发现，NCPs具有大量的酸性氨基酸，如谷氨酸（E）、天冬氨酸（D）和磷酸丝氨酸（S^P）等。这些牙本质基质蛋白所携带的酸性氨基酸残基可结合钙离子，当处于含磷溶液环境时，能够稳定成核前体，促进HAP晶体成核和生长。DPP具有较多的DSS重复序列，该序列被认为在牙体硬组织矿化过程中发挥着重要作用，DPP衍生多肽通常被设计为具有串联排列的DSS重复序列，如2DSS、3DSS、4DSS、6DSS和8DSS等，体外研究结果显示，该系列多肽能够显著恢复牙体硬组织的显微硬度，降低脱矿牙体硬组织的表面粗糙程度，减少病损深度。这种效果随着DSS序列片段的增加而更加明显。另一重要的牙本质基质蛋白DMP1具有较多酸性的谷氨酸和天冬氨酸残基，同时，其107个丝氨酸残基中约55个可被磷酸化，使每个DMP1分子在生理pH值下具有175个负电荷，因而具有较强的结合二价钙离子的能力。肽谱分析显示，DMP1的羧基端-DSESSEEDR-和-SEENRDSDSQDSSR-肽段，可通过静电相互作用与胶原纤维结合，为无机矿物离子成核提供位点，-ESQES-和-QESQSEQDS-序列则具有HAP晶体吸附能力。DMP1的N-端结构域具有天冬氨酸残基，可稳定无定形前驱相ACP，实现晶体的受控生长。许多学者模仿DMP1中某些功能序列，将胶原吸附功能氨基酸序列与HAP晶体成核相关氨基酸序列结合，如DMP1的HAP吸附肽段、釉原蛋白HAP成核相关肽段及骨唾液酸糖蛋白钙离子结合肽段等，构建出DMP1仿生多肽，并实现体外HAP晶体的成核和生长。

人DSPP的氨基酸序列分析如图7-7所示。

1	MKIITYFCIW	AVAWAIPVPQ	SKPLERHVEK	SMNLHLLARS	NVSVQDELNA	SGTIKESGVL
61	VHEGDRGRQE	NTQDGHKGEG	NGSKWAEVGG	KSFSTYSTLA	NEEGNIEGWN	GDTGKAETYG
121	HDGIHGKEEN	ITANGIQGQV	SIIDNAGATN	RSNTNGNTDK	NTQNGDVGDA	GHNEDVAVVQ
181	EDGPQVAGSN	NSTDNEDEII	ENSCRNEGNT	SEITPQINSK	RNGTKEAEVT	PGTGEDAGLD
241	NSDGSPSGNG	ADEDEDEGSG	DDEDEEAGNG	KDSSNNSKGQ	EGQDHGKEDD	HDSSIGQNSD
301	SKEYYDPEGK	EDPHNEVDGD	KTSKSEENSA	GIPEDNGSQR	IEDTQKLNHR	ESKRVENRIT
361	KESETHAVGK	SQDKGIEIKG	PSSGNRNITK	EVGKGNEGKE	DKGQHGMILG	KGNVKTQGEV
421	VNIEGPGQKS	EPGNKVGHSN	TGSDSNSDGY	DSYDFDDKSM	QGDDPNSSDE	SNGNDDANSE
481	SDNNSSSRGD	ASYNSDESKD	NGNGSDSKGA	EDDDSDSTSD	TNNSDSNGNG	NNGNDDNDKS
541	DSGKGKSDSS	DSDSSDSSNS	SDSSDSSDSD	SSDSMSSSDS	DSSDSDSSDS	SDSDSSDSSN
601	SSDSSDSSDS	SDSSDSSDSS	DSKSDSSKSE	SDSSDSDSKS	DSSDSNSSDS	SDNSDSSDSS
661	NSSNSSDSSD	SSDSSDSSSS	SDSSSSSDSS	NSSDSSDSSD	SSNSSESSDS	SDSSDSDSSD
721	SSDSSNSNSS	DSDSSNSSDS	SDSSDSSDSS	NSSDSSDSSD	SSNSSDSSDS	SDSSDSSDSS
781	NSSDSNDSSN	SSDSSDSSNS	SDSSNSSDSS	DSSDSSDSDS	SNSSDSSNSS	DSSDSSNSSD
841	SSDSSDSSDS	SDSDSSNRSD	SSNSSDSSDS	SDSSNSSDSS	DSSDSSDSNE	SSNSSDSSDS
901	SNSSDSDSSD	SSNSSDSSDS	SNSSDSSESS	NSSDNSNSSD	SSNSSDSSDS	SDSSNSSDSS
961	NSGDSSNSSD	SSDSNSSDSS	DSSNSSDSSD	SSDSSDSSDS	SDSSNSSDSS	DSSDSSDSSN
1021	SSDSSNSSDS	SDSSDSSDSS	SSDSSNSSD	SSDSSDSSDS	SDSSESSDSS	DSSDSSDSSD
1081	SSDSSDSSDS	SDSSDSSDSS	NSSDSSDSSD	SSDSSDSSDS	SDSSDSSDSS	DSSDSSDSSD
1141	SSDSSDSSDS	SDSSDSSDSS	DSSDSSDSSD	SSDSSDSSDS	SDSNESSDSS	DSSDSSDSSN
1201	SSDSSDSSDS	SDSTSDSNDE	SDSQSKSGNG	NNNGSDSDSD	SEGSDSNHST	SDD

图7-7 人DSPP的氨基酸序列分析

包括DSP和DPP序列，其中红色部分为DPP序列中的DSS重复区域，带有少量DSS基序中断。

3. 唾液蛋白衍生多肽

唾液中各种有机和无机成分在龋病的发展过程中起着重要作用，如碳酸氢盐可提高局部的pH值，磷酸钙有利于保持牙体硬组织矿物的完整性，酸性富脯氨酸蛋白、富酪蛋白、富组蛋白和胱蛋白等对HAP晶体表现出亲和力，抑制磷酸钙自发性沉淀，维持唾液中钙离子、磷酸根离子的过饱和状态。目前研究较多的主要为富酪蛋白衍生多肽，通过模拟富酪蛋白N-末端-DpSpSEEKFLRRIGRFG-序列的HAP晶体吸附能力，学者构建了DpSpSEEKFLRRIGRFG、DDDEEKFLRRIGRFG、DDDEEKC及DE-11等仿生多肽，这些富酪蛋白衍生多肽在体外龋病模型中表现出良好的矿化效果。

4. 其他仿生多肽

除了上述仿生多肽，酪蛋白磷酸肽被发现能够稳定钙磷成核前体后，人们设计了CPP-ACP系统和CPP-ACPPF系统等，用于牙体硬组织的仿生矿化修复。酪蛋白磷酸肽是一种具有生物活性的多肽，既能够与牙面结合，又可以结合溶液中的钙离子和磷酸根离子，促进病变部位沉积矿物离子，其上的核心氨基酸序列为-SerP-SerP-SerP-Glu-Glu-。在中性或碱性环境下，带有负电荷的酪蛋白能够结合钙离子，继而结合磷酸根离子，调控磷酸钙晶体的成核，通过形成胶状CPP-ACP复合物，显著增加磷酸钙的溶解度，稳定前驱相ACP。在酸性环境下，酪蛋白胶束作为钙磷的载体，能够为牙体硬组织的矿化提供钙离子、磷酸根离子，进而转化为HAP。一些其他的自主设计多肽也取得了较好的效果，如P11-4。总之，通过模仿生物矿化过程，仿生多肽具有良好的诱导HAP晶体形成的能力，使形成的晶体排列和形态更加接近天然牙体硬组织，具有较好的前景。

（二）氨基酸

在牙体硬组织的发生过程中，有机基质蛋白发挥了重要作用。这些蛋白在晶体的发育过程中逐步被水解，形成不同的功能片段，这些蛋白和水解片段具有特征性的氨基酸种类和序列。氨基酸是蛋白或多肽的基本组成单元，其携带的羧基、氨基及侧链官能团在生物矿化过程中起着重要的作用。如前所述，一些氨基酸残基对晶体的成核和生长具有重要的调控作用，因而吸引学者广泛研究。氨基酸的极性、电荷量、手性及浓度都可能影响生物矿化。目前，在牙体硬组织仿生矿化领域，对酸性氨基酸的研究较为广泛，而对中性或碱性氨基酸的研究相对较少。磷酸丝氨酸、天冬氨酸和谷氨酸等酸性氨基酸因其较强的结合钙离子的能力，提供了成核中心，增加了局部钙离子、磷酸根离子的过饱和度，从而促进矿化。此外，这些酸性氨基酸还可吸附于HAP晶体表面，从而调节晶体的生长。了解氨基酸在矿化中的作用，有利于进一步研究其在生物矿化中的作用机制。

（三）非蛋白聚合物

Olszta提出了聚合物诱导的液体前驱体(polymer-induced liquid-precursor，PILP)

矿化模型。他发现在结晶溶液中添加微摩尔含量的阴离子多肽可以将传统的溶液结晶过程转变为前体过程，带电阴离子聚合物能够隔离离子，抑制晶体的沉淀，稳定矿化前驱体，通过有机聚合物的排出，这种前驱相转变为热力学稳定的晶相。PILP矿化模型提示了通过阴离子多肽及其仿生聚合物稳定ACP前驱体，并依三维有机矿化支架诱导牙体硬组织形成的方法。仿生多肽能够在一定程度上模拟牙体硬组织的生物矿化过程，近年来，NCPs类似物等非蛋白聚合物被发现能够稳定成核前体，也具有诱导牙体硬组织仿生矿化的潜力。目前研究较多的有：①聚阴离子化合物，如PAA、聚乙烯基膦酸（polyvinylphosphonic acid，PVPA）、PAsp及三偏磷酸钠（sodium trimetaphosphate，STMP）；②聚阳离子化合物，如聚丙烯氯化铵[poly(allylamine hydrochloride)，PAH]；③两性电解质羧甲基壳聚糖（carboxymethyl chitosan，CMC）；④聚酰胺-胺型树枝状大分子等。

1. 聚电解质

PAA和PAsp是模拟DMP1的N-端结构域的仿生类似物，富含羧基基团，能够稳定矿化前驱体ACP来介导仿生矿化。PVPA是模拟DMP1的C-端结构域的仿生类似物，含有较多的磷酸基团，使胶原纤维高度磷酸化，从而介导磷酸钙晶体在胶原纤维内成核与生长。这些聚阴离子化合物携带大量的负电荷，对钙离子具有很强的结合能力，并通过静电相互作用与带正电荷的Ⅰ型胶原纤维结合，介导稳定ACP，实现牙釉质和牙本质仿生矿化。而Niu等发现聚阳离子化合物PAH也可以稳定ACP，形成带正电荷的PAH-ACP复合物，并实现了胶原纤维内矿化，扩大了NCPs类似物的范围，提出了渗透压-电荷双平衡理论。聚阳离子或聚阴离子电解质已广泛应用于牙本质的胶原纤维矿化，如PAA稳定的ACP可进入胶原纤维间隙并转化为HAP，PAA和PVPA分别作为结合磷酸钙和胶原基质的蛋白类似物调节脱矿牙本质的纤维间和纤维内再矿化。这些体外研究结果显示出聚电解质可介导胶原纤维矿化，恢复牙体硬组织的机械性能。

壳聚糖由甲壳素经碱处理N-端脱乙酰基而来，具有易获得、无毒、抗菌及较好的生物相容性和生物降解性等优点，近年来广泛应用于牙体硬组织的矿化研究。壳聚糖在溶液中的性质取决于其分子量、脱乙酰度、pH值及离子强度等。当溶液的pH值为5.5~6时，由于电荷量减少，壳聚糖絮集。而在较低pH值和低离子强度条件下，由于壳聚糖链之间的静电排斥作用，壳聚糖呈现延伸构象，这种pH值响应性赋予壳聚糖在牙体硬组织脱矿临界pH值的构象变化，使其在药物递送和牙体硬组织仿生矿化研究中表现出良好的效果。壳聚糖处于低pH值条件时表面带有较强正电荷，能够与带负电荷的脱矿牙釉质表面结合，通过直接将壳聚糖与釉原蛋白仿生多肽结合（如CS-EMD、CS-AMEL等），可增强牙釉质的仿生矿化。目前，已经开发了经羧基、磷酸基改性的壳聚糖，研究表明其模仿了NCPs的功能，能够抑制溶液中磷酸钙的沉积，稳定ACP，介导高度有序的胶原纤维内纳米HAP组装。

2. 聚酰胺-胺型树枝状大分子

NCPs类似物应具备良好的空间结构，从而有效地调控生物矿化过程。聚酰胺-

胺型树枝状大分子（polyamidoamine，PAMAM）是具有空腔和大量反应基团的树枝状大分子，通过表面修饰，PAMAM可接枝官能团，近年来合成的PAMAM通常为球状，末端可为羧基、氨基、磷酸基和羟基等官能团。PAMAM-COOH具有结合溶液中钙磷的能力，作为有机模板诱导晶体形成。PAMAM-PO_3H_2可紧密吸附在牙釉质和牙本质胶原纤维表面，引导形成牙釉质的棱柱状结构，诱导牙体硬组织的仿生矿化。另有研究表明，由于-NH_2和-COOH基团比-OH基团有更强的结合钙离子、磷酸根离子的能力，PAMAM-NH_2和PAMAM-COOH显示出比PAMAM-OH更有效的牙本质矿化效果。目前关于PAMAM介导仿生矿化的机制尚不明确，一般认为与尺寸排除作用和静电相互作用有关。分子量在6到40kDa之间的PAMAM可进入胶原纤维之间，通过分子中的带电基团与胶原纤维之间的静电相互作用，与胶原纤维的特定位点结合，从而模拟有机基质的模板作用，调控无机离子的成核和生长。

总之，虽然有很多研究证实了牙体硬组织仿生材料的防龋再矿化作用，但它们的作用机制及生物安全性仍需要经过长期检验。一旦牙体硬组织受损，借助牙体硬组织仿生材料目前仍难以实现完全修复，但是仿生矿化材料的研发和使用为我们解决牙体硬组织缺损问题提供了多样性的思路。

（刘珍琪）

小 结

自工业化以来，科学技术的发展极大地促进了人类社会文明的进步，与此同时，其所带来的社会问题、环境问题、医学问题和工程技术问题等也威胁着人类的生存和生活质量。仿生学具有生态协调和经济安全的潜力，受天然生物系统的启发，从早期对自然的简单复制，到多学科结合发展，仿生学将从天然生物系统中获得的设计灵感转化到新技术上，使仿生设计更加符合生态发展的要求。

仿生矿化是仿生学和医学研究中的一个重要领域。对生物矿化过程和分子生物学机制的认识是我们进行仿生矿化修复硬组织缺损的基础。由于生命体调控机制的复杂性和现有技术条件的局限性，对无机-有机界面分子识别机制、细胞在特定时空下对生物矿化的调节机制、基因水平上对矿化的控制作用等的研究尚不完全，使得人们对目前生物矿化的了解尚不全面。根据已有的对生物矿化行为及其机制的研究，生物矿物的分级结构赋予材料高强度和高韧性，仿生矿化技术基于生物矿化的分级调控原理进行仿生材料的合成，取得了一些成果。虽然目前市场化的仿生矿化材料还很少，但它仍有巨大的应用潜力。

参考文献

[1] 岑海堂，陈五一. 仿生学概念及其演变[J]. 机械设计，2007，24（7）：1-2.

[2] Blodgett K B, Langmuir I. Built-up films of barium stearate and their optical properties[J]. Physical Review, 1937, 51(11):964-982.

[3] Bonderer L J, Studart A R, Gauckler L J. Bioinspired design and assembly of platelet reinforced polymer films[J]. Science, 2008, 319(5866):1069-1073.

[4] Cochrane N J, Cai F, Huq N L, et al. New approaches to enhanced remineralization of tooth enamel[J]. Journal of Dental Research, 2010, 89(11):1187-1197.

[5] Deuerling S, Kugler S, Klotz M, et al. A perspective on bio-mediated material structuring[J]. Advanced Materials, 2018, 30(19):e1703656.

[6] Fan M, Zhang M, Xu H H K, et al. Remineralization effectiveness of the PAMAM dendrimer with different terminal groups on artificial initial enamel caries in vitro[J]. Dental Materials, 2019, 36(2):210-220.

[7] George A, Bannon L, Sabsay B, et al. The carboxyl-terminal domain of phosphophoryn contains unique extended triplet amino acid repeat sequences forming ordered carboxyl-phosphate interaction ridges that may be essential in the biomineralization process[J]. Journal of Biological Chemistry, 1996, 271(51):32869-327873.

[8] Liang K, Yuan H, Li J, et al. Remineralization of demineralized dentin induced by amine-terminated PAMAM dendrimer[J]. Macromolecular Materials & Engineering, 2015, 300(1):107-117.

[9] Liu Y, Liu S, Luo D, et al. Hierarchically Staggered Nanostructure of Mineralized Collagen as a Bone-Grafting Scaffold[J]. Advanced Materials, 2016, 28(39):8740-8748.

[10] Mao L B, Gao H L, Yao H B, et al. Synthetic nacre by predesigned matrix-directed mineralization[J]. Science, 2016, 354(6308):107-110.

[11] Mendes A C, Restrepo M, Bussaneli D, et al. Use of casein amorphous calcium phosphate (CPP-ACP) on white-spot lesions: randomised clinical trial[J]. Oral Health & Preventive Dentistry, 2018, 16(1):1-5.

[12] Milly H, Festy F, Watson T F, et al. Enamel white spot lesions can remineralise using bio-active glass and polyacrylic acid-modified bio-active glass powders[J]. Journal of Dentistry, 2014, 42(2):158-166.

[13] Niu L N, Jee S E, Jiao K, et al. Collagen intrafibrillar mineralization as a result of the balance between osmotic equilibrium and electroneutrality[J]. Nature Materials, 2016, 16(3):370-378.

[14] Olszta M J, Cheng X, Sang S J, et al. Bone structure and formation: A new perspective[J].

Materials Science & Engineering R, 2007, 58(3-5):77-116.

[15] Shakir M, Jolly R, Khan A A, et al. Resol based chitosan/nano-hydroxyapatite nanoensemble for effective bone tissue engineering[J]. Carbohydrate Polymers, 2018, 179:317-27.

[16] Smith C E, Hu Y, Richardson A S, et al. Relationships between protein and mineral during enamel development in normal and genetically altered mice[J]. European journal of oral sciences, 2011, null:125-35.

[17] Vaia R A, Ishii H, Giannelis E P. Synthesis and properties of two-dimensional nanostructures by direct intercalation of polymer melts in layered silicates[J]. Chemistry of Materials, 1993, 5(12):1694-6.

[18] Wuthier R E, Lipscomb G F. Matrix vesicles: structure, composition, formation and function in calcification[J]. Frontiers in Bioscience, 2011, 16(1):2812-2902.

第八章 牙釉质的仿生矿化

牙釉质仿生矿化是在体外模拟牙釉质形成的生理微环境，并利用有机基质包括各种蛋白多肽、氨基酸、高分子聚合物、有机小分子等作为模板控制无机矿物质形成的方法。这些有机基质能调控晶体的成核、形态、结构及排列，从而促进牙釉质表面形成类牙釉质样矿物层，达到修复受损牙釉质的目的。与本书前面章节所介绍的传统牙釉质再矿化方法相比，牙釉质仿生矿化最大的特点是可以在受损牙釉质表面形成有序排列且与牙釉质表面紧密附着的羟基磷灰石晶体层，从而在很大程度上模拟天然牙釉质晶体结构，甚至可具有与天然牙釉质相媲美的力学性质。因此，本章主要从牙釉质仿生矿化的微环境和各种有机基质模板两大方向来介绍近十几年来牙釉质仿生矿化领域的研究进展。牙釉质仿生矿化的微环境因素主要包括pH值、温度、离子强度和微量元素等。此外还介绍了为模拟牙釉质形成的生理微环境而建立的三种仿生矿化环境体系。牙釉质仿生矿化的有机基质模板主要被分为蛋白及多肽、氨基酸和其他有机物，下面将对这三大类进行详细介绍。

第一节 牙釉质仿生矿化的微环境

在生理状态下通过牙釉质仿生矿化生成类釉质样羟基磷灰石，是修复早期牙釉质龋的最佳方式，因此，近年来国内外学者深入探究了通过模拟牙釉质形成生理微环境以进行牙釉质仿生矿化的方法。仿生矿化是指以有机分子为模板，调控无机物的成核、生长以及组装过程，从而在体外合成组织形态及功能类似牙齿或者骨组织等的矿化产物。牙釉质仿生矿化则是一种模拟牙釉质天然矿化过程的方法。天然牙釉质的形成过程主要分为三个阶段：分泌前期、分泌期和成熟期。该过程涉及一系列精密的基因调控和复杂的细胞行为，包括蛋白质之间的相互作用、蛋白质-矿物质相互作用，以及细胞膜之间的相互作用等。在牙釉质形成初期，细胞外基质是富含蛋白的凝胶样环境，包括釉原蛋白、非釉原蛋白和蛋白酶等，其中釉原蛋白占90%以上。分泌期的釉基质不仅含有蛋白质，还有大量的无机成分，成釉细胞远端纹状缘结构渗出钙离子，使得罩牙本质面的离子浓度增高，形成矿化物晶体。矿化物晶体的形成是一个持续的动态过程，会受到微环境中各种生理因素的调控。例如生长介质是凝胶还是溶液、生长温度、生长时间、pH值、离子强度和介质中添加剂（如微量元素）的物理化学性质等，都会对矿化物晶体的形成产生一定的影响，从而改变晶体的形态或结构。因此，牙釉质仿生矿化的重要方向之一是模拟牙釉质形成的生理微环境。

一、仿生矿化体系

目前的仿生矿化体系主要包括凝胶仿生矿化体系、单分子膜仿生矿化体系和双分子膜仿生矿化体系。每种体系各有优势。

（一）凝胶仿生矿化体系

牙釉质在分泌期和成熟期所处的环境是包含众多有机基质的凝胶样生理微环境，有机基质在凝胶环境中发生新陈代谢或与细胞之间的各种生化反应。在这个凝胶样生理微环境中，牙釉质晶体的形成方式与在液体中完全不同。因此，模拟凝胶样生理微环境，是牙釉质仿生矿化的重要方面。

凝胶中的介质颗粒在体系中相互联结，形成相互交织的网状结构，属于特殊的分散体系。聚丙烯酰胺和硅胶等凝胶依靠离子键、共价键等化学键形成聚合体，而明胶和琼脂糖等依靠物理吸附聚集成凝胶状态。当使用凝胶作为支持介质和扩散体系时，由于凝胶系统较为稳定，可提供较为稳定的生长环境，故而更适合生物矿化物这种难溶物质的生长。凝胶系统中的生物矿化过程不存在溶液矿化中液体的紊乱和对流，因此可以降低碰撞频率，并且溶液中的钙离子、磷酸根离子通过扩散作用有序进入凝胶内部，可降低晶体生长率并引导晶体有序排列。

Busch等在实验过程中模拟牙釉质在形成过程中的凝胶样生理微环境，构建了明胶模型，使得钙离子和磷酸氢根离子进入明胶中，引发矿化，在人牙釉质表面形成釉质样氟磷灰石。与液体环境相比，这种凝胶样生理微环境在生理和化学组成上更接近牙釉质形成过程中的基质环境。然而，明胶在生理学温度（37°C左右）时为液体状态，这就明显限制了明胶在仿生矿化方面的应用。通过在明胶中添加丙三醇，可以将明胶的熔点升高到40°C，但是矿化过程需在人口腔内持续较长的时间，因此，添加丙三醇可能会对材料的生物安全性有一定的影响。琼脂糖是一种天然的多糖，是红藻细胞壁的主要组成成分，是由β-D-半乳糖和3,6-内醚-L-半乳糖重复组成的线形聚合物，具有良好的生物相容性和可降解性。琼脂的固-液转化温度大概是60°C，高于添加有丙三醇的明胶熔点，在这一点上完全克服了明胶的缺点。除此之外，与其他的凝胶相比，琼脂的机械性能也具有一定的优势，例如可压缩性、抗拉伸能力和黏弹性等，其在生物安全性上也优于添加丙三醇的明胶。琼脂凝胶的强度可以通过调节琼脂浓度和琼脂的分子质量来实现，方便临床应用。琼脂的凝胶化现象，可用于制作三维网络结构，目前已被广泛应用于生物医学，包括载药、骨及软骨修复和牙体硬组织仿生矿化等。Cao等在牙釉质表面构建了单纯的琼脂糖凝胶模型和混合釉基质衍生物Emdogain的琼脂凝胶模型，在这两种模型中，牙釉质表面均有类牙釉质样矿化物形成，并且在加入Emdogain的模型中，再矿化层的晶体形态和机械强度都优于单纯琼脂凝胶模型。

壳聚糖是一种碱性阳离子多糖，具有良好的稳定性、生物相容性以及抗菌性，目前被广泛应用于药物载体的研究。因壳聚糖具有成膜性，在酸性环境中可发生质子化形成聚阳离子。当牙体硬组织脱矿和再矿化的平衡状态被打破时，壳聚糖可在牙面形成一层保护屏障，一方面消耗环境中的H^+，另一方面质子化后带正电荷的壳聚糖可与H^+争夺矿物离子，从而使牙面免于被酸侵蚀。此外，壳聚糖具有载体功能，因此还可充当矿化材料的载体用于早期牙釉质龋损的修复。有学者将壳聚糖与釉原蛋白相结合制备出一种新型凝胶。体外实验表明，釉原蛋白-壳聚糖凝胶不仅可以抑制龋损进展，还可以促进龋损修复，且形成的矿化层与牙体表面结合紧密，结构高度有序排列，该釉原蛋白-壳聚糖凝胶在牙釉质仿生矿化方面具有广阔的应用前景。Mukherje在一项关于含有富亮氨酸釉原蛋白衍生多肽的壳聚糖凝胶仿生矿化实验中也取得了良好的矿化效果。Prajapati等在前期研究的基础上，为提高釉原蛋白-壳聚糖仿生矿化的性能，模拟了釉原蛋白水解过程，将MMP20引入仿生矿化系统。实验结果证实，在矿化过程中，釉原蛋白逐渐被MMP20水解，阻止了新生矿化层中的蛋白阻塞，抑制了不良晶体的产生，使得新形成的生物矿化层晶体方向更均一，结晶度更高。

（二）单分子膜仿生矿化体系

牙釉质在形成过程中受到釉原蛋白和非釉原蛋白的调控，这些蛋白序列中含有特定官能团。某些特定的官能团对晶体的生长有着重要的调控作用，如釉原蛋白中非常规则的-COOH端片段。此外，$-CH_3$、$-SO_3$和-OH也是蛋白质中常见的基团，这些基团在引导牙釉质矿化中具有重要的作用。

1946年有学者发现使用表面活性剂可以在洁净的金属表面自组装形成单分子层（self-assemble monolayers，SAMs），但直至20世纪80年代，另有研究发现硫醇分子在溶液中可以吸附在金的表面并形成单分子层，SAMs才迅速发展为一种新技术。SAMs主要通过化学吸附作用或者化学反应在基底面形成二维有序的单层膜结构。因硫醇分子中的巯基可以和金形成稳定的Au-S键，因此可以通过Au-S键在金基底表面制备单分子膜，利用末端官能团，研究官能团对生物矿化的影响。末端官能团一般都不存在位阻效应，可以在金（111）表面形成具有一定倾斜角度的密排阵列。通过SAMs在实验中研究不同官能团在生物矿化中的作用具有重要的意义，例如可以分析并验证在成核生长过程中的界面匹配效应。通过探究不同官能团在矿化过程中是发挥促进作用还是阻碍作用，可以为生物医疗器械的研究和表面改性提供理论指导依据。目前，已有众多学者对-COOH、$-CH_3$、$-SO_3$、-OH和$-NH_2$这几种官能团的促矿化作用进行了研究。实验结果证实，在这几种末端基团中，-COOH的促矿化作用最好。

王志伟等将SAMs应用在牙釉质表面，在牙釉质表面接枝了五种活性基团，探究不同基团对牙釉质生物矿化的效果。结果表明，$-PO_4H_2$、-COOH、$-SO_3$和钙离子具有较强的亲和力，能促进和控制矿化过程。在一定的条件下，巯基可电离出氢离子，而HAP中富含羟基，所以巯基可与羟基通过共价键结合，形成稳定的化学键，使得HAP表面形成稳定的SAMs。实验中通过ATR-IR检测到HAP表面具有接枝的活性基团，SAMs通过其有序的排列结构，使得形成晶体的形状和尺寸相当一致，排列有序，并具有特定取向。通过SEM、ATR-IR和XRD检测到在以上活性基团中COOH-SAMs促进矿化物形成并引导其沿*c*轴方向生长的能力最强。Li等将琼脂凝胶和COOH-SAMs两种系统结合，研究这两种系统对方解石晶体形貌的影响，结果表明，在凝胶和SAMs交接处有矿化物形成，SAMs能精确控制晶体的生长方向，此外，SAMs还能通过提供异质的表面来影响相位选择，从而降低界面上方解石成核所需的过饱和阈值，在这些条件下，亚稳定晶体的形成被抑制。琼脂凝胶可以改变方解石晶体的生长动力学和形态，随着凝胶浓度的增加，晶体的纵横比会降低。

（三）双分子膜仿生矿化体系

在牙釉质形成过程中，成釉细胞主要通过两种方式将无机离子转运到矿化部位：一种是成釉细胞在邻近釉质基质侧的细胞膜形成皱褶，通过褶皱区胞膜使无机离子渗出；另一种是成釉细胞通过胞膜的钙泵（Ca^{2+}-ATP酶）跨膜转运钙离子，促进矿物质沉积并形成晶体。以上两种转运无机离子的行为都属于单向运输，因此，有学者在实验过程中模拟了成釉细胞单向运输无机离子，构建了双膜扩散模型。如图8-1所示，阳离子交换膜和透析膜将模型分隔成三个腔隙，左方是钙溶液，右方放置磷溶液，两膜之间的腔隙则为引导矿化物形成的多肽溶液。阳离子交换膜、透析膜和三个腔隙共同组成了双膜扩散模型。与传统的体外矿化相比，实验中采用的双膜扩散模型最大的优势就是模拟了成釉细胞单向运输无机离子，消除了非矿化离子对矿化过程的影响。钙离子通过阳离子交换膜进入多肽反应室，磷酸根离子通过

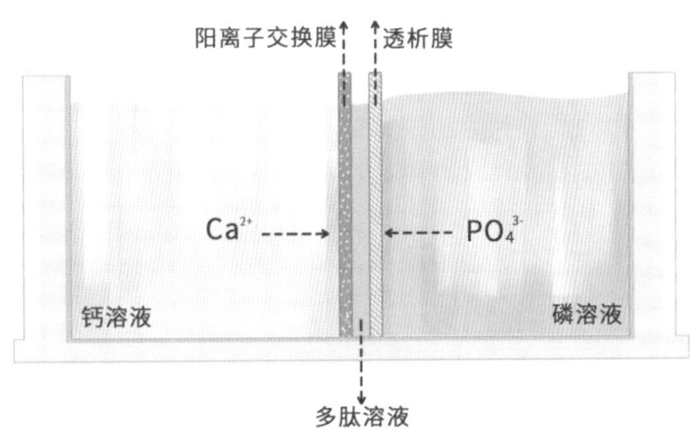

图8-1　双膜扩散模型示意图

钙离子的吸引穿过透析膜进入多肽反应室，而钙磷溶液中的非矿化离子（如-COO^-和NH_4^+等）则无法通过阳离子交换膜和透析膜进入多肽反应室。因此，中间的多肽反应室内仅存在羟基磷灰石的反应前体离子钙离子和磷酸根离子，在多肽的引导下发生矿化反应。这种相对“纯净”的反应体系，排除了非矿化离子对矿化过程的影响，能更真实地模拟羟基磷灰石的生物矿化过程。

二、微环境因素

生物矿化的实质是晶体在生物体内形成并生长，包括成核、生长、集聚和固相转化这四个方面。体内矿化过程一般都是通过细胞、蛋白质或基因调控来实现。在牙釉质形成过程中，釉原蛋白在牙釉质晶体的形成与调控中具有重要的作用，同时，牙釉质晶体在不断形成与成熟过程中，会受到许多其他因素的调控，如环境中的pH值、温度、矿化时间、离子过饱和度以及微量元素等，这些因素都会对牙釉质晶体的形成产生一定的影响，甚至改变晶体的形态和结构。一项研究发现丝素蛋白具有纳米框架结构，可形成丝素蛋白纳米纤维，与胶原纤维矿化机制类似，具有引导羟基磷灰石晶体有序生长的能力。此外，他们在前期实验中发现离子过饱和度、环境pH值和微量元素等对矿化过程具有重要的影响。

（一）离子过饱和度

生物矿化的成核过程主要包括均相成核和异相成核。在牙釉质形成过程中，牙釉质的羟基磷灰石晶体是在釉基质内的釉原蛋白和非釉原蛋白等表面形成的。当这些釉基质蛋白作为一个异相存在于釉基质中时，就能够在很大程度上改变甚至控制牙釉质晶体的成核过程，所以牙釉质晶体的形成目前被认为是通过异相成核的方式实现的。

在溶液中，离子过饱和度越高，则表面能越低，成核速度相应越快。晶核成长为微晶，并发育成熟的过程称为晶体生长。晶体生长主要是溶质由溶液不断地向晶体附近运输，并结合到晶体中的过程，即运送过程和表面生长过程。结晶过程是由溶解度C_0、溶液的浓度C以及晶体表面附近的浓度$C`$的相对大小决定的。若$C`=C$，为表面限速过程；若$C`=C_0$，为运送限速过程；若$C_0<C`<C$，则两者情况都存在。

在晶体形成过程中，结晶和溶解是同时发生的，在过饱和溶液中，牙釉质晶体的结晶速度大于溶解速度，晶体不断增大。因此，当溶液中的离子强度较高时，C和$C`$也相对较高，有利于牙釉质晶体的生长。

（二）环境pH值

在pH值较低的情况下，钙离子和磷离子生成的产物为钙磷石，且成核能力较低，无法向羟基磷灰石转化。在生物矿化的固相转化阶段，当溶液中的钙离子、磷酸根离子浓度较大时，特别是各种磷酸钙固相都处于饱和状态时，钙离子、磷酸根离子首先形成无定形磷酸钙或者磷酸八钙。但这些磷酸盐结构不稳定，在37℃，pH

值为6.5时，可以转化为羟基磷灰石晶体。

（三）微量元素

人体内有多种元素，其中必需微量元素有14种，这14种微量元素可参与牙齿和骨骼的形成和代谢。由于不同的微量元素所处环境和位置不同，它们对牙体硬组织的作用是有差别的。微量元素在羟基磷灰石中的位置一般有三种：①直接取代HAP中的钙离子或磷酸根离子；②介于HAP和周围环境之间的过渡位置；③紧密结合在HAP表面或者溶液中。

氟离子能取代HAP的钙离子，形成更具抗酸性能的氟磷灰石，降低牙釉质的溶解度。因此，氟化物能抑制晶体表面矿物质的丢失，具有更好的抗酸能力，增强再矿化作用。目前局部使用含氟药物是防龋的主要方式。氟对牙体硬组织的作用机制已比较明确，可能的机制为：①影响成釉细胞和成牙本质细胞的增生、分化和形态功能；②影响釉原蛋白、非釉原蛋白等基质蛋白的合成与分泌；③影响矿化阶段的晶体生长以及细胞外基质蛋白与矿化组织之间的相互作用。但目前氟的具体作用位点和作用时间尚待进一步研究。

锶和钙具有相似的作用，均能在生物体内矿化过程中参与骨和牙的生长发育与组成。在牙齿发育阶段提高锶的摄入量，可以提高牙齿的防龋能力。锶元素有促进牙体硬组织再矿化的作用，能取代牙体硬组织中部分HAP晶格中少量的钙离子。这些取代钙离子进入晶格中的锶离子能提供额外的强度，增强牙体硬组织的强度，同时锶离子的加入也能吸引更多的钙进入牙体硬组织。在HAP晶体中，少量的锶离子取代钙离子后能在牙体硬组织中保持长达数十年。此外，锶元素进入牙釉质后，可以减少牙釉质中碳酸磷灰石的含量，从而降低牙釉质的溶解率。流行病学调查表明，土壤内锶的含量与牙齿龋坏情况有明显的关系，锶缺乏会引起龋病。当水中锶的含量达到5~10mg/mL时，能够降低酸活性，同时抑制牙体硬组织脱矿，达到防龋的目的。

锌进入人体后，在牙釉质和牙本质中含量较多，但锌与龋病的流行病学关系尚无定论。有关锌离子再矿化作用的研究表明，锌离子可能是最能抑制HAP生长的金属离子，它能取代HAP中的钙离子，但由于锌离子的直径要小于钙离子，所以HAP晶格中的钙离子被锌离子取代达到10%时，HAP中的晶格参数就会明显减少，晶体的尺寸和热稳定性随之降低。锌与氟共同作用时，能同时置换HAP晶体中的钙离子，有效抑制牙釉质脱钙，可增强牙釉质的抗弱酸能力，增强牙釉质抵抗力，比单纯用氟时效果要好。同时，通过分析龋病易感者和无龋者牙釉质内的锌含量发现，前者的锌含量明显少于后者，具有显著的差异。

钼进入人体后，在牙釉质中储存较多，并能在牙釉质中维持较长的时间。钼的抗酸溶解性与其存在的盐形式有关，在进入牙釉质后能提高牙釉质的抗酸能力。流行病学调查表明，龋病的发病率与当地土壤中钼的含量有关，在饮水中加钼和氟比单纯加氟降低龋病发生率的效果更好。

硅元素能促进胶原的形成并参与基质钙化，能够影响骨和牙体硬组织的钙化速度，是促进生长发育以及参与人体代谢的重要元素。

综上所述，通过模拟牙釉质晶体形成过程中成釉器的凝胶样生理微环境和无机离子单向运输，探究釉原蛋白和非釉原蛋白中某些特定官能团对晶体的生长调控作用，调控环境中的pH值、矿化时间、离子强度以及微量元素等，均有利于获得良好的牙釉质仿生矿化效果。

（郑赛男）

第二节　蛋白及多肽介导的牙釉质仿生矿化

蛋白及多肽介导的牙釉质仿生矿化是一种很有前景的牙釉质修复方法，因为它可以在生理条件下发生并且所得产物生物相容性良好。在牙釉质或牙本质的发育过程中，细胞外基质蛋白的研究已经使我们对牙齿的生物矿化过程有了较为深入的认识，并且受此启发，大量研究利用生物体内提取的矿化相关蛋白以及基于它们结构和功能而人工设计的各种衍生多肽，在体外模拟牙釉质的生物矿化过程，实现了牙釉质样结构的仿生。此外，其他来源的蛋白或人工优化设计的多肽也被发现在体外能诱导牙釉质仿生矿化。本节总结了近十几年内来源于口腔环境的各种矿化相关蛋白（釉原蛋白、牙本质非胶原蛋白和唾液蛋白）及其衍生多肽和其他来源的蛋白或多肽用于牙釉质仿生矿化领域的研究现状。

一、釉原蛋白及其衍生多肽的介导作用

牙釉质的细胞外基质主要由釉基质蛋白（enamel matrix proteins，EMPs）和蛋白酶组成。釉基质蛋白是在牙釉质发生的分泌期由成釉细胞分泌的一组细胞外基质蛋白，在控制牙釉质生物矿化过程中的晶体生长（包括晶体大小、形状和排列）方面起重要作用，主要包括釉原蛋白（amelogenin，AMEL）和其他非釉原蛋白，如成釉蛋白（ameloblastin，AMBN）、釉蛋白（enamelin，ENAM）。蛋白酶主要包括两种：基质金属蛋白酶20（matrix metalloproteinase 20，MMP20）和激肽释放酶4（kallikrein 4，KLK4）。

迄今为止，已有大量将釉原蛋白用于牙釉质仿生矿化的体内外研究，并且基于釉原蛋白结构和功能而人工设计的各种多肽类材料也已经实现了不同程度的牙釉质仿生。然而，目前很少有研究将非釉原蛋白或蛋白水解酶直接单独应用于体外牙釉质仿生矿化，大部分研究都是关于它们的体外鉴定和表达情况、蛋白之间相互作用以及探究它们潜在的生物作用等。这可能是由于这些蛋白难以在体外分离提纯且它们的具体生物功能目前尚未诠释清楚。因此，下面主要介绍近年来釉原蛋白及其各种衍生多肽介导牙釉质仿生矿化的研究现状。

（一）釉原蛋白

釉原蛋白是目前最常用于牙釉质仿生矿化的蛋白质，多项研究表明它能诱导牙釉质样结构的仿生。Habelitz等利用原子力显微镜观察了重组全长釉原蛋白在特定的物理化学条件下介导的矿化反应，发现其形成了类似牙釉质结构的复合材料。釉原蛋白在接近体内的钙磷浓度条件下和pH值=8时，可与玻璃陶瓷基底上的氟磷灰石（fluorapatite，FAP）晶体特异性结合。在过饱和溶液中矿化24小时后，在FAP的（001）晶面形成达400nm厚的由延长晶体组成的矿物层。与之相反，在其他pH值条件下，釉原蛋白与基底非特异性结合，（hk0）晶面只生长了10~30nm，且形成的纳米球沿FAP的*c*轴平行排列，FAP上的晶体层厚度仅为5~15nm。这表明必须在一定pH值条件下激活釉原蛋白，才能使其调控和促进羟基磷灰石晶体沿*c*轴生长，从而合成类牙釉质样材料。为了将釉原蛋白用于牙釉质表面实现牙釉质的原位再矿化，多数研究者利用磷酸酸蚀或采用脱矿液处理牙釉质表面构建脱矿牙釉质模型。在体外酸蚀脱矿的牙釉质模型中，重组全长猪釉原蛋白（recombinant full-length porcine amelogenin，rP172）与再矿化溶液中氟化物联合应用已被证明可有效调节致密排列的牙釉质样晶体形成。在特定范围的氟离子浓度和羟基磷灰石过饱和情况下，可以观察到伴有纳米棒密集排列的牙釉质再矿化发生。

为了进一步开发一种能局部传递釉原蛋白和无机离子的生物材料体系以用于促进牙釉质再矿化、重建牙釉质样晶体并治疗早期龋，研究人员制备了一种含钙、磷、氟等无机离子且可释放釉原蛋白的水凝胶，在以下四种不同的体外环境中进行人工牙釉质龋的再矿化实验：①人工唾液中静置；②pH值=5.4的乙酸缓冲液中pH循环处理；③pH值=7.3的乙酸缓冲液中pH循环处理；④多菌种口腔生物膜培养处理。结果表明，该釉原蛋白水凝胶在pH循环处理和多菌种口腔生物膜处理的人工早期牙釉质龋模型中均表现出良好的再矿化活性。

除利用上述水凝胶模拟生物矿化微环境以利于釉原蛋白发挥更好的促牙釉质仿生矿化效果的方法，已有一些研究将釉原蛋白加入壳聚糖水凝胶中，用于釉质的仿生矿化。壳聚糖是一种安全无毒、生物相容性良好、具有良好的骨诱导性和生物可降解性的材料，已经被广泛地应用于牙科医学领域，例如用于预防龋齿、作为种植体骨整合所需的生物活性涂层、抑制或杀灭各种病原菌等。在pH值5.0~5.5范围内，壳聚糖带正电荷的质子化氨基与釉原蛋白相互作用，可以防止氢离子向矿物表面扩散，抑制牙釉质脱矿。在这些壳聚糖水凝胶中，釉原蛋白及其组装体可以稳定壳聚糖水凝胶中的Ca-P聚集簇，并将其排列成线性链，介导天然牙釉质基底上形成共向排列的牙釉质样晶体。Ruan等将rP172与壳聚糖结合制成了一种壳聚糖-釉原蛋白（chitosan-amelogenin，CS-AMEL）水凝胶，用该水凝胶处理酸蚀牙釉质样本7天后，牙釉质表面形成了一层厚度约15μm的牙釉质样矿物层。该矿物层是由直径约为50nm的晶体沿着垂直于牙釉质表面的*c*轴方向高度有序排列形成的。这些针状晶体排列成束，类似天然牙釉质的基本单位。在CS-AMEL水凝胶中形成的排列有序的牙釉质样矿物层，极大地提高了酸蚀牙釉质的硬度和弹性模量。而且这种在牙釉质表面的原位仿生会形成一种坚固的牙釉质-修复体界面，可有效保证修复的疗效和持久性。此外，CS-AMEL水凝胶还具备独特的抗菌性和黏附性。后续也有研究为产生更为有序的牙釉质样晶体而优化了CS-AMEL水凝胶的条件。尽管如此，CS-AMEL水凝胶仍存在以下局限性：由于有机材料的存在和缺乏釉柱-釉柱间质的层次结构，新生长晶体层的硬度和弹性模量仍不能达到天然牙釉质的水平；水凝胶干燥和矿化完成需要3~7天的时间，其在临床环境中的实际应用可能存在挑战。

除全长釉原蛋白，富亮氨酸釉原蛋白多肽（leucine-rich amelogenin peptide，LRAP）是另一种常见的可用于牙釉质仿生矿化的材料。它是从发育的牙釉质基质中鉴定出的一种釉原蛋白变体，由釉原蛋白N-末端33个氨基酸残基和C-末端26个氨基酸残基拼接而成，是一种影响牙体硬组织矿化的关键因子。虽然尚不清楚LRAP在牙釉质发生过程中扮演的角色，但是它具备一些与全长釉原蛋白相同的性质。例如，LRAP可以在氟磷灰石表面自组装形成纳米粒子，并可能通过其C-末端与磷灰石相互作用；在牙釉质发生的分泌期，LRAP也可被牙釉质溶解素处理，导致其C-末端的16个氨基酸残基被去除，之后在成熟期被激肽释放酶-4完全降解。此外，LRAP已被证明可以与全长釉原蛋白一样，在一定程度上挽救敲除釉原蛋白基因后的牙釉质表型。因此，很多研究已将LRAP作为全长釉原蛋白的替代物用于牙釉质的仿生矿化，并取得了良好的效果。一项研究将酸蚀后的牛牙釉质样本置于含有1mg/mL或2mg/mL LRAP的矿化液（2.5mM Ca^{2+}，1.5mM PO_4^{3-}，pH值=7.2）中孵育24小时后，发现牙釉质表面有高度有序排列的HAP晶体形成，且多肽处理后的牙釉质样本表面硬度恢复率显著高于空白组。有学者报道了一种将无机焦磷酸盐（inorganic pyrophosphate，PP_i）与LRAP联合应用的牙釉质仿生矿化新方法。PP_i作为矿化抑制剂用于控制牙釉质矿化的起始和速率，LRAP用于调节新生牙釉质晶体的形状和取向。他们将人牙沿垂直或平行于釉柱方向切割制样后，再对牙釉质样本表面进行酸蚀处理，之后置于含或不含LRAP的PP_i稳定的过饱和钙磷溶液中反应。结果显示，在无LRAP存在时，酸蚀牙釉质矿化界面的存在可在一定程度上逆转PP_i的矿化抑制作用，导致大块的、随机分布的片状HAP晶体的形成。然而，在LRAP存在时，在垂直于釉柱方向切割的酸蚀牙釉质表面可形成由细小针状HAP晶体束组成的矿物质层。这些晶体附着紧密，它们的排列很大程度上反映了潜在的牙釉质棱柱状结构。与此相反，在平行于釉柱方向切割的酸蚀牙釉质表面，几乎没有晶体形成。这些结果表明，LRAP优先和与*c*轴平行的牙釉质晶体的*ab*面相互作用，阻止晶体在*ab*面生长，选择性地促进牙釉质晶体*c*轴的取向增长。Mukherjee等为了改善全长釉原蛋白-壳聚糖水凝胶的临床可行性，引入了可以代替全长釉原蛋白、比之更小和更经济的LRAP。实验观察到CS-LRAP水凝胶处理3天后的脱矿人牙釉质样本表面形成了一层由高度有序的牙釉质样HAP晶体组成的致密矿化层，其结晶速率大于仅由壳聚糖凝胶处理的空白组和全长釉原蛋白-壳聚糖凝胶处理的对照组，但晶体形态和排列与全长釉原蛋白-壳聚糖凝胶处理组相似。CS-LRAP水凝胶处理组形成的修复层与天然牙釉质界面之间呈现无缝衔接的特点，且修复后牙釉质的表面硬度恢复程度几乎达到原来完好牙釉质的87%。以上研究结果均表明，LRAP可在很大程度上实现牙釉质结构的仿生重建，是一种理想的牙釉质仿生修复材料。

目前也有一些体外实验探究了全长釉原蛋白被MMP20水解后对体外成核和矿化过程的影响。研究表明，MMP20体外诱导全长釉原蛋白的水解可以在一定程度上调节ACP向有序排列的牙釉质晶体转化。之后有研究利用MMP20对釉原蛋白的酶解作用而将其用于体外仿生重建牙釉质结构。他们将重组MMP20引入CS-AMEL水凝胶中并处理脱矿牙釉质表面，发现全长釉原蛋白会逐渐被MMP20降解，该组样本相比于未添加MMP20的CS-AMEL水凝胶组样本，牙釉质表面新形成的牙釉质样晶体具有更均一的取向和更高的结晶度（图8-2），同时修复后牙釉质的弹性模量和硬度也得到显著提高。该研究在体外模拟了天然牙釉质发生时期MMP20对釉原蛋白的酶解作用，并提出MMP20可能是通过以下机制来调控晶体的形成：①在釉原蛋白的引导下触发ACP-磷灰石的相变；②防止磷灰石晶体中不必要的蛋白质堵塞；③降低釉原蛋白与磷灰石之间的亲和力，从而促使晶体生长。

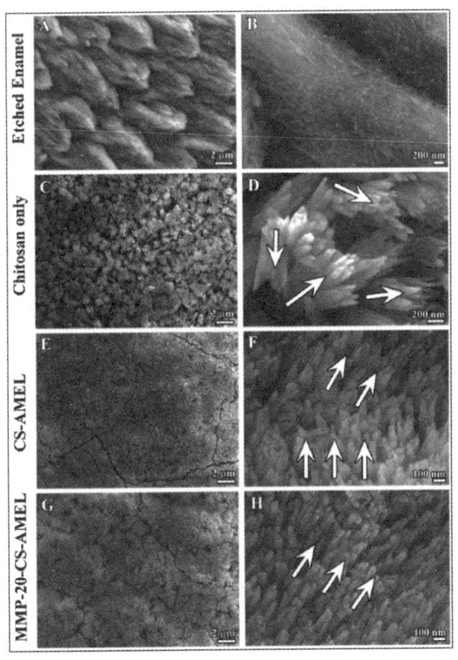

图8-2　在壳聚糖水凝胶中通过MMP20对rP172进行蛋白水解，新生长层中牙釉质样磷灰石晶体的SEM图像

A：酸蚀的牙釉质；B：壳聚糖水凝胶；C、D：壳聚糖水凝胶中新生长的羟基磷灰石晶体；E、F：釉原蛋白-壳聚糖水凝胶中新生长的羟基磷灰石晶体；G、H：含有MMP20的釉原蛋白水凝胶中新生长的羟基磷灰石晶体。

D、H和F中的白色箭头表示晶体取向。

Prajapati S, Ruan Q, Mukherjee K, et al. The presence of MMP20 reinforces biomimetic enamel regrowth[J]. Journal of Dental Research, 2018, 97(1): 84-90。

（二）釉原蛋白衍生多肽（amelogenin-derived peptides，ADPs）

受釉原蛋白结构和功能特点的启发，并依赖生物信息学技术的发展，各种基于釉原蛋白结构序列而人工设计合成的功能多肽被广泛应用于牙釉质仿生矿化领域。

有研究使用新开发的生物信息学评分矩阵，根据釉原蛋白与一组HAP结合肽（hydroxyapatite-binding peptides，HABPs）的序列相似性，鉴定了釉原蛋白（rM180）中的特定肽结构域（含15~40个氨基酸），并将这些肽结构域称为釉原蛋白衍生多肽。其中一种含22个氨基酸的多肽ADP5被证明能促使人脱矿根面牙本质上快速形成一层无细胞矿物层，这种新形成的矿化层被称为类牙骨质层，它可以与下方的牙本质形成化学和机械结合，类似牙骨质，具有一定的机械性能和化学耐久性，为牙周膜细胞附着、生长和增殖提供了生物表面。ADPs尤其是ADP5体现了天然釉原蛋白的独特功能，特别是其捕获无机矿物离子、合成矿物质、调节牙面和牙根矿物形态的功能。之后一种基于ADP5的更为短小的多肽序列shADP5被设计出来。体外实验证明，在接近生理条件下，该多肽可以促进人工早期牙釉质龋表面矿物晶体层的形成，并且，即使在低氟浓度的情况下，shADP5也能促进氟离子进入再矿化层形成氟磷灰石。该研究的临床意义在于，如果在目前牙科治疗中使用的再矿化制剂（如膏剂、凝胶、清漆和溶液等）中添加该多肽，或许能有效携带氟离子到牙齿表面并有助于将其整合到牙齿表面的再矿化晶体层中，提高晶体层的机械性能。多肽促进脱矿牙釉质再矿化的可能过程（图8-3）：多肽可吸附于脱矿牙釉质表面，吸引钙离子、磷酸根离子与之结合，从而介导磷酸钙的沉积并调控磷灰石矿物晶体的有序生长。

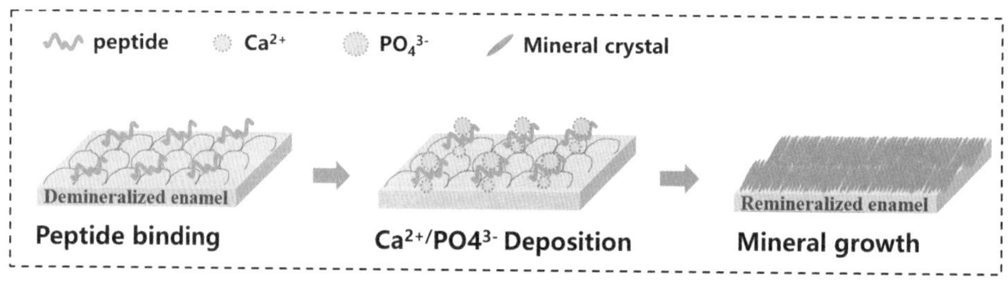

图8-3　多肽促进脱矿牙釉质再矿化的机制示意图

基于对天然釉原蛋白序列中可能发挥结合磷灰石和促进矿化作用的特定结构域的认识，Mukherjee等将釉原蛋白C-末端的12个氨基酸残基、N-末端内部的14个氨基酸残基和两个聚脯氨酸重复基序进行了拼接，合成了两种釉原蛋白衍生多肽，然后证明了这两种多肽可有效控制磷灰石的体外成核，并诱导人牙釉质样本表面形成一种坚固的、定向排列的类牙釉质样磷灰石层，而且，当多肽重复处理样本后，牙釉质表面会形成多层釉柱样HAP结构。在另一项研究中，仅由釉原蛋白中央疏水区的5个聚脯氨酸重复基序和C-末端7个亲水性氨基酸残基组成的多肽也被设计并用于促进早期牙釉质龋的再矿化，体内动物实验进一步证明了该多肽的良好效果。此外，有学者模拟LRAP的结构序列，设计并合成了一种釉原蛋白衍生多肽。该衍生多肽仅由高度保守的釉原蛋白N-末端的45个氨基酸残基和亲水性C-末端的11个氨基酸残基两个结构域拼接而成。学者在体外评估了该多肽对早期牙釉质龋的再矿化效果，Micro-CT的三维重建图像及其半定量分析结果表明，25~50μg/mL浓度的该多肽可以有效促进脱矿牙釉质的再矿化，并具有剂量依赖性。体外成核试验的结果还发现，该多肽可以抑制磷酸钙沉淀并稳定无定形磷酸钙长达2小时，最后转化为有序的HAP晶体。

为进一步提高釉原蛋白衍生多肽的促牙釉质矿化效果，研究者将釉原蛋白衍生多肽与其他物质进行了连接改性或联合应用。Li等将釉原蛋白的亲水性C-末端（Thr-Lys-Arg-Glu-Glu-Val-Asp）与疏水性硬脂酸接枝，形成了一种两亲性寡肽。该寡肽可以自组装成纳米纤维，为ACP的沉积提供位点，继而在脱矿牙釉质上形成密集束状排列的牙釉质样结构，取得了良好的牙釉质仿生矿化效果。Luo等将一种自组装的釉原蛋白衍生多肽与负载无机钙离子、磷酸根离子的热激发脂质体联合用于牙釉质仿生矿化。他们首先利用水合法成功合成了包裹钙离子、磷酸根离子的温度敏感性脂质体，该脂质体在室温下是稳定的，但如果加热到37℃，则缓慢释放钙离子和磷酸根离子。然后，研究者通过标准固相法合成了一种新型聚阴离子釉原蛋白衍生寡肽[(Gln-Pro-Ala)4-Thr-Lys-Arg-Glu-Glu-Val-Asp]。该寡肽可在钙离子触发下自组装为纳米球。最后用含上述多肽和脂质体溶液的混合物在37℃下处理牙釉质表面。结果发现牙釉质表面有定向排列的牙釉质样HAP均匀沉积，表明脱矿牙釉质可在包裹钙离子、磷酸根离子的温度敏感性脂质体与类釉原蛋白寡肽的共同作用下初步实现牙釉质微结构的仿生修复。

（三）釉原蛋白及其衍生多肽的矿化机制

根据前面介绍与总结的各种釉原蛋白及其衍生多肽介导的牙釉质仿生矿化的研究现状，我们了解了不同釉原蛋白或多肽促进牙釉质仿生矿化效果的差异。但实际上更为重要的是，我们需要探究并学习这些蛋白或多肽促进仿生矿化的机制，从而指导设计出性能更优的新型仿生材料。

关于生物体内牙釉质形成过程中釉原蛋白调控HPA晶体形成的分子机制，研究者提出了两种不同的理论：经典理论认为，釉原蛋白及其同系物能特异性和选择性结合到晶体的某些晶面，抑制离子在这些晶面的聚集，只允许晶体在分泌期增长长度和在成熟期增长厚度；非经典理论认为，釉原蛋白与非结晶的磷酸盐相互作用，形成、稳定并聚集为成核前聚集簇，之后转化成有序的HAP晶体。为了进一步明确釉原蛋白的矿化机制，目前已有很多研究探究釉原蛋白及其衍生多肽在调控晶体成核和生长、晶体大小和形状以及晶体-晶体聚集等方面的独特作用。一项研究利用石英晶体微量天平进行了原位和实时晶体成核动力学监测，发现重组釉原蛋白可以缩短成核诱导时间。另有报道称，釉原蛋白在可控恒定组成的体外结晶系统中以剂量依赖的方式缩短了成核诱导时间，显著加速成核，并提出釉原蛋白组装体（主要是寡聚体）和纳米团簇之间存在界面结构匹配。一些支持经典理论的研究者认为，釉原蛋白可以特异性、选择性地吸附到晶面，介导晶体只在*c*轴方向上生长，这是因为他们发现釉原蛋白与磷酸八钙的（010）晶面相互作用最强，然后是（001）晶面和（100）晶面，该结果解释了晶体的取向生长和厚度-宽度比增加的现象。然而，经典理论目前仍无法解释牙釉质是如何自然形成的。近十几年来，越来越多的研究支持釉原蛋白与瞬时矿物相共组装这一非经典结晶途径。Yang等通过研究釉原蛋白在恒定组分结晶体系中介导的结晶过程提出了一种成核模型：釉原蛋白可以稳定预成核的纳米团簇并介导其聚集形成定向伸长的有序晶体（图8-4）。在该模型中，釉原蛋白介导的HAP矿化过程分为两个阶段：控制钙磷纳米团簇的聚集和通过纳米团簇逐步分级共组装介导的晶体有序生长。AMEL–ACP颗粒的分级共组装在低驱动力下产生了很高的协同性，在协同动力学控制下，AMEL–Ca–P纳米团簇的共组装在引导AMEL/ACP纳米颗粒向最终伸长晶体结构的转变方面起着重要作用。总的来说，釉原蛋白及其衍生多肽可能的矿化机制如下：①稳定Ca-P纳米团簇并引导其排列成线性链状；②与ACP形成过渡复合物并促进ACP转化成稳定的HAP；③促进定向排列的晶体束形成；④控制HAP晶体有规律地生长；⑤调节有序牙釉质样结构的形成。

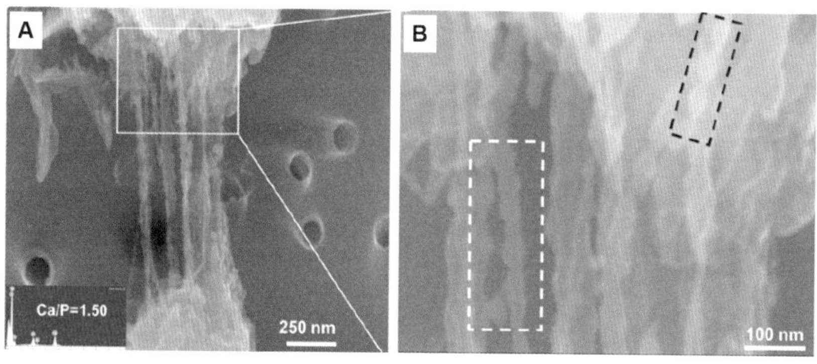

图8-4　釉原蛋白存在时，用恒组分法合成的伸长HAP晶体纳米结构的SEM图像

A：该区域显示伸长的HAP晶体是由串珠状排列的成束纳米链组成。能谱仪（EDS）插图显示A图中矩形区域的Ca/P比值为1.50。B：虚线矩形框内显示纳米粒子（30~50nm）相互连接形成纳米链。

Yang X D, Wang L J, Qin YL, et al. How amelogenin orchestrates the organization of hierarchical elongated microstructures of apatite[J]. Journal of Physical Chemistry B, 2010, 114(6): 2293-2300.

二、 牙本质非胶原蛋白及其衍生多肽的介导作用

Ⅰ型胶原蛋白是牙本质有机基质的主要成分，约占其质量的90%，在牙本质生物矿化过程中充当晶体沉积的空间模板。除Ⅰ型胶原蛋白，大量的非胶原蛋白

（NCPs）巧妙地介导HAP的成核和生长，在牙本质矿化过程中同样发挥着不可或缺的作用。尽管NCPs在牙本质有机基质中的含量低于10%，但它们是生物矿化的关键组分。其中，小整合素结合配体N-连接糖蛋白（small integrin-binding ligand N-linked glycoprotein，SIBLING）家族发挥了重要作用，包括牙本质磷蛋白（dentin phosphoproteins，DPP）、牙本质涎蛋白（dentin sialoprotein，DSP）、牙本质基质蛋白1（dentin matrix protein1，DMP1）、牙本质糖蛋白（dentin glycoprotein，DGP）、骨涎蛋白（bone sialoprotein，BSP）、骨桥蛋白（osteopontin，OPN）和基质细胞外磷酸糖蛋白（matrix extracellular phosphoglycoprotein，MEPE）。其中DPP和DSP是仅由成牙本质细胞表达的两种特异性矿化相关蛋白，而其他NCPs，如DMP1、BSP和OPN等在其他细胞中也有表达。

DPP是牙齿发育过程中在牙本质细胞外基质中发现的成牙本质细胞分泌的主要NCPs之一，占NCPs的50%以上。DPP是牙本质涎磷蛋白(dentin sialophosphoprotein，DSPP)基因的产物，该基因将DPP和DSP编码在一条原始多肽上，该多肽在翻译后立即被水解为DPP和DSP。生化和基因学研究表明，DPP对HAP晶体的成核速率和排列的有序程度都有深远的影响，而DSP对HAP晶体的形成影响不大。DPP是一种高度酸性的蛋白质，其序列中的氨基酸残基约50%是丝氨酸和磷酸丝氨酸，约40%为天冬氨酸，这三种氨基酸组成了DPP中大量的天冬氨酸-丝氨酸-丝氨酸（aspartate-serine-serine，DSS）重复序列，这些重复序列可能与促进HAP晶体的形成有关。DPP对钙和HAP晶体有很强的亲和力，在矿化中表现出双重作用：一小部分附着于表面的DPP诱导矿物质形成，而高浓度时游离的DPP会抑制矿化。

虽然DPP来源于牙本质，但研究者将它既用于牙本质仿生矿化又用于牙釉质仿生矿化。本节主要讨论其对牙釉质仿生矿化的效果。由于天然的DPP主要是从动物体内提取，可能存在过敏、免疫原性和潜在疾病传播等问题，所以目前用于牙釉质仿生矿化的主要是基于DPP结构中DSS重复序列而人工设计合成的衍生多肽，它们可被大批量、高纯度、高效率合成，且结构经过了优化。

Yarbrough 等基于DPP结构序列设计并合成了一系列的衍生肽：（DSS）n、（NTT）n、（DTT）n、（ETT）n、（NSS）n、（ESS）n、（DAA）n、（ASS）n和（NAA）n。其中8DSS（含8个DSS重复序列）被认为是促进生物矿化最有活性的多肽。体外实验表明，该多肽可以促进矿物质沉积到人牙釉质上，改善脱矿牙釉质的表面力学性能，且高倍SEM显示，牙釉质表面微观形貌从脱矿牙釉质原本的长HAP纳米棒变为纳米薄片。之后有研究评估了模拟体液（simulated body fluid，SBF）的离子浓度对8DSS再矿化行为的影响。该研究发现，随着SBF离子浓度的增加，矿物沉积的速度加快，酸蚀脱矿的牙釉质的纳米机械性能得到很大的提高。此外，经8DSS处理且浸泡在2倍浓度的SBF溶液中的脱矿牙釉质，由于其表面新形成的、由碳酸钙和HAP组成的纳米复合体的表面粗糙度、形貌、微观结构和结晶度的综合影响，具有最高的纳米硬度和弹性模量。然而在3倍浓度的SBF溶液中，由于矿物离子扩散到牙釉质表面的速率过快，导致表面孔隙堵塞，反而降低了牙釉质的纳米机械性能。Yang等在模拟口腔环境的体外pH循环体系中进一步评估了8DSS促脱矿牙釉质再矿化的能力，实验结果显示，经过12天pH循环后，8DSS具有与氟化钠相似的矿化效果，其处理后的牙釉质样本较空白组有更少的矿物质丢失量和更浅的龋损，8DSS处理组的不同龋损深度比空白组有更高的矿物含量，与氟化钠组没有差异。该课题组随后又发现，单独使用8DSS可以抑制牙釉质的脱矿，而且它与氟化钠联合使用可发挥更有效的抑制牙釉质脱矿的作用，有助于降低预防龋病时所使用的氟浓度。

除8DSS，其他的一些DPP衍生肽同样具有良好的促进牙釉质矿化的作用。Chung等证明了3DSS可以诱导脱矿牙釉质再矿化，并在其基础上设计出一种非磷酸化的天氨酰胺-丝氨酸-丝氨酸三肽（asparagine–serine–serine，3NSS）。3NSS中带电的氨基酸残基可以强烈吸引人工唾液中游离的矿物离子以形成HAP晶体，重建牙釉质龋损区（尤其是釉柱间质的部位），导致牙釉质表面的整体粗糙度下降。同时，3NSS处理组中再矿化牙釉质表面的纳米硬度恢复率是对照组中无多肽处理的再矿化牙釉质样本的5倍，3NSS处理后的牙釉质表面有较多尺寸较小的HAP晶体沉积，有效抑制了塑性变形，使得脱矿牙釉质纳米硬度和弹性模量大幅度提高。

目前为止，DPP及其衍生肽体外诱导牙釉质仿生矿化已取得了一定成效，而其他牙本质NCPs，如DMP1、DGP、BSP等，尚未有用于牙釉质仿生矿化领域的报道。

三、唾液蛋白及其衍生多肽的介导作用

唾液具有多种防御功能，包括自我平衡、润滑、抗菌活性和参与牙齿的脱矿/再矿化，在维持口腔健康方面发挥着重要作用。唾液的这种保护作用是来自唾液腺、牙龈渗出液与细胞碎片的蛋白质和多肽的复杂混合物。其中30%是低分子量的唾液蛋白或多肽，主要包括以下四类：胱蛋白（cystatins，CST）、富组蛋白（histatins，HTN）、富酪蛋白（statherin，STATH）和富脯氨酸蛋白（proline-rich proteins，PRP），同时这些蛋白也是牙齿表面唾液获得性膜的重要组成成分。由于其中一些唾液蛋白已被广泛鉴定和提取，因此探索它们的结构与功能关系已成为可能。例如，酸性富脯氨酸蛋白对HAP表现出很高的亲和力，会与钙离子结合而抑制过饱和溶液中磷酸钙晶体生长；胱蛋白、富组蛋白和富酪蛋白也表现出对矿物表面的亲和力，抑制磷酸钙沉淀，并在维持牙齿完整性方面发挥作用；组蛋白具有抗细菌和抗真菌活性。目前已有一些研究通过进一步认识这些蛋白质的结构与功能，利用其与矿物质的相互作用，将唾液蛋白用于牙釉质的仿生矿化，并取得了较好的成效。

富酪蛋白是一种由43个氨基酸残基组成的酸性磷蛋白，它可以吸附在牙釉质表面，调节HAP的生物矿化过程。一方面，富酪蛋白可以抑制钙磷酸盐的自发

沉淀，从而维持唾液稳定的过饱和状态，抑制牙釉质脱矿；另一方面，它还可以提高脱矿牙釉质再矿化能力。它的N-末端是介导吸附作用的主要功能区域，有研究者以富酪蛋白N-末端为模版，设计了一条由21个氨基酸组成的多肽StN21，并发现该多肽在龋病模型中可以减少约40%的矿物质丢失，在预防和治疗牙釉质龋方面具有潜在作用。另有研究证明富酪蛋白N-末端的15个氨基酸序列SN15（DpSpSEEKFLRRIGRFG）和它的模拟物SNA15（DDDEEKFLRRIGRFG）均表现出对HAP表面的高度吸附性能。之后进一步发现富酪蛋白N-末端起始的6个氨基酸结构域DSpSpEEK具有α螺旋结构，可紧紧地吸附在HAP上。并且，用天冬氨酸残基取代磷酸化的丝氨酸残基后所形成的DDDEEK片段也表现出对HAP表面强大的吸附能力。这些发现为利用富酪蛋白来源的短肽序列制备具有促进原位矿化和抗菌性能的双效应牙科修复材料提供了一种新的可行策略。

受上述富酪蛋白结构及吸附性能的启发，Yang等基于富酪蛋白N-末端起始DpSpSEEK序列设计了一种半胱氨酸标记的多肽序列DpSpSEEKC。该序列的特点是可以通过半胱氨酸残基与大分子或蛋白质形成二硫键结合。研究人员首先探究了该多肽序列对HAP的吸附性能和对脱矿人牙釉质的矿化作用。结果表明，带负电的多肽序列DpSpSEEKC可以牢牢吸附在酸蚀牙釉质表面带正电荷的部位，并作为成核模板，通过其结构中的羟基和磷酸基团等负电基团从唾液中募集高浓度的钙离子，从而成功诱导脱矿牙釉质表面的再矿化并提高了其表面机械性能。该研究证明DpSpSEEKC可能是一种良好的牙釉质仿生矿化材料。之后该课题组进一步研究发现，一种含有仿生多肽序列DDDEEKC的唾液获得性膜仿生单宁酸（salivary acquired pellicle bioinspired tannic acid，SAP-TA）在体外实验中诱导牙釉质再矿化的效果显著，这可能是由于DDDEEKC是来源于富酪蛋白的具有强HAP吸附能力的仿生多肽，而单宁酸具有丰富的多酚基团，能够吸附唾液中的钙离子，诱导HAP晶体的再生，因此两者联合可以实现牙釉质的原位再矿化。同时，该研究还建立了小鼠龋病模型，结果表明，在真实的口腔环境中，SAP-TA同样具有诱导牙釉质原位再矿化的作用。除了利用DDDEEKC对矿物的强吸附能力而将其与大分子接枝以实现靶向作用，部分学者还单独探究了DDDEEKC在体内外龋病模型中的矿化作用，发现该多肽可以同步完成对牙釉质表面吸附和矿化的双重任务，而且由于多肽与HAP晶体之间具有很强的亲和力，形成的致密矿化晶体层对牙釉质表面具有很强的附着力，类似氟化物诱导的效果，但该多肽比氟化物更安全。

此外，在蛋白质组学及生物信息学的基础上，通过在富酪蛋白N-末端的起始六肽序列（DpSpSEEK）上连接一个由连续酸性氨基酸组成的矿化亲水性尾部，成功构建出一种新型仿生多肽DE-11，并进行了一系列体外成核和牙釉质矿化研究。研究结果表明，DE-11可以诱导形成排列良好的针状磷灰石晶体束，促进HAP晶体的取向结晶；而且DE-11可以牢固吸附牙釉质表面，并能通过游离在外的带负电荷的功能性尾部吸附钙磷，从而实现脱矿牙釉质表面的原位再矿化。

迄今为止，富酪蛋白是用于牙釉质仿生矿化最常见的唾液蛋白，其多肽或衍生物已被证明可以强有力地吸附HAP晶体，促进和调控HAP晶体的矿化，并促进脱矿牙釉质的原位再矿化。为了进一步探究富酪蛋白和牙釉质之间相互作用的分子机制，已有研究引入了计算机分子模拟（molecular simulation，MS）这一高新技术。计算机分子模拟是指利用计算机以原子水平的分子模型来模拟分子结构与行为，进而模拟分子体系的各种物理、化学性质的方法。它是在实验的基础上，通过应用基本原理，构筑起一套模型和算法，从而计算出合理的分子结构与分子行为，不仅可以模拟分子的静态结构，也可以模拟分子的动态行为。因此，利用该技术可以从分子和原子水平揭示蛋白或多肽HAP界面的吸附作用机制。有研究使用全原子蒙特卡罗加最小化搜索算法快速并同步优化了富酪蛋白的主链和侧链，研究了富酪蛋白在HAP表面的吸附，发现富酪蛋白具有α螺旋结构的N-末端氨基酸残基在吸附过程中起关键作用。之后Luo等通过全原子分子动态学模拟研究了富酪蛋白N-末端SN15肽段及其两种变体SN_S15（2号和3号位点的丝氨酸去磷酸化）和SN_A15（2号和3号位点的磷酸化丝氨酸被天冬氨酸取代）在磷酸钙和氯化钠溶液中对HAP（001）晶面的吸附机制。他们详细分析了三种多肽对晶面的结合方式、吸附能、构象稳定性和α螺旋结构的变化，发现这三种多肽在磷酸钙和氯化钠溶液中对HAP（001）晶面的吸附主要受盐桥和静电吸引作用的驱动。SN15吸附晶面的静电相互作用最强，而SN_S15最弱。这一模拟结果与前期实验研究的结果相互印证。此外，分子动态学模拟后的多肽构象显示：SN15附近的钙离子可以形成一个等边三角形，类似HAP（001）晶面钙离子形成的结构，该现象类似HAP成核的初始阶段。以上这些关于富酪蛋白对HAP晶体表面吸附机制的探究，为进一步设计修复受损牙釉质和调节生物矿化的仿生材料奠定了基础。

四、其他来源蛋白或多肽的介导作用

在龋病防治研究中，有诸多实验通过检索分析生物矿化相关蛋白的氨基酸序列或预测其矿化相关功能位点，人工设计并合成具有促进牙釉质龋再矿化功能的多肽。

（一）酪蛋白衍生物

大量研究表明，日常饮食中摄入牛奶、奶酪等乳制品可以降低龋病的发生风险。主要原因在于乳制品中酪蛋白的防龋作用。酪蛋白是牛奶中最主要的磷酸化蛋白，占据牛奶总蛋白的80%。酪蛋白以微粒形式存在，能够稳定钙离子、磷酸根离子，可以被酶分解为小分子的多肽。很多人尝试把酪蛋白作为添加物应用到食物、牙膏或饮用水中从而发挥防龋作用。然而，为保证酪蛋白的抗龋效能，其所需要的添加剂量往往过大以致影响酪蛋白防龋衍生产品的口感，酪蛋白的抗龋应用因此受限。酪蛋白磷酸肽（casein phosphopeptides，CPPs）是从牛奶中提取的一种含磷酸化丝氨酸的天然肽。与同等质量的酪蛋白相比，酪蛋白磷酸肽的抗龋能力要高十倍，无味且抗原性低。因此近20年以来，酪蛋白磷酸肽复合物用于龋病预防的研究越来越多。酪蛋白磷酸肽作为基于酪蛋白的衍生物，相对分子质量较小，抗龋能力强，并具有稳定钙离子、磷酸根离子的作用，在龋病的防治中具有良好的作用和应用前景。

钙离子和磷酸根离子对人体健康非常重要，参与调节牙齿表面脱矿和再矿化的平衡。钙离子和磷酸根离子的溶解度受生物矿化系统中的蛋白调节。在口腔环境中，蛋白调节紊乱会导致钙离子和磷酸根离子的病理性沉积，矿化形成牙结石。在pH值=7.0的中性条件下，1%CPPs溶液可以稳定60mM钙离子和36mM磷酸根离子。在氟离子存在的条件下，CPPs仍具有稳定钙离子、磷酸根离子的作用。四种主要的酪蛋白磷酸肽都包含丝氨酸-丝氨酸-丝氨酸-谷氨酸-谷氨酸序列，其中丝氨酸是磷酸化位点，可以在过饱和磷酸钙溶液中稳定高浓度的钙离子、磷酸根离子。钙离子、磷酸根离子簇表面的钙离子也可以通过静电力与带负电荷的多肽相互作用。酪蛋白磷酸肽不仅通过该结合片段稳定钙离子、磷酸根离子，还能依靠多肽带的负电荷通过库伦引力吸引更多钙离子、磷酸根离子，这种相互作用抑制了矿化成核和相转变。

此外，CPPs对HAP的（100）和（010）晶面具有优先亲和力，CPPs诱导的矿物晶体会沿着（001）晶面或*c*轴生长，这个晶体生长模式和牙釉质发育过程中的晶体生长一致。基于CPPs稳定钙离子、磷酸根离子的作用，很多研究将酪蛋白磷酸肽-无定形磷酸钙复合物（CPP-ACP）和酪蛋白磷酸肽-无定形钙氟磷复合体（CPP-ACFP）用于牙釉质仿生矿化。

1. 酪蛋白磷酸肽-无定形磷酸钙复合物

酪蛋白磷酸肽能够稳定钙离子、磷酸根离子，提高钙离子、磷酸根离子的溶解度，由此衍生出CPP-ACP。在体外实验中，Reynolds等发现CPPs稳定后的钙磷溶液能够使牙齿表面的钙离子、磷酸根离子浓度显著提高，促进牙釉质表面的再矿化。Reynolds等将CPP-ACP每天两次用于大鼠牙齿后发现，在0.1%和1%浓度条件下光滑面的龋病发生率分别降低14%和55%；而应用在窝沟处后，龋病发生率则分别降低15%和46%。因此CPP-ACP不但能够预防牙齿光滑面龋病，也能抑制窝沟面的龋病。CPP-ACP已获得美国FDA的生物安全性肯定，并被认定可纳入口腔护理产品和食品中。

CPP-ACP通过酪蛋白磷酸肽对磷酸钙的稳定作用，抑制磷酸钙沉淀的形成，促使磷酸钙解离，稳定可溶性磷酸钙，从而提高钙离子和磷酸根离子的浓度，最终增强牙釉质再矿化。磷酸根离子也能够结合氢离子形成磷酸氢盐，缓冲唾液pH值。CPP-ACP纳米复合物的流体动力学半径为（1.53±0.04）nm，根据流体动力学半径和电中性推断，CPP-ACP可以通过牙釉质龋损表层渗透入病损体部，这个推断也在用激光共聚焦显微镜检测荧光标记CPP抗体在病损处的存在部位后得到证实。进入病损体部后，CPP-ACP就能释放钙离子、磷酸根离子，发挥作用。

CPP-ACP与钙离子的结合能力是细菌的两倍，可以竞争性抑制细菌黏附从而抑制脱矿。研究发现，CPP-ACP与牙齿表面甚至牙齿表面的细菌都有较高的亲和力，这种良好的亲和力使CPP-ACP通过吸附在牙齿表面，提高牙齿表面局部无定形磷酸钙的浓度，抑制脱矿并促进再矿化，改善龋病的脱矿和再矿化不平衡的状态。在牙齿表面处于酸性环境时，CPP-ACP释放钙离子和磷酸根离子，起到缓冲酸性的作用，从而抑制酸的脱矿作用，促进脱矿局部的再矿化，维持牙齿表面的酸碱性动态平衡。

另外，除了通过抑制脱矿、促进再矿化预防和抑制早期龋病，也有研究将酪蛋白衍生物-磷酸钙复合物（casein derivatives coupled with calcium phosphate，CD-CP）用于制作漱口水，对38名患者进行了研究，比较了CD-CP漱口水和常见口腔滋润策略（如饮水、口香糖、人工唾液等），最终发现CD-CP漱口水能够起到良好的润湿和润滑作用，有效改善口干症。

2. 酪蛋白磷酸肽-无定形钙氟磷复合体

CPP-ACP促进牙体硬组织矿化的作用被广泛肯定后，有研究在CPP-ACP中加入了低浓度氟离子并发现类似氟磷灰石的矿物形成。CPP与氟离子结合形成CPP-ACFP，氟离子的存在可以在溶液中形成中性离子对“$CaH_2FPO_4^0$”和“HF^0”，降低了解离性，加速含氟晶体的生长。CPP成为运输钙、磷及氟离子的新型载体，拥有更强大的促再矿化作用。

然而也有研究发现，通过添加氟改变配方后的CPP-ACFP并没有比单独的CPP-ACP具有更好的促进再矿化的效果，甚至有研究发现CPP-ACFP虽然对光滑面有良好的促再矿化效果，但是对窝沟面的龋损却疗效不佳。因此CPP-ACFP促再矿化的效果仍有争议。

目前的临床试验并没有足够的数据证明酪蛋白衍生物长期应用于牙体硬组织再矿化和口干症时具有生物安全性和有效性，因此酪蛋白衍生物的广泛应用仍需要临床试验和市场调研的进一步分析评估，尤其是功效、成本效益等。

（二）自组装多肽

唾液中的矿物质通常需要通过其他介质提供成核位点，从而加速牙体硬组织再矿化过程。很多仿生矿化的研究便把目光放在模拟釉原蛋白折叠和组装的多肽类药物上。其中，自组装多肽作为一种新型生物材料，能够通过自发的构象折叠来提供HAP的矿化位点。自组装多肽相关体外实验中，研究人员借助SEM、定量光导荧光技术、表面显微硬度等检测手段证实自组装多肽能够通过构象的改变促进矿物沉积、诱导再矿化。

由Aggeli等设计的P11系列多肽在模拟生理条件下可形成β-折叠结构，并在一定的pH值、离子浓度下能够发生自组装，形成微纤维。P11-4（CH3CO-Q-Q-R-F-EW-E-F-E-Q-Q-NH2）通过模拟牙釉质基质蛋白为矿化提供了3D模板，其对钙离子也具有高亲和力，可作为HAP形成的支架。这些多肽借助侧链之间形成的氢键作用组装成螺旋结构，在一定条件下进一步自组装形成螺旋长带状，进而形成微纤维和纤维束，最终形成类似Ⅰ型胶原蛋白的结构（图8-5）。

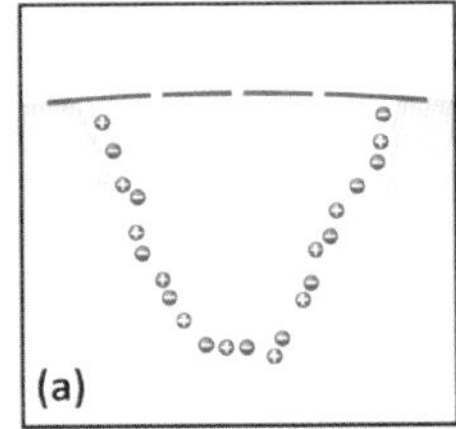

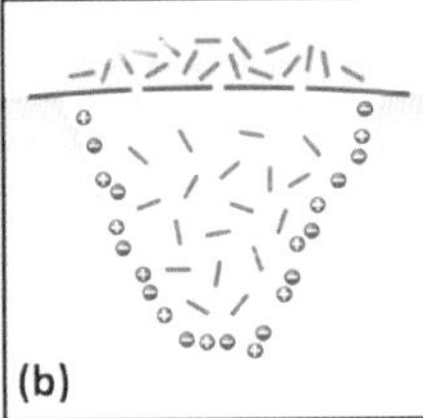

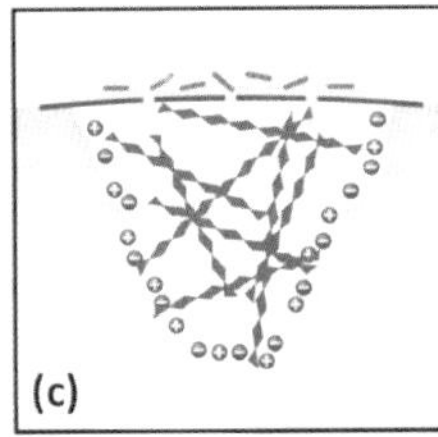

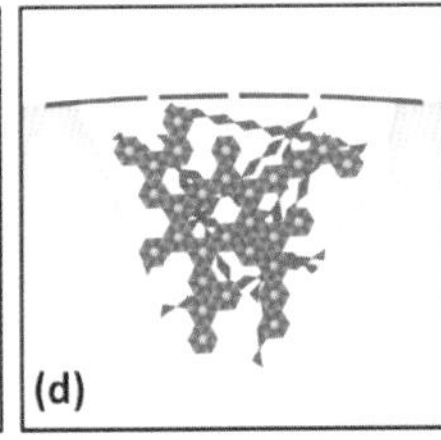

图8-5　自组装多肽P11-4在龋损处促进牙釉质再矿化的作用机制

（a）：牙釉质龋损，蓝色虚线下方的白色空间代表病损体部，负电荷和正电荷代表龋损内部的游离离子。（b）：在龋损表面上滴一滴自组装多肽P11-4，多肽单体扩散到病变中。（c）：龋损内具有较高的离子强度和酸性的pH值，P11-4会在龋损体部自组装并形成3D支架。（d）：自组装多肽支架周围形成HAP晶体（蓝色六边形）。

Alkilzy M, Santamaria R M, Schmoeckel J, et al. Treatment of carious lesions using self-assembling peptides[J]. Advances in Dental Research, 2018, 29(1): 42-47。

有研究将P11-4应用于牙釉质龋损再矿化的研究中，发现P11-4能促进早期人工牙釉质龋再矿化并能抑制牙釉质龋的脱矿。一项研究在原子力显微镜和SEM下分别观察和比较了P11-4和酸性饮料处理过的牙釉质表面粗糙度变化，发现该自组装多肽在一定程度上能够抵抗牙釉质酸蚀。在P11-4对天然人牙龋损再矿化效果的体外研究中，一些研究者使用了可以检测牙釉质光热反应的Canary系统对矿物质的变化进行检测。分组包括未处理的空白对照组、酸蚀和次氯酸钠擦拭后使用安慰剂组、自组装多肽P11-4组。在人工唾液中处理50天后，两个对照组的矿物含量降低值略高于P11-4组。与此pH循环模型结果相反，人工龋模型中应用P11-4后5天内就观察到明显的再矿化现象，天然龋的再矿化却在第30天被观察到，因此在天然龋损中应用P11-4可能需要更长的时间才能达到再矿化的目的。另外，病损表面的预处理也同样重要。P11-4的安全性和临床疗效在2013年Brunton等的研究中首次得到验证。在这项研究中，P11-4被首次应用在15个成年人牙颊面的龋损上。研究者通过观察病损处理后的变化证明了P11-4的有效性和进一步应用于临床的安全性。在确认了安全性后，P11-4的单体溶液也被应用到临床试验中。2018年在Alkilzy的一个随机对照试验中，70个儿童受试者分别使用P11-4和经典的含氟涂料多乐氟联合应用，或仅多乐氟处理乳磨牙窝沟处。根据多肽生产厂家的使用建议，在初步清洁乳磨牙表面后，用3%次氯酸钠去除表面的残留有机物，然后用35%磷酸处理早期龋损部位。待酸蚀完成并清理残余磷酸后，将P11-4涂布于牙齿表面，等待多肽渗透入病损体部3~5分钟后形成支架基质。3个月和6个月后的回访结果显示，实验组中未发现有不良反应，P11-4显著增强了氟化物对早期龋损的治疗效果，为早期龋损的治疗提供了一种简单有效并有良好安全性的方案。在早期龋中联合应用P11-4和含氟涂料也能显著提高含氟涂料的再矿化效果，表明P11-4和氟的良好协同效应。共聚焦显微镜和质谱分析结果显示，单体P11-4能够渗透入脱矿牙釉质的孔隙，形成有序的3D纤维结构基质，诱导矿物离子沿着纤维结构形成排列有序的HAP。Micro-CT分析发现，P11-4处理后的再矿化牙釉质样本甚至可以恢复至正常牙釉质90%的矿物密度。与基于复合充填材料的龋病治疗措施不同，仿生自组装多肽P11-4再矿化技术为牙釉质仿生修复提供了新的治疗思路。自组装多肽P11-4被设计作为再矿化的矿物组装支架，促进病损的再矿化过程，而这个自组装支架也模拟了天然牙釉质的形成过程。大量体外牙釉质再矿化研究中，P11-4和氟化物（“金标准”）的对比实验都证明了P11-4的有效性和安全性，为进一步探索P11-4的临床应用条件奠定了基础。

（胡蝶　韩思理）

第三节　氨基酸介导的牙釉质仿生矿化

牙釉质的生物矿化受到多种釉基质蛋白及其裂解片段的精确调控，而氨基酸是构成这些蛋白和多肽的基本单位，它们的种类和序列能显著影响蛋白和多肽的性质。研究表明，极性和带电的氨基酸在调控矿化的蛋白质中高度表达，因此被认为在调控矿化作用中扮演重要角色。相比于大分子的多肽和蛋白，氨基酸结构相对简单并且更容易获取。大量体外研究证实了不同种类的氨基酸对矿化的调控作用，其中极性和带电的氨基酸表现出了更强的调控效果。总而言之，氨基酸介导的牙釉质仿生矿化是实现牙釉质重建的突破口之一。本节将介绍近年来用于调控牙釉质仿生矿化的氨基酸的特点和研究现状。

一、调控牙釉质仿生矿化氨基酸的特点

氨基酸分子中同时含有氨基和羧基，是两性化合物。根据氨基所连的碳原子在碳链上的不同位置，氨基酸可分为α-、β-、γ-…w-氨基酸，但生物蛋白质经水解后得到的氨基酸全部都是α-氨基酸，而且仅有二十种。这二十种α-氨基酸是构成生物蛋白质的基本单位。α-氨基酸中与氨基和羧基直接相连的碳原子称为α-碳原子，它连接了四种不同的基团或原子（甘氨酸除外），又称为手性碳原子。当一束偏振光通过它时，光的偏振方向将被旋转，根据旋光性，α-氨基酸又可以分为左旋α-氨基酸和右旋α-氨基酸，即L系和D系。生物界各种蛋白质除一些细菌细胞壁中的短肽和个别抗生素外，几乎都是由L-氨基酸构成的，含D-氨基酸的极少。L-α-氨基酸的结构通式如图8-6所示。

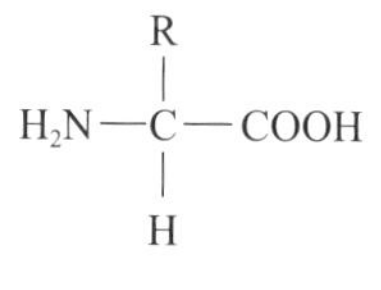

```
         R
         |
H2N — C — COOH
         |
         H
```

图8-6　L-α-氨基酸的结构通式

R基团的差异使得氨基酸表现出不同的理化性质，按照R基团的极性或在生理pH值条件（pH值≈7.0）下与水相互作用的趋势等特点这二十种α-氨基酸可分为极性氨基酸（亲水氨基酸）和非极性氨基酸（疏水氨基酸）。极性氨基酸又分为极性带电氨基酸和极性不带电氨基酸。极性带正电氨基酸（碱性氨基酸）有3种，包括赖氨酸、精氨酸和组氨酸；极性带负电氨基酸（酸性氨基酸）有2种，包括天冬氨酸和谷氨酸。极性不带电氨基酸（极性中性氨基酸）有6种，包括苏氨酸、丝氨酸、半胱氨酸、天冬酰胺、谷氨酰胺和酪氨酸。非极性氨基酸（疏水氨基酸）有9种，包括甘氨酸、丙氨酸、缬氨酸、亮氨酸、异亮氨酸、苯丙氨酸、色氨酸、甲硫氨酸和脯氨酸。

在氨基酸分子中，氨基和羧基能够解离并相互作用，从而形成一种内盐式结构，被称为偶极离子（图8-7）。

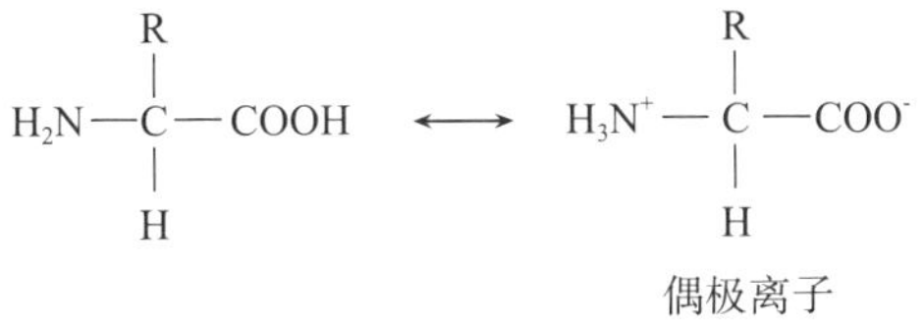

$$H_2N-C(R)(H)-COOH \longleftrightarrow H_3N^+-C(R)(H)-COO^-$$

偶极离子

图8-7　氨基酸内盐式结构

氨基酸一般具有高熔点（200~300℃）且不溶于非极性有机溶剂。氨基酸的两性离子或偶极离子既可以和酸作用也可以和碱作用，能够在水溶液中形成一个动态平衡体系（图8-8）。当氨基酸在强酸性溶液中时，平衡向右移动，以正离子的形式存在；在强碱性溶液中时，平衡向左移动，以负离子的形式存在。当调节溶液的pH值到一定数值时，可使溶液中氨基酸正离子浓度和负离子浓度相等，这时溶液的pH值称为该氨基酸的等电点（isoelectric point，p*I*）。因此，当特定氨基酸在不同pH值溶液中时，若pH值高于该氨基酸的等电点，溶液中有相对过量的氢氧根离子，氨基酸带负电；若pH值低于该氨基酸的等电点，溶液中有相对过量的氢离子，氨基酸带正电。溶液的pH值离氨基酸的等电点越远，则该氨基酸携带的净电荷量越大。

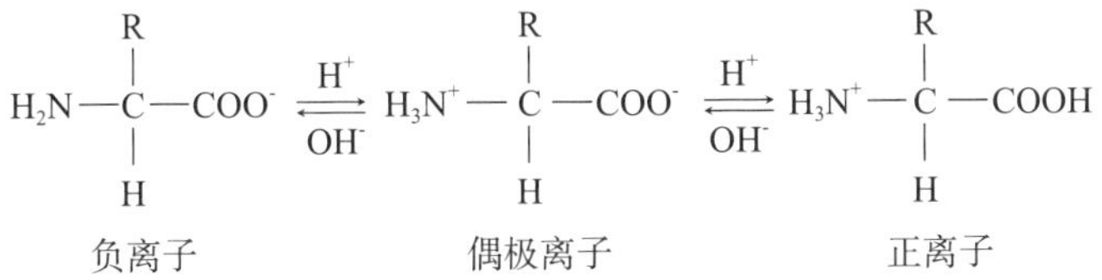

$$H_2N-C(R)(H)-COO^- \underset{OH^-}{\overset{H^+}{\rightleftharpoons}} H_3N^+-C(R)(H)-COO^- \underset{OH^-}{\overset{H^+}{\rightleftharpoons}} H_3N^+-C(R)(H)-COOH$$

负离子　　偶极离子　　正离子

图8-8　水溶液中的氨基酸动态平衡体系

牙釉质的生物矿化受到多种釉基质蛋白及其裂解片段的精确调控。研究表明，极性和带电的氨基酸在这些调控蛋白中高度表达并发挥重要作用。带电氨基酸的带电特性有助于其与溶液中钙离子、磷酸基团及成核前驱体等产生静电相互作用，从而发挥调控矿化作用。氨基酸与HAP的界面识别是其发挥调控作用的基础，而氨基酸与HAP的亲和力及氨基酸本身的空间构象是影响界面识别的重要因素。一般认为，氨基酸对HAP表面的亲和力与氨基酸侧链基团的带电性相关。不同类型氨基酸与HAP的亲和力大小顺序为：非极性氨基酸<带正电氨基酸<极性不带电氨基酸<带负电氨基酸。另外，聚氨基酸是一类新型生物降解高分子材料，通常具有良好的水溶性。聚氨基酸是氨基酸分子间的缩聚物，又称生物塑料，具有优良的生物相容性，在人体内可通过水解和酶解变成无害的氨、二氧化碳和水。相比于单体氨基酸，聚氨基酸具有二级结构，因此具有许多单体氨基酸不能比拟的优势。

二、氨基酸调控HAP成核的研究

牙釉质的基础矿物物相是HAP，HAP的成核是牙釉质生物矿化过程中的重要环节。在牙釉质生物矿化过程中，HAP晶体的形貌、尺寸和晶体生长动力学受到结晶时局部条件的控制，特别是各种釉基质蛋白及其裂解片段的精确调控。研究氨基酸对HAP成核的调控作用，有助于理解牙釉质生物矿化的调控过程。

（一）溶液中的游离氨基酸

氨基酸调控HAP成核作用的研究通常在水溶液中进行，通过在钙磷溶液中添加特定氨基酸，探究一定浓度的游离氨基酸对HAP成核过程的调控作用。目前的研究结果发现，带电的氨基酸如谷氨酸、天冬氨酸、精氨酸和赖氨酸等，相比不带电的氨基酸表现出更强的调控作用。这可能归因于带电氨基酸与钙离子、磷酸根离子及成核前驱体之间更强的静电相互作用。

实验发现，带正电荷的精氨酸对HAP成核有较强的抑制作用，而带负电荷的谷氨酸则在抑制晶体生长中表现出更强的作用，这是因为精氨酸与钙离子、磷酸根离子的复合物更加稳定，谷氨酸则与HAP晶面的结合更加稳定。若先将精氨酸和谷氨酸混合后再加入钙磷溶液，混合物虽然也可抑制HAP晶体的生长，但抑制成核作用较弱，这可能与精氨酸与谷氨酸之间形成的稳定复合物有关。氨基酸与单独的钙溶液或者磷溶液孵育时间的长短能显著影响HAP的成核过程，如果先将氨基酸与钙溶液或者磷溶液混合孵育一段时间，然后再进行钙磷混合反应，相比于未提前孵育的钙磷溶液，成核反应速率更慢，这是由于在孵育过程中氨基酸与成核前驱体形成了更稳定的复合物。研究发现，溶液中的极性不带电的丝氨酸能够吸附在HAP表面，占据成核位点从而抑制HAP晶体的生长。也有一些实验在特定的条件下没有发现溶液中天冬氨酸和谷氨酸的抑制成核作用，但这可能与实验中使用较高的钙磷浓度有关，过高的钙磷浓度可能弱化了氨基酸的抑制作用。

溶液中的游离氨基酸对HAP形貌和相转化也有调控作用。如溶液中的甘氨酸能够诱导棒状HAP的形成，而谷氨酸则会诱导片状HAP的形成。实验发现，甘氨酸、谷氨酸、丝氨酸和天冬氨酸均能够在溶液中诱导由纳米尺寸片晶组成的盘状晶体。HAP形成过程中涉及一系列不同磷灰石物相的转变，氨基酸能够在这个转变过程中发挥调控作用，如酸性的天冬氨酸和谷氨酸能够促进磷酸氢钙向HAP相转化，这是由于氨基酸与晶体的界面吸附显著降低了磷酸氢钙与HAP之间的界面能。

关于氨基酸与HAP晶面的亲和力也有许多研究。研究发现，带负电荷的天冬氨酸与HAP晶面之间有较大的亲和力，这是由于天冬氨酸中的两个羧基官能团与HAP晶面的钙离子产生较强的吸附。而带正电荷的赖氨酸也同样具有较强的亲和力，这是由于赖氨酸的正电性削弱了HAP带负电荷的表面与氨基酸负电基团之间的排斥力。

总的来说，带电氨基酸相比于不带电氨基酸具备更大的亲和力。而在非极性氨基酸中，含苯环的氨基酸如酪氨酸和苯丙氨酸表现出更强的亲和力，这可能与它们分子中的苯环有关，这些苯环可以作为电子供体，与HAP表面形成弱键。氨基酸的空间构象也在界面识别中发挥作用。氨基酸的空间构象影响氨基酸与HAP的吸附面积和吸附位点。一般认为，氨基酸吸附在HAP表面后，能够绕垂直于HAP表面的轴自由旋转，因此它们的有效吸附面积可以用一个圆锥来表示。例如天冬氨酸和谷氨酸吸附在HAP表面后，它们在HAP表面的投影（即有效吸附面积）分别是直径3.32 Å和5.23 Å的圆形，而HAP晶粒的平均尺寸是40mm×22nm，因此单体氨基酸的覆盖能力很低，不能同时作用于多个HAP晶面。谷氨酸的吸附面积比天冬氨酸大，而天冬氨酸的吸附位点比谷氨酸多，这两个因素使得天冬氨酸和谷氨酸最终表现出相似的调控效果。目前的研究认为，溶液中的游离氨基酸调控HAP成核和生长的机制主要有以下三个方面：①氨基酸与钙离子、磷酸根离子的静电吸引和复合物的形成；②氨基酸与HAP的亲和力，这种亲和力与氨基酸和HAP之间的静电相互作用、化学键的形成及晶格匹配相关；③氨基酸对HAP表面的覆盖作用。

（二）接枝在HAP表面的氨基酸

材料的表面功能化能改变材料的表面性质并产生模板效应，创造出优于本体性能的表面功能薄层。表面接枝是表面功能化的常用手段。为了探究氨基酸对HAP成核的调控作用，一些学者通过表面接枝将氨基酸或其官能团固定于特定材料表面，探究不同氨基酸或官能团对HAP成核的影响。

金纳米颗粒表面接枝天冬氨酸能促进HAP成核，这与天冬氨酸中的羧基官能团相关，等温滴定量热法证明，天冬氨酸的羧基官能团与钙离子之间的相互作用符合热力学规律。石墨烯表面接枝精氨酸和谷氨酸能加快HAP成核，但是精氨酸的效果强于谷氨酸，这是由于精氨酸与钙离子、磷酸根离子的结合强度高于谷氨酸。还有一些研究通过使用不同带电性质的氨基酸官能团对材料表面进行改性，进而探究改性表面对HAP成核的影响。如通过制备含-NH_2和-OH的硅烷自组装膜，探究带正电荷和负电荷的基团对HAP成核的影响，研究发现，带负电荷的表面比带正电荷的表面有更强的促进成核能力。金纳米颗粒表面接枝-CH_3、-PO_4H_2、-COOH、-

$CONH_2$、-OH和-NH_2均能促进HAP成核，但带负电荷的基团促进HAP成核的能力显著强于带正电荷的基团。钛箔表面接枝-OH、-PO_4H_2和-COOH也能对HAP成核产生影响，其中接枝-PO_4H_2和-COOH的表面能诱导产生更多的成核产物，而接枝-OH的表面成核量则较少。总而言之，目前的研究结果表明，带负电荷的官能团比带正电或电中性的官能团调控HAP成核的效果更强。

（三）聚氨基酸对HAP成核的调控

聚氨基酸与氨基酸相比有更多的官能团，空间构型也更复杂。在聚氨基酸调控矿化的研究中，聚谷氨酸和聚天冬氨酸的研究最多，它们在溶液中表现出很强的抑制成核能力，通常用作ACP的稳定剂。目前认为，聚氨基酸能够抑制ACP介导的成核途径。

研究发现，聚天冬氨酸和聚谷氨酸能够调控ACP介导的晶体成核途径，HAP晶体在这种成核途径中表现出不同于经典成核途径的成核动力学参数，聚氨基酸在此途径中主要起抑制作用。聚天冬氨酸在溶液中能够诱导成核晶体的聚集并且抑制磷酸二钙的形成。从聚氨基酸的研究来看，大多数聚氨基酸都选择带负电的氨基酸作为残基，如天冬氨酸、谷氨酸、磷酸化的丝氨酸等，实际上也间接证明了带负电荷的氨基酸对HAP成核有更强的调控作用。目前关于聚氨基酸诱导晶体形貌和生长的研究相对较少，大部分研究中聚氨基酸被用作ACP的稳定剂，参与ACP介导的矿化过程。

三、氨基酸调控牙釉质原位仿生矿化的研究

基于不同的氨基酸对HAP成核的调控作用，部分学者探究了特定的氨基酸对牙釉质原位仿生矿化的调控作用。但是相比于多肽和蛋白，单体氨基酸分子尺寸较小，调控效果有限，因此目前单体氨基酸调控牙釉质原位仿生矿化的研究仍然较少。

谷氨酸能够诱导纳米HAP的定向生长，因此先用纳米HAP处理酸蚀后的牙釉质表面，再用谷氨酸诱导纳米HAP的取向，能够实现脱矿牙釉质良好的修复，而且新生成牙釉质的取向度和力学性能与天然牙釉质较接近。另有研究发现，甘氨酸也可以诱导纳米ACP的定向聚集。研究人员通过阿仑膦酸钠偶联的羧甲基壳聚糖稳定ACP，用次氯酸钠模拟蛋白酶的作用，构造了一个类似牙釉质生物矿化的微环境，在这个模拟的微环境中，甘氨酸能起到诱导纳米ACP定向生长的作用，从而在酸蚀的牙釉质表面实现棒状HAP的定向生长。

从目前的研究来看，氨基酸作为矿化调控分子的能力是值得肯定的。但是囿于氨基酸较小的分子尺寸和较简单的空间构型，单独的氨基酸分子调控牙釉质原位仿生矿化的能力十分有限，但在模拟的牙釉质生物矿化环境中，配合提供成核前驱体，氨基酸仍能有效地诱导牙釉质仿生矿化。

氨基酸的结构简单、分子量小，虽然不能像多肽和蛋白一样同时作用于HAP的多个晶面，但氨基酸价格低廉、结构稳定，无论是实验研究还是临床应用都有更广阔的前景。虽然目前氨基酸对牙釉质仿生矿化的调控作用是值得肯定的，但由于各研究的实验条件不同、实验方法各异，氨基酸调控牙釉质仿生矿化的机制并不完全明了。深入研究氨基酸对牙釉质仿生矿化的调控作用，有助于我们更合理地设计多肽和蛋白，从而更有效地调控牙釉质仿生矿化。

（李忠成）

第四节　其他有机物介导的牙釉质仿生矿化

除本章前面所介绍的蛋白及多肽、氨基酸作为有机模板介导的牙釉质仿生矿化，其他有机物，如常见的生物聚合物、人工合成聚合物，在诱导牙釉质仿生矿化的过程中同样发挥了重要的作用。它们一般是大分子聚合物，可模拟凝胶样的物理特性，或者携带仿生矿化相关的基团，可以为HAP的成核及生长提供大分子模板，辅助诱导HAP的自组装，从而形成类牙釉质样晶体结构。近年来一些有机小分子物质也被发现具有促牙釉质仿生矿化的潜力，它们能稳定溶液中的钙离子、磷酸根离子，抑制早期ACP的形成，从而调控HAP的成核过程并介导牙釉质有序矿化。

一、生物聚合物的介导作用

甲壳素，又称几丁质（chitin），是一种广泛存在于低等植物，菌类，虾、蟹、昆虫等甲壳动物的外壳以及真菌的细胞壁中的多糖。它是一种六碳糖的多聚体，基本单位是乙酰葡萄糖胺，通常有1000~3000个乙酰葡萄糖胺残基通过β-1,4-糖苷键相互连接而成，分子量都在100万道尔顿以上。壳聚糖（chitosan，CS）是甲壳素脱N-乙酰基的产物，一般情况下其脱乙酰基度为55%。它由随机分布的β-（1-4）-D-氨基葡萄糖（去乙酰基）和N-乙酰-D-氨基葡萄糖（乙酰化）构成，是一种线性多糖。壳聚糖不溶于水，可溶解于1%的乙酸或1%的盐酸。壳聚糖可螯合稳定钙离子，为HAP晶体提供成核位点。壳聚糖还具有向牙釉质渗透的能力，浓度为2.5g/mL和5g/mL时能够到达DEJ。除此之外，壳聚糖还可以抑制自发性的矿物沉积，促进非晶体磷酸钙转换为牙釉质类晶体。

壳聚糖溶解后可形成凝胶样物质，和牙釉质细胞外基质的物理性质相似。以壳聚糖为载体，加入其他蛋白构成复合体可用于牙釉质仿生矿化。例如向壳聚糖中添加重组人釉原蛋白构成壳聚糖-釉原蛋白复合体（chitosan-amelogenin，CS-AMEL），复合体中的釉原蛋白经超分子自组装可以稳定钙离子、磷酸根离子并诱导其排列成线形。使用CS-AMEL处理酸蚀脱矿后的牙釉质，釉原蛋白稳定的钙离子、磷酸根离子复合物链与脱矿牙釉质中暴露的晶体融合，最终在釉原蛋白的调控下形成牙釉质样HAP晶体。新形成的牙釉质样HAP晶体层提高了脱矿牙釉质的硬度和弹性模量，并且和天然牙釉质之间存在一个紧密连接的界面。在临床使用过程中，由于壳聚糖具有抗菌能力和pH敏感性，釉原蛋白-壳聚糖复合体还能预防继发龋的形成。猪源性釉原蛋白和聚乙交酯（polyglycolide acid，PGA）的复合物Emdogain（EMD）与壳聚糖联合制备得到的CS-EMD复合物也具有促进脱矿牙釉质仿生再矿化的作用。将CS-EMD作为支架浸泡在人工唾液中10天后，分析新生类牙釉质层的形态、钙磷比、晶格参数以及显微硬度，学者认为在CS-EMD中，壳聚糖的主要作用为诱导HAP晶体发生主要的形态学变化和微小的晶格参数改变，但HAP晶体沿着*c*轴择优取向的特点没有发生改变，最终CS-EMD支架的表层形成了沿*c*轴择优取向的β型碳磷灰石层，由此制备得到的CS-HAP复合层可用于牙釉质缺损的修复。

除了直接将壳聚糖和釉基质蛋白联合构建复合体用于牙釉质的仿生矿化，改性的壳聚糖也可模拟釉质基质蛋白在牙釉质形成过程中的调控功能。磷酸化的蛋白或多肽在生物矿化过程中发挥重要作用。为了模拟磷酸化蛋白的功能，Zhang等合成了磷酸化壳聚糖-无定形磷酸钙（phosphorylated chitosan and amorphous calcium phosphate，Pchi-ACP）纳米复合物，磷酸化壳聚糖能够稳定ACP从而形成直径小于50nm的水溶性纳米聚集体。和氟化物相比，Pchi-ACP促进脱矿牙釉质再矿化的速度较快，但最终的再矿化效果相似。壳聚糖本身携带阳离子，对其进行磷酸化改性后，可得到聚阴离子衍生物磷酸化壳聚糖，以京尼平为交联剂将磷酸化壳聚糖与聚阳离子的Ⅰ型胶原交联改性，构建双性聚电解质复合物水凝胶。将其作为牙釉质仿生矿化的有机模板，使用紫外光辐射激发其在惰性牙体表面的化学组装，以仿生唾液提供矿物离子，最后可获得类釉柱样平行排列的HAP。羧基具有很强的螯合稳定钙离子的能力，经羧甲基改性的壳聚糖可借助羧基的螯合作用稳定ACP，同时在体系中引入阿仑膦酸盐和甘氨酸进行牙釉质再矿化，最终可得到定向有序排列的束状磷灰石晶体。

二、人工合成聚合物的介导作用

发挥牙釉质仿生矿化介导作用的人工合成聚合物主要有聚酰胺-胺树枝状聚合物和聚丙烯酸。

（一）聚酰胺-胺树枝状聚合物

1985年，Tomalia等以乙二胺或氨为引发核，由引发核向外逐步发生聚合反应，通过反复加成首次合成了具有三维结构的纳米级聚酰胺-胺[poly(amido amine) alendronate, PAMAM]。在合成过程中，每循环一个反应就会在已形成的聚合物上增加一“层”或一“代”（layer/generation，G），从而形成不同代数的PAMAM。随着代数的增加，PAMAM的分子量呈指数增长，聚合物表面的伯胺也呈双倍增加，同时直径则增加约10Å。PAMAM具有三维立体结构，聚合物内部为空腔，表面基团向外呈树枝状扩展延伸（图8-9）。PAMAM的表面基团易于改性，且生物相容性良好、毒性较低、无免疫原性，是目前研究最为广泛的一类树枝状聚合物。PAMAM分子中含有大量的酰胺基团，和蛋白质中的肽键相似，并且其分子质量和蛋白等生物大分子相匹配，可以设计为不同的代数和空间结构，携带具有不同功能的端基基团，从而模拟多种蛋白质的结构和功能，因此也被称为“人工蛋白”。

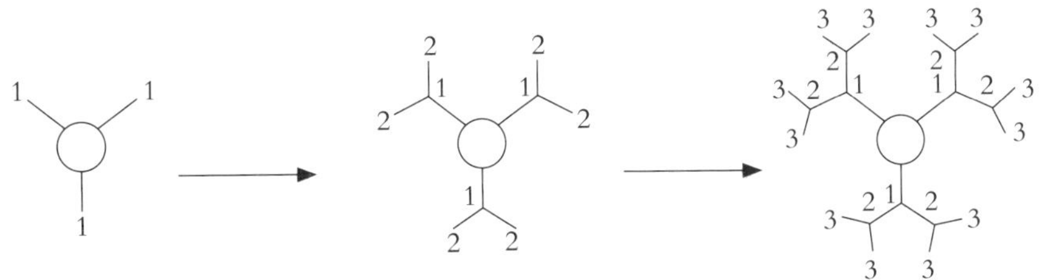

图8-9　PAMAM的聚合反应过程

在前期研究中，学者发现PAMAM可以和牙釉质表面结合，携带羧基、氨基和乙酰基团的PAMAM可通过电荷吸附或者络合的方式吸附在大鼠牙釉质表面，并且PAMAM末端基团的种类决定了两者间结合力的大小。实验结果表明，带正电荷的氨基结合力最大，羧基封端的PAMAM结合力中等，不带电荷的乙酰基结合能力最差。进一步的研究发现，PAMAM-COOH沿着HAP晶体的*c*轴间隔分布，并且和牙釉质晶体间的结合强度为（90±20）kJ/mol。PAMAM还可以调控HAP的成核、取向和生长，氨基和羧基封端的PAMAM均可作为模板在水热条件下调控HAP的合成。不同代数的PAMAM对HAP形成的作用也不同。当其代数从G1.0增加到G4.0时，HAP的直径减小，形状也从棒状变为椭球状；但当代数增加到G5.0后，代数的增加并不会影响HAP晶体的粒径。

羧基改性的PAMAM可模拟釉原蛋白的自组装过程，依序形成纳米球、纳米球链和微纤维。微纤维相互聚集形成宏观上可见的聚集物。两亲性PAMAM和磷酸改性的PAMAM也具有相似的自组装过程，均可以作为HAP形成的模板。羧基封端的聚酰胺-胺-阿仑膦酸钠共轭复合物[carboxyl-terminated poly(amido amine) alendronate conjugate，ALN-PAMAM-COOH]可以和HAP特异性结合，将ALN-PAMAM-COOH锚定在牙釉质表面从而抵抗PBS或人工唾液的冲洗，延长其在牙面的停留时间。同时末端的羧基可以吸引钙离子从而原位诱导HAP的仿生矿化。学者通过体内外实验评估了ALN-PAMAM-COOH聚合物原位诱导脱矿的人牙釉质仿生再矿化的效果。经过4周的处理，新形成的HAP大小和形状较规则，呈平行束状或纳米棒样排列，和天然牙釉质的结构相似，HAP层厚度达11μm，显微硬度恢复至最初的95.5%。动物实验表明，ALN-PAMAM-COOH的毒性低，并能成功诱导大鼠脱矿牙釉质的再矿化。但是ALN-PAMAM-COOH的合成过程复杂，不利于其后续的临床应用。因此，学者研究了PAMAM-COOH原位诱导酸蚀牙釉质仿生再矿化的作用。结果表明，PAMAM-COOH可以作为HAP仿生矿化的有机模板，在较短的时间内诱导合成和天然牙釉质中的HAP结构和取向相类似的HAP。

受釉原蛋白结构和性质的启发，学者合成了磷酸封端的PAMAM（PAMAM-PO_3H_2），磷酸基团不仅有很强的HAP结合能力，对钙离子也有很强的吸附能力。用磷酸封端的PAMAM处理浸泡在人工唾液中的脱矿牙釉质，新形成的HAP沿*c*轴生长，结构高度有序，和天然牙釉质的结构相似，并且仿生再矿化的速度更快，仅处理3周后新生HAP层的厚度就达到了11μm。在动物实验中，PAMAM-COOH毒性较低，在大鼠复杂的口腔环境内成功诱导生成了类似鼠牙釉质样的HAP。

（二）聚丙烯酸

聚丙烯酸（Polyacrylic acid，PAA）是一种水溶性有机高分子，分子式为$[CH_2CHCOOH]_n$，物理性状为无色或淡黄色液体，和钙、镁等金属离子反应可形成稳定的化合物，溶于水、乙醇和异丙醇等。聚丙烯酸对眼和皮肤有刺激作用，但对人体无急性毒性，属于低毒性。

聚丙烯酸分子中含有大量可质子化的羧基基团。羧基普遍存在于和牙釉质矿化相关的大分子物质中，它和磷灰石晶体中的钙离子之间存在较强的吸附作用，对磷灰石晶体的成核及生长有重要的作用。在较高的pH值条件下，聚丙烯酸中的羧基几乎全部质子化，大约90%的羧基以COO^-的形式存在于溶液中，负电荷之间的静电排斥作用使聚丙烯酸分子形成刚性的伸展构象，并且促进了聚丙烯酸分子在水溶液中的均匀分散。有研究表明，质子化的聚丙烯酸分子对富含钙离子的（100）面和（010）面的吸附作用更强，可沿HAP的*c*轴吸附排列，可作为有效的成核位点。在TEM下，和未添加聚丙烯酸组相比，聚丙烯酸诱导下形成的氟磷灰石晶体形态更加细长，并且随着聚丙烯酸浓度的增加，这种变化更加明显。这可能是因为聚丙烯酸沿*c*轴吸附至磷灰石晶体上后抑制了晶体的横向生长，同时聚丙烯酸提供的大量成核位点使晶体在沿*c*轴方向上的成核速度加快。但这种晶体尺寸的变化在XRD上的表现并不明显，TEM中观察到的细长晶体可能是由数个氟磷灰石晶体首尾相接平行排列而成的。当沿着聚丙烯酸分子生长的氟磷灰石晶体相互接触时，相互平行的氟磷灰石晶体之间接触面积更大，相互作用更强，从而使氟磷灰石晶体沿着*c*轴的方向自组装形成致密、平行排列、细长的纳米柱，这种排列方式和人牙釉质中HAP的分级排列纳米结构十分相似。

目前壳聚糖、PAMAM等非蛋白聚合物用于牙釉质仿生矿化的研究日益增多，但天然牙釉质中的HAP仍具有更高级、更复杂的三维空间排列，接下来仍需进一步改良仿生矿化材料，以取得更佳的矿化效果。

三、有机小分子的介导作用

本部分总结了三乙胺和柠檬酸两类有机小分子介导牙釉质仿生矿化的研究现状。

（一）三乙胺的介导作用

三乙胺（triethylamine，TEA）是一种易挥发的有机小分子，为无色透明液体，溶于水、乙醇、乙醚，对眼、皮肤、呼吸道有刺激性，有一定毒性，被广泛用于药品合成。

三乙胺介导仿生矿化形成的再矿化牙釉质与天然牙釉质结构相似，并且拥有良好的机械性能。天然条件下的生物矿化发生在一个晶体-无定形层界面中，HAP晶体被ACP层覆盖，以进行连续的外延生长。三乙胺稳定的磷酸钙离子簇乙醇溶液可以在牙釉质上形成这种仿生晶体-无定形层矿化界面，且牙釉质与新形成的ACP之间的界面在结构上具有完整性和连续性。三乙胺诱导形成的修复性牙釉质厚度为2.0~2.8μm，釉柱和釉柱间隙在修复过程中同时外延生长，从而形成与天然牙釉质相同的鱼鳞状结构，SEM下没有明显差异。TEM观察到新形成的HAP与天然HAP晶体取向相同，沿*c*轴外延生长。三乙胺在介导仿生矿化过程中随乙醇蒸发被完全去除，避免残留在修复性牙釉质中破坏矿化相导致牙釉质机械性能下降，形成的修复性牙釉质摩擦系数与天然牙釉质相似，硬度和弹性模量均略高于天然牙釉质。

虽然三乙胺介导的牙釉质仿生矿化效果极佳，但是目前三乙胺形成的牙釉质再矿化层很薄，不超过2.8μm，这可能是由仿生结晶前沿的移动速率和ACP寿命之间的矛盾导致的，如何增厚再矿化层仍需进一步研究。

（二）柠檬酸的介导作用

柠檬酸（citrate，CIT）是一种含有三个羧基的有机小分子，为无色晶体，易溶于水，广泛存在于人体骨骼中，生物相容性好。

在1.5倍浓度模拟体液环境中，柠檬酸通过吸附钙离子控制HAP成核。监测HAP成核动力学发现结合在ACP表面上的柠檬酸在控制HAP成核过程中起关键作用，而嵌入ACP内的柠檬酸或溶液中的柠檬酸作用较弱；且当柠檬酸浓度从0.5mM增加到3.0mM时，诱导成核时间也随之增加，这可能与柠檬酸在ACP表面的结合位点数量有关。通过异位TEM、SAED和原位时间依赖性拉曼光谱，学者观察在水溶液和PBS溶液中柠檬酸官能化ACP向HAP晶体转化的形态变化和结构演变，发现溶液中离子的种类和浓度对结晶速率有影响。

目前，柠檬酸已被证实在控制HAP成核中具有一定作用，但缺乏其直接用于牙釉质仿生矿化的报道。柠檬酸对HAP成核过程的调控作用或许可以为其之后在牙釉质仿生矿化中的应用提供研究基础。

（秦汐　吕晓慧）

小 结

本章主要从模拟牙釉质形成的生理微环境和利用各种有机基质作为矿化模板这两方面入手，介绍了近十几年来牙釉质仿生矿化领域的研究进展和现状。其中，着重介绍了各种有机基质在介导无机矿物晶体成核和矿化方面的重要模板作用，为在体外无细胞参与的条件下合成类牙釉质样晶体结构提供了新的研究方向。虽然目前修复牙釉质晶体结构的研究仍处于实验室阶段，并且重建牙釉质复杂的釉柱-釉柱间质层级结构仍然是绝大多数研究无法突破的难点，然而随着仿生矿化领域中各种新型人工仿生材料的不断开发，我们相信，获得一种能够取代传统修复材料且具有与天然牙釉质媲美的美学和机械性能的牙釉质仿生材料只是时间问题。

参考文献

[1] 王志伟, 赵月萍, 周长忍, 等. 应用自组装技术在牙釉质表面接枝功能化基团[J]. 南方医科大学学报, 2008, 28（5）：783-785.

[2] Aggeli A, Fytas G, Vlassopoulos D,et al. Structure and dynamics of self-assembling β-sheet peptide tapes by dynamic light scattering[J]. Biomacromolecules, 2001, 2(2):378-388.

[3] Busch S. Regeneration of human tooth enamel[J]. Angewandte Chemie International Edition in English, 2004, 43(11):1428-1431.

[4] Brunton P A, Davies R, Burke J L, et al. Treatment of early caries lesions using biomimetic self-assembling peptides – a clinical safety trial[J]. British Dental Journal, 2013, 215(4): E6-E6.

[5] Cross K, Huq N, Stanton D,et al. NMR studies of a novel calcium, phosphate and fluoride delivery vehicle-αS1-casein (59–79) by stabilized amorphous calcium fluoride phosphate nanocomplexes[J]. Biomaterials, 2004, 25(20):5061-5069.

[6] Chen L, Liang K, Li J,et al. Regeneration of biomimetic hydroxyapatite on etched human enamel by anionic PAMAM template in vitro[J]. Archives of Oral Biology, 2013, 58(8):975-980.

[7] Chung H Y, Li C C. Microstructure and nanomechanical properties of enamel remineralized with asparagine-serine-serine peptide[J]. Materials Science & Engineering C-Materials for Biological Applications, 2013, 33(2):969-973.

[8] Cao Y, Mei M L, Li Q L,et al. Agarose hydrogel biomimetic mineralization model for the regeneration of enamel prismlike tissue[J]. ACS Applied Materials & Interfaces, 2014, 6(1):410-420.

[9] Dogan S. Biomimetic tooth repair: amelogenin-derived peptide enables in vitro

remineralization of human enamel[J]. ACS Biomaterials Science&Engeering, 2018,4(5):1788-1796.

[10] Fan Y, Nelson J R, Alvarez J R,et al. Amelogenin-assisted ex vivo remineralization of human enamel: effects of supersaturation degree and fluoride concentration[J]. Acta Biomaterialia, 2011, 7(5):2293-2302.

[11] Habelitz S, Kullar A, Marshall S J, et al. Amelogenin-guided crystal growth on fluoroapatite glass-ceramics[J]. Journal of Dental Research, 2004, 83(9):698-702.

[12] Habelitz S, Denbesten P K, Marshall S J,et al. Self-assembly and effect on crystal growth of the leucine-rich amelogenin peptide[J]. European Journal of Oral Sciences, 2010, 114(s1):315-319.

[13] Iijima M, Moradian-Oldak J. Control of apatite crystal growth in a fluoride containing amelogenin-rich matrix[J]. Biomaterials, 2005, 26(13):1595-1603.

[14] Kind L, Stevanovic S, Wuttig S,et al. Biomimetic remineralization of carious lesions by self-assembling peptide[J]. Journal of Dental Research, 2017, 96(7):790-797.

[15] Long J R, Shaw W J, Stayton P S,et al. Structure and dynamics of hydrated statherin on hydroxyapatite as determined by solid-state NMR[J]. Biochemistry, 2001, 40(51):15451-1545.

[16] Li H, Estroff L A. Hydrogels coupled with self-assembled monolayers: an in vitro matrix to study calcite biomineralization[J]. Journal of the American Chemical Society, 2007, 129(17):5480-5483.

[17] Li L, Mao C, Wang J,et al. Bio-inspired enamel repair via Glu-directed assembly of apatite nanoparticles: an approach to biomaterials with optimal characteristics[J]. Advanced Materials, 2011, 23(40):4695-4701.

[18] Lacruz R S, Habelitz S, Wright J T,et al. Dental enamel formation and implications for oral health and disease[J]. Physiological Reviews, 2017, 97(3):939-993.

[19] Luo M Z, Gao Y, Yang S J,et al. Computer simulations of the adsorption of an N-terminal peptide of statherin, SN15, and its mutants on hydroxyapatite surfaces[J]. Physical Chemistry Chemical Physics, 2019, 21(18):9342-9351.

[20] Mukherjee K R Q, Liberman D. Repairing human tooth enamel with leucine-rich amelogenin peptide–chitosan hydrogel[J]. Journal of Materials Research, 2016, 31(5):556-563.

[21] Mukherjee K, Ruan Q, Nutt S,et al. Peptide-based bioinspired approach to regrowing multilayered aprismatic enamel[J]. ACS Omega, 2018, 3(3):2546-2557.

[22] Prajapati S, Ruan Q, Mukherjee K,et al. The presence of mmp-20 reinforces biomimetic enamel regrowth[J]. Journal of Dental Research, 2018, 97(1):84-90.

[23] Ruan Q, Moradianoldak J. Development of amelogenin-chitosan hydrogel for in vitro enamel regrowth with a dense interface[J]. Jove-Journal of Visualized Experiments, 2014, (89):e51606-e51606.

[24] Wang K, Wang X Q, Li H R,et al. A statherin-derived peptide promotes hydroxyapatite crystallization and in situ remineralization of artificial enamel caries[J]. RSC Advancesances, 2018, 8(3):1647-1655.

[25] Yang X, Wang L, Qin Y,et al. How amelogenin orchestrates the organization of hierarchical elongated microstructures of apatite[J]. Journal of Physical Chemistry B, 2010, 114(6):2293.

[26] Yarbrough D K, Hagerman E, Eckert R,et al. Specific binding and mineralization of calcified surfaces by small peptides[J]. Calcified Tissue International, 2010, 86(1):58-66.

[27] Yang Y, Lv X P, Shi W,et al. 8DSS-promoted remineralization of initial enamel caries in vitro[J]. Journal of Dental Research, 2014, 93(5):520-524.

[28] Yang Y X, Yang B, Li M Z,et al. Salivary acquired pellicle-inspired DpSpSEEKC peptide for the restoration of demineralized tooth enamel[J]. Biomedical Materials, 2017, 12(2):025007.

[29] Zhao R B, Han H F, Ding S,et al. Effect of silk sericin on morphology and structure of calcium carbonate crystal[J]. Frontiers of Materials Science, 2013, 7(2):177-183.

[30] Zhang X, Li Y, Sun X,et al. Biomimetic remineralization of demineralized enamel with nano-complexes of phosphorylated chitosan and amorphous calcium phosphate[J]. Journal of Materials Science-Materials in Medicine, 2014, 25(12):2619-2628.

[31] Zarrintaj P, Manouchehri S, Ahmadi Z,et al. Agarose-based biomaterials for tissue engineering[J]. Carbohydrate Polymers, 2018, 187:66-84.

第九章 牙本质的仿生矿化

龋病和酸蚀症等牙体硬组织疾病可导致牙本质矿物的不可逆流失，传统治疗大多通过复合树脂粘接技术来修复此类牙体缺损。然而，由于边缘微渗漏、继发龋、充填体折断脱落、牙体折断、边缘着色以及牙本质-树脂粘接界面的耐久性问题等，直接修复可能失败。因此，通过仿生矿化的方式来修复牙本质缺损成为热点和难点。较早的再矿化探究在经典结晶理论的基础上，通过未完全脱矿牙本质基质中残留晶体在饱和钙磷溶液的外延生长，实现了磷灰石晶体在牙本质胶原纤维表面和纤维间的无序沉积。在非经典结晶理论的指导下，牙本质再矿化趋于向同时实现纤维内外矿化的仿生矿化方向发展。牙本质仿生矿化模拟生物矿化，利用仿生矿化的基本理论实现晶体在脱矿牙本质胶原纤维内和纤维间的沉积，从而得到与天然牙本质在组成、结构和功能等方面均相似的材料。

牙本质仿生矿化策略的重点和难点在于实现纤维内矿化，涉及多方面因素。本章将从牙本质矿化胶原的自组装及调控、纤维内仿生矿化、非胶原蛋白类似物在牙本质仿生矿化中的作用以及微环境对仿生矿化进程的影响等方面对牙本质仿生矿化研究进行探讨。

第一节　矿化胶原的自组装及调控

牙本质是具有高度复杂分级结构的矿化胶原材料，其基本有机框架由Ⅰ型胶原纤维构成。在体内，胶原分子首尾相接，按照1/4错位排列，自组装形成有序的超分子结构天然胶原纤维，搭建起牙本质三维空间结构，为矿物质提供了有组织的沉积模板。由于胶原在生物矿化的不同阶段均具有十分重要的作用，重建矿化胶原的分级结构和深入理解胶原蛋白在生物矿化中的作用可以为揭示生物矿化机制以及制备新型牙体修复材料提供有益的启示。

一、牙本质胶原的结构

牙本质胶原分子通常由3条α肽链构成，其中包含两条α1链和一条α2链，每条多肽链包含一千多个氨基酸残基，以Gly-X-Y序列重复排列，Gly代表甘氨酸，X和Y多为脯氨酸和羟脯氨酸。胶原分子中除包含甘氨酸、脯氨酸等大部分常见的氨基酸，还独有羟脯氨酸和羟赖氨酸，这可能与氢键的形成和三股螺旋结构的稳定性有关。胶原的二级结构主要涉及胶原分子中肽链的空间构象。蛋白质的二级结构一般包含α螺旋和β折叠两种。胶原的二级结构则完全是左手α螺旋，这主要与X和Y位置上的羟脯氨酸和脯氨酸之间的静电排斥作用相关。α螺旋形成后，肽链中侧链上的氨基酸残基间形成氢键，保持了胶原分子的结构稳定性。在二级结构的基础上，三条左手α螺旋肽链彼此卷绕，进一步形成右手超螺旋结构。三股螺旋结构的棒状胶原分子直径约为1.5nm，长度在300nm左右。胶原的三级结构是在三条左手螺旋肽链上，借助肽链间次级键（离子键、疏水键等）的作用进一步卷曲折叠而成。正因为这些键的存在，胶原的三股螺旋结构得以更加稳定，不易发生旋解，且机械强度更大，从而具有更好的生物学性能。三股螺旋结构中心的空间非常狭窄，仅能容纳甘氨酸残基，所以每条α链的第三个氨基酸就会出现甘氨酸，这与其Gly-X-Y连接方式相对应。胶原分子在其三级结构的基础上进一步自组装形成有序的超分子结构，即四级结构（图9-1）。在TEM、AFM和SEM下可以观察到胶原的超分子结构呈纤维状，并且具有独特的形貌，呈现出交替排列的明暗横纹，我们称之为D带，其长度为64~67nm。

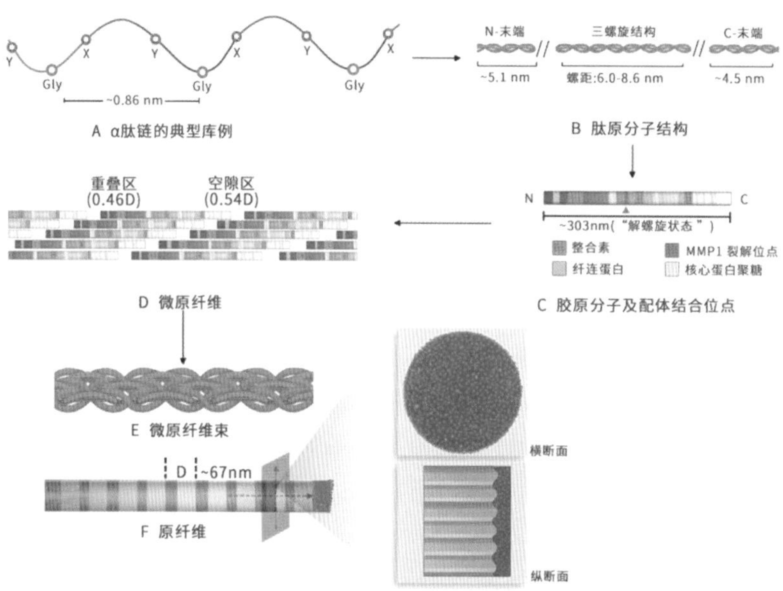

图9-1 胶原的多级自组装结构模式图

Orgel J, Antonio J D S, Anipova O. Molecular and structural mapping of collagen fibril interactinons[J]. Connective Tissue Research, 2011, 52(1):2-17.

二、牙本质胶原的分级自组装

胶原分子以D带周期为间距，头尾相连，纵向对称，交错排列，自组装成有序的超分子结构，这一过程与环境pH值、温度、离子强度、胶原蛋白浓度等因素密切相关。

（一）分子自组装

在某种稳态下，分子间在非共价键作用力下，自发形成一种结构稳定的分子聚集体，或称之为超分子结构，该过程称为分子自组装。分子自组装是机体中一种常见的行为，主要通过分子间或分子片段间的分子识别，利用非共价键相互作用形成具有某种几何结构的分子聚集体，是各种复杂结构组织得以构建的基础。然而，并不是所有大分子都会发生分子自组装，因为分子自组装的正常进行必须同时符合两个前提条件：一是具备自组装的动力，二是有自组装的导向作用。

天然胶原组织中，胶原分子间以D带周期为间距，头尾相连，纵向对称，交错排列，其自组装过程并非大量分子、原子等粒子间进行的表面叠加，而是在一定pH值、温度、离子强度、胶原蛋白浓度下利用分子间相互作用组成超高分子的复杂过程。

（二）胶原的分级自组装

胶原分子能够自组装成有序的超分子结构，这与其本身固有的三股螺旋结构、特有的黏性末端和分子间相互作用力、氢键、静电作用、疏水作用等密切相关。正是由于胶原分子本身的这些结构特性和分子之间作用力相互协调提供的驱动力，胶原分子才能够精确地装配形成高度有序的超分子结构。影响胶原自组装的外界条件众多，包括孵化时间、胶原浓度、pH值、基底材料、离子、湿度等。目前，胶原的自组装行为可借助AFM、PLM、TEM等进行观察。在偏光显微镜中，不同湿度的胶原纤维呈现不同的明亮度，越亮的区域，胶原结晶性越好。而在TEM下，被阳离子或阴离子染色剂染色的纤维会呈现明暗相间的条纹。这些方法都在一定程度上有助于胶原自组装行为的研究。

Kar等利用具有胶原分子特征的三螺旋多肽$(Pro\text{-}Hyp\text{-}Gly)_{10}$作为研究模型探究胶原分子自组装机制，结果表明，这种多肽在一定条件下自组装可形成丝状结构。虽与胶原纤维高度有序的轴向周期性结构存在差异，但其三重螺旋装配特征与之相似。研究者推测，胶原模拟多肽之所以没能够形成纤维结构很可能是因为缺乏黏性末端。为了验证这一假说，Rele等利用静电作用设计了带有黏性末端的$(PRG)_4(POG)_4(EOG)_4$多肽，其N-端具有带正电荷的精氨酸，C-端具有带负电荷的谷氨酸。在中性模拟体液PBS中，精氨酸与谷氨酸通过静电作用驱动了多肽的自组装过程，最终形成具有D带的纤维结构。另有学者进一步设计了另一种多肽$(Pro\text{-}Lys\text{-}Gly)_4(Pro\text{-}Hyp\text{-}Gly)_4(Asp\text{-}Hyp\text{-}Gly)_4$来模拟胶原自组装全过程，该多肽在较高浓度和模拟体内环境下，可形成具有纤维结构的水凝胶。从结构看，该多肽以甘氨酸、脯氨酸和羟脯胺酸等氨基酸为重复单元，自组装过程可能主要通过赖氨酸和天冬氨酸之间的盐桥和氢键作用来维持具有黏性末端的三股螺旋结构的稳定。

为了进一步阐明三螺旋结构在胶原分子自组装过程中的重要性，Xu等采用简化的L-脯氨酸或D-脯氨酸设计了带有环状脂肪族侧链的三螺旋胶原蛋白模拟多肽。环状脂肪族侧链的作用主要是减少分子链间的静电和氢键相互作用。结果表明，$({}_{L}P_{L}PG)_{10}$和$({}_{D}P_{D}PG)_{10}$两个序列混合的异构体可快速聚集，但去除第5个三联体中的甘氨酸后，可得到无法形成三螺旋结构的突变多肽，该多肽在圆二色谱225nm处无正的椭偏峰出现，突变体L-多肽和D-多肽混合物经过几周依旧透明。

在前期矿化胶原的分级结构和自组装机制的研究基础上，崔福斋等通过提供合适的溶液pH值、温度、离子浓度等环境条件，利用胶原磷酸钙自组装制备了具有多个层次分级结构的矿化胶原纤维。研究结果可见，复合物由长度超过1μm的互相缠绕组装的胶原纤维组成，每一根胶原纤维由一层HAP纳米晶体包围。电子衍射分析表明，在所观察到的矿化胶原纤维样品中，HAP的晶体沿*c*轴择优排列，平行于胶原纤维的长轴。

三、牙本质胶原的矿化

生物矿化是指生物体通过有机基质和功能蛋白调控形成具有多级有序结构矿物的过程。生物矿化大致可分为四个阶段：基质大分子的组装、界面分子识别、取向和形貌调控、细胞水平上的调控与加工。胶原作为牙本质基本结构单元，其生物矿化的研究核心在于控制HAP晶体在胶原纤维的沉积以及结晶取向，其中涉及胶原纤维的多级自组装、有机-无机界面调控和分子之间的相互作用等方面。

根据矿物质与胶原的相对位置关系，胶原的矿化可分为纤维外矿化和纤维内矿化。纤维内矿化决定了组织优异的力学特性和生物学特征。纤维外矿化指的是发生在纤维表面和纤维之间的矿化，即在胶原纤维附近或表面形成HAP晶体，其取向往往是杂乱无章的。纤维外矿化发生时需要以胶原作为模板，但还需要其他分子的协同作用。这些分子与胶原表面键合，分子上所带的电荷或基团与Ca^{2+}和PO_4^{3-}形成成核前驱体离子簇，实现纤维外矿化。然而，胶原纤维表面是否有特殊氨基酸侧链与分子结合，分子是否能够键合Ca^{2+}和PO_4^{3-}，都还没有得到证明。因此，还需要对胶原纤维表面的化学结构、胶原表面与分子间作用特点等进行进一步研究，从而更好地理解胶原纤维外矿化机制。

纤维内矿化是指HAP晶体存在于纤维内，矿物质在整体上呈现取向的有序排列。在胶原生物矿化过程中，牙本质基质蛋白、牙本质涎磷蛋白和骨唾液蛋白等非胶原蛋白因富含负电荷氨基酸残基，可能调控了无机-有机界面的复合，因而被认为与纤维内矿化具有密切联系。有研究者通过聚天冬氨酸模拟非胶原蛋白，成功实现了胶原纤维内的有序矿化，首次提出了聚合物诱导液相前驱体理论（polymer induced liquid process，PILP），被广泛用于解释各种仿生矿化和生物矿化现象。关于胶原纤维内矿化的发生机制，研究者提出了系列假说并进行了深入研究，主要包括聚合物诱导液相前驱体理论、抑制剂排除理论、库伦引力矿化理论、渗透压-电荷双平衡理论以及胶原纤维/HAP自组装理论等。上述关于纤维内矿化机制的理论及研究将在下一节进行详细阐述。

四、胶原在矿化中的调控作用

尽管非胶原蛋白调控矿化的能力已经得到生物矿化学界的广泛认同，但随着对牙本质中胶原矿化形式的深入认知，以及对生物矿化具体过程的逐渐理解和模拟，学者发现胶原蛋白本身可能也具有矿化诱导的能力，其调控作用包括ACP渗入胶原、HAP晶体成核、控制晶体的大小和形态等方面。

（一）胶原介导矿物渗透及成核

胶原本身具有半透膜的性质，在矿化过程中介导矿物渗透。由于胶原纤维的D带（包括孔区和重叠区域）可以提供矿化位点供矿物相沉积，无定形液相前驱体可通过进入纤维继而转化为定向排列的HAP晶体。有学者以聚天冬氨酸(PAsp)作为矿化导向剂与ACP形成带负电荷的混合物，结果发现矿物相可渗入胶原α带孔区域。该区域供ACP进入胶原的位点是一个处于胶原高正电荷网的6nm区域，该位点拥有最低的电势能，有利于带负电荷的复合物相互反应。其中，带正电荷的胶原和带负电荷的PAsp-ACP复合物之间的相互反应是介导ACP渗入胶原蛋白的关键。

Landis等多年来致力于寻找胶原分子结构本身具有的钙磷矿化位点。研究发现Ⅰ型胶原上的某些残基的位置在与Ca^{2+}和PO_4^{3-}结合后可成为潜在的HAP成核中心。另有研究团队从分子动力学模拟的角度寻找胶原诱导磷酸钙矿化的证据。崔福斋等用圆二色性分析技术研究发现，在矿化初始过程中，胶原构象发生显著改变，同时结合分子模拟发现Ca^{2+}主要与胶原分子中的氧离子结合。有学者从胶原蛋白对离子缔合和HAP的结构控制角度研究了氟磷灰石-胶原复合物的成核机制，实验发现Ca^{2+}对聚合体的形成有着强烈的影响。在聚集体形成的初期，胶原蛋白和离子之间的作用占主要地位，在离子的吸收过程中，其与胶原蛋白的缔合则主要通过离子和离子之间相互作用的增加来补充，从而形成聚集体。这些结果提供了胶原蛋白在控制矿化方面具有积极作用的实验证据，即胶原蛋白提供成核位点诱导HAP成核。

（二）胶原的空间排列提供成核模板

胶原的立体结构是最初矿物在纤维内沉积必不可少的空间基础。牙本质中的生物矿物是薄状片层结构，主要由磷灰石组成，其c轴平行于相应纤维长轴且尺寸足够小，并且匹配Ⅰ型胶原孔区。每个Ⅰ型胶原分子上带电荷的氨基酸的立体结构及位置有一些特殊功能，例如相同电荷的氨基酸常常出现在邻接的三个胶原多肽链，即使氨基酸不相同，它们同样具有相同的正或负电荷的三条链。在离散的纤维内，每个胶原分子中高密度带电氨基酸空间排列形成的高密度电荷区域供矿物沉积，自组装胶原带电基团的空间排列在原子水平上能作为模板供异质成核，钙离子、磷酸根离子和邻近胶原分子相互反应均十分明显。谷氨酸、天冬氨酸侧链的$-COO^-$基团吸引且绑定两个Ca^{2+}，Ca^{2+}固定于带电侧链且进一步吸引PO_4^{3-}形成相互连接的钙磷网络，大量的钙磷团簇通过静电结合最终导致成核。有学者利用含三种相同功能基团（P-O-C，P-OH，P=O）的磷酸盐单体固定于重组胶原，分别矿化后比较胶原纤维内矿化与纤维外矿化的情况，由于这些单体拥有不同的化学结构和空间受阻性，结果显示最低的空间位阻表现出密集的纤维内矿化及纤维外矿化，高位阻明显难以诱导成核位点上矿物生长，但有稀少的纤维外矿化，无纤维内矿化。因此，Ⅰ型胶原通过空间化学匹配及带电氨基酸的空间排列结构提供结构模板，引导晶体定向成核。

（三）胶原控制HAP定向结晶

胶原带电基团的三维排列呈现一个外延性结构模板，可控制初始晶体的结晶取向及定向引导HAP成核生长。有研究显示，胶原蛋白可诱导HAP矿化，控制晶体的大小和三维分布。有学者利用胎球蛋白作为成核抑制剂，成功实现了胶原的纤维内矿化。该研究中，胎球蛋白分子量太大无法渗入胶原纤维，因此只有胶原可以诱导定向成核。当胶原纤维排列有序时，HAP初始成核发生，晶体组织良好且排列有序；当胶原纤维组织乱序时，则只形成随机导向的晶体。由此可见高度有序的自组装胶原蛋白可作为结构模板诱导矿物形成。

在相同矿化体系下，无胶原纤维参与形成的晶体与纤维内矿化晶体相比较，前者晶体中离子与离子之间的距离和团块中离子量不断浮动，而纤维内矿化形成的晶体类似物团块则更加稳定。这可能是因为胶原带电氨基酸侧链能够与晶体紧密结合。综上可知，胶原蛋白不是以往所认为的一个被动的支架。相反，它作为HAP矿化过程中的模板，引导HAP沉淀，并积极定向控制晶核转变为结晶相。

虽然近年来众多学者对胶原蛋白作用的研究证明其在生物矿化的不同阶段控制矿物渗入胶原、HAP成核等作用非常重要，但是只有胶原蛋白并不能诱导HAP形成，需要有非胶原蛋白等成核抑制剂。而且，胶原在生物矿化中的作用仍然需要更多的体内外实验证据来说明，如形貌调控、外界离子的复合、有机-无机相的组装以及有机-矿物相界面等。另外，当前方兴未艾的牙体硬组织仿生矿化研究也需要建立在对晶体成核机制、胶原基质矿物质沉积的深入理解之上。总之，对矿化胶原纤维结构的更深层研究能为未来制备新型牙体修复以及种植体材料提供有力指导和帮助。

（任倩）

第二节　胶原纤维内仿生矿化

胶原纤维内晶体的沉积与迭序排列，是牙本质胶原基质机械性能及结构完整性的重要保证。因此，在理想的牙本质修复中，模拟或恢复天然牙本质中胶原纤维内矿化的结构和功能尤为重要。纤维内矿化受到多方面因素的影响，包括胶原纤维、非胶原蛋白及其类似物和磷酸钙之间的无机-有机相互作用。研究这三者之间的相互作用和调控机制，不仅能够更好地解释生物矿化，也有助于推动牙本质仿生矿化研究的发展，促进牙本质仿生修复材料的研发。

一、纤维内仿生矿化的要素

纤维内矿化受到多方面因素的影响，包括胶原纤维、非胶原蛋白及其类似物和磷酸钙，理解其各自的作用对理解纤维内仿生矿化机制具有重要意义。

（一）胶原纤维

胶原纤维的结构、超分子自组装和电荷分布均能够影响和调控矿化进程。牙本质形成过程中，成牙本质细胞分泌胶原分子到细胞外基质中，胶原分子的1/4错位平行排列形成了胶原纤维上长约67nm的周期性重复序列，包括27nm的重叠区和40nm的孔区，而HAP倾向于优先在孔区成核和生长。此外，由于孔区的存在，胶原纤维具有尺寸排除特性，仅允许相对分子质量小于6000的分子自由通过，而相对分子质量大于40000的生物大分子无法通过，相对分子质量在6000到40000之间的一些分子则能够部分通过。基于这一特性而提出的抑制剂排除理论认为，能够稳定磷酸钙的成核抑制剂胎球蛋白的相对分子质量大于40000，无法进入胶原纤维内继续稳定磷酸钙，因此被稳定在较小尺寸的磷酸钙晶体将从孔区处进入胶原纤维形成选择性的纤维内矿化。根据胶原纤维的半透膜特性，牛丽娜等提出，在矿化进程中，半透膜两侧（胶原纤维内外）电荷和渗透压由不平衡到平衡的动态过程，为ACP进入胶原纤维进而诱导形成纤维内矿化提供了驱动力。

胶原纤维对矿化前驱体的静电吸引也在纤维内矿化中起到积极作用。在孔区靠近C-末端的位置有一段含有大量带正电荷氨基酸的结构域，能够吸引带负电荷的非胶原蛋白/非胶原蛋白类似物-磷酸钙复合体，从而介导磷酸钙渗透到纤维内，继而引发HAP晶体的成核和生长。此外，在孔区和重叠区还有大量带负电荷的氨基酸团簇，它们能够与矿化前驱体相互作用，提供ACP进入胶原纤维内部的位点，促进无定形相向平行排列的晶体相转化。除静电作用，孔区的氨基酸还能够形成一种对钙离子、磷酸根离子具有协调作用的三维构象，从而提供成核位点。

胶原纤维的结构完整性是HAP晶体在纤维内定向生长的重要保证。根据抑制剂排除理论，胎球蛋白无法进入胶原内，但仍形成了取向一致的纤维内晶体沉积，据此推断胶原纤维可能诱导和调控晶体的定向生长。进一步的体外研究还发现，只有当胶原纤维组织结构良好时，才能观察到HAP晶体的定向生长和有序沉积，而组织结构不良的胶原纤维只能形成取向随机的晶体，表明胶原纤维是矿物沉积的结构模板。然而，胶原纤维是如何发挥模板作用来调控HAP结晶和取向的，仍有待进一步探究。目前，对于胶原的模板作用，可能的解释有：①胶原纤维上的特定结构域可能起到模板作用；②胶原纤维上的特定结构域与矿物发生特异性相互作用；③胶原纤维内的狭窄空间可能约束HAP晶体的生长，使其择优在（001）晶面上快速生长。

（二）非胶原蛋白及其类似物

除胶原蛋白，牙本质有机基质中剩下5%~10%的成分为糖蛋白和非胶原蛋白（NCPs）。NCPs主要是一些具有较强钙离子和HAP结合能力的酸性蛋白质，可能作为牙本质矿物形成的启动因子、稳定因子、抑制因子和成核位点锚定分子，在牙本质的生物矿化过程中起重要调控作用。牙本质磷蛋白（DPP）是牙本质中含量最多的NCPs，具有大量天冬氨酸-丝氨酸-丝氨酸（Asp-Ser-Ser）重复序列，且其中大部分为磷酸化的丝氨酸，DPP因此带有大量负电荷，对钙离子高度亲和。牙本质基质蛋白1（DMP1）富含酸性氨基酸基团，具有HAP吸附和胶原吸附双重功能。综上可见，NCPs对牙本质的生物矿化意义重大，但天然NCPs提纯困难且昂贵，导致其体外研究及应用受限。因此，仿生矿化的研究大多使用与NCPs具有相似结构和理化性质的NCPs类似物在体外模拟和重现生物矿化中的功能。

目前，已有多种NCPs类似物应用于牙本质仿生矿化领域，例如聚天冬氨酸、聚丙烯酸、聚乙烯基膦酸和聚酰胺-胺型树枝状高分子等。

（三）无定形磷酸钙

HAP是骨和牙本质的主要无机成分，在其形成过程中，首先会形成一种亚稳态的成核前驱体——ACP。ACP是一类直径在20~300nm的纳米颗粒，为长程无序、短程有序的非晶态物质，钙磷比约为1.5，基本组成结构为一直径约0.95nm的不含水球形团簇$Ca_9(PO_4)_6$，最早由Posner发现，因此也被称为Posner团簇。Posner团簇是钙磷系统中最小的聚集体，无论溶液中是否存在成核抑制剂， Posner团簇都会形成。这些球形团簇可进一步聚集并紧密堆积在一起形成ACP。通常情况下，ACP是一种亚稳态相，易转化为磷酸八钙和磷灰石等热力学稳定的晶体相。

ACP是纤维内矿化的重要中间相，然而，ACP是如何进入胶原纤维内部的呢？目前主要有以下三种假说：①ACP在细胞外基质中溶解成钙离子、磷酸根离子后渗透入胶原纤维内，在纤维内部再沉淀，但目前尚无任何证据能够证明ACP的溶解和再沉淀；②ACP具有液体性质并可经毛细作用被吸入胶原纤维内；③ACP在胶原内外渗透压和电荷差的作用下进入胶原纤维内部。但上述假说均是根据实验结果进行的合理推测和猜想，有待更多的直接证据来支持。

在生物大分子（如非胶原蛋白）的调控下，ACP经历一系列相变后成为具有高度有序结构的骨和牙等生物硬组织中的矿物相，ACP的定向有序排列是形成这些组织的结构和物质基础。作为矿化前驱体，ACP是HAP晶体形成过程中不可或缺的一环。因此，牙本质仿生矿化的研究在体外通过NCPs类似物等调控ACP的形成、稳定和相转化等过程，实现HAP在纤维内的定向排列和迭序沉积，达到牙本质仿生矿化的目的。

二、纤维内仿生矿化机制

理解纤维内仿生矿化机制，有助于更有效地利用仿生矿化手段来构建牙本质仿生修复材料。目前，纤维内仿生矿化的机制主要包括聚合物诱导的液相前驱体理论、抑制剂排除理论、库伦引力矿化理论、渗透压-电荷双平衡理论以及胶原纤维/HAP自组装理论等。

（一）聚合物诱导的液相前驱体理论

聚合物诱导的液相前驱体（polymer induced liquid precursor，PILP）理论是目前生物矿化领域中较为广泛接受和认同的一种纤维内仿生矿化理论。该理论由Gower课题组提出。Gower首先在对碳酸钙结晶的研究中提出了PILP的概念，认为带电聚阴离子可与钙离子、碳酸根离子相互作用并高度水合形成具有液相性质的成核中间态，然后转化为固态的无定形碳酸钙（ACC）前驱体，继而介导碳酸钙晶体的生长。后来这一概念衍生到了磷酸钙结晶领域。

聚天冬氨酸（PAsp）是一种聚阴离子化合物，带有大量负电荷，可作为牙本质基质蛋白1（DMP1）的类似物。Gower课题组首次使用PAsp模拟非胶原蛋白的功能，通过非经典结晶途径，成功在体外实现了由ACP前驱体介导的Ⅰ型胶原纤维内HAP的有序矿化。PILP理论对PAsp诱导的纤维内仿生矿化的解释是：在过饱和的钙磷溶液中，PAsp上的带电基团可使局部钙离子、磷酸根离子富集，隔离离子或者形成离子团簇，诱导水合非晶态矿化前驱体纳米液滴发生液-液相分离，形成稳定的、具有液态性质的ACP纳米液滴。这种ACP前驱体由聚合物诱导产生，且具有与液体相似的可流动性和可塑性，因此被称作聚合物诱导的液相前驱体。当液相ACP前驱体接触到胶原纤维时，将通过毛细作用被吸入胶原纤维内部的不规则纳米间隙中。由于毛细作用较强且可作用较长距离，胶原纤维就像一块巨大的“海绵”，源源不断地吸收液相ACP，使胶原内部达到高浓度的ACP浸润。在胶原纤维内部，液态前驱体失去结合的水而固化、结晶，转化为热力学上更为稳定的晶体相，最终形成胶原纤维内纳米HAP晶体的沉积（图9-2）。电子衍射图证实，HAP晶体沿着胶原纤维长轴择优取向生长，与天然骨中的矿化胶原取向一致。对此可能的解释是：当胶原纤维内的前驱体相受到胶原纤维内纳米空间的限制时，晶体的尺寸和生长方向都将被限制，导致其在胶原纤维内部沿着胶原长轴的方向生长和排列。

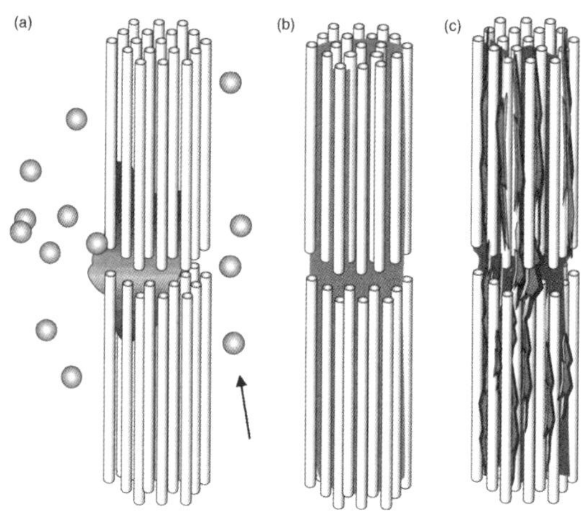

图9-2　PILP理论示意图

图中所示结构为胶原纤维孔区，其外围充满了能够介导矿化的聚合物（如PAsp）的矿化溶液。（a）：带负电荷的聚合物稳定钙离子、磷酸根离子簇并在矿化液中诱导液-液相分离，形成高度水合的ACP纳米液滴，这种聚合物诱导生成的PILP相纳米液滴能够吸附在胶原纤维上。由于PILP具有流体性质，故能通过毛细作用从孔区进入胶原纤维内部的空隙中。（b）：无定形矿物前驱体充满胶原纤维内部，并随着水合水的排出逐步形成固体ACP。（c）：ACP前驱体在纤维内结晶形成HAP晶体。

Olszta M J, Cheng X G, Jee S S. et al. Bone structure and formation: a new perspective[J]. Materials Science and Engineering R-reports, 2007, 58(3-5):77-116.

PILP理论较好地解释了生物矿化过程中各种晶体的形成过程，在生物矿化及仿生矿化的研究史上具有重大启示意义。以PILP理论为基础，除PAsp以外，一些其他的聚合物也被用于诱导纤维内仿生矿化，如聚丙烯酸等。进一步，通过PILP理论，使用聚天冬氨酸或聚丙烯酸等非胶原蛋白类似物也能够实现脱矿牙本质在体外的仿生矿化。

但是，PILP理论是从碳酸钙结晶领域经过类比延伸和推理后用于对磷酸钙结晶的解释，与被证实具有液态性质的ACC不同的是，ACP的尺寸非常小，现有技术手段尚无法直接证明其液态性质。此外，尚无任何文献证据可以支撑“液-液相间的毛细作用”这一观点。因此，ACP是否确实具有液态性质，液相ACP与胶原之间是否确实存在毛细作用，PILP理论是否真正反映了生物矿化的本质，仍有待进一步论证。

（二）抑制剂排除理论

抑制剂排除理论首先由美国加利福尼亚大学生物科学系的Price课题组提出。该课题组前期研究发现，当在大鼠或牛血浆中培养时，肌腱和脱钙骨中的Ⅰ型胶原纤维均可被矿化。血浆中含有一些有效的矿化抑制剂，而其中最具特征性、含量最为丰富的是胎球蛋白。胎球蛋白分子量约为48kDa，在肝脏生成，是血浆中最常见的磷灰石晶体成核抑制剂，也是骨组织中含量最丰富的非胶原蛋白。对于上述观察到的血浆诱导的胶原纤维矿化，Price等认为，其中一种可能的解释是：胎球蛋白以及其他的一些大分子成核抑制剂可能无法渗透入纤维内矿化的起始部位，即胶原纤维内部的腔隙中。由此进一步推测胶原纤维的物理结构决定了可扩散到胶原纤维内部腔隙的分子的分子量大小，从而影响胶原纤维内磷灰石晶体的生长。改良液相色谱法结果证实，Ⅰ型胶原纤维具有半透膜的尺寸排除性质，分子量大于40kDa的胎球蛋白将被排除在外，无法进入胶原纤维内，而尺寸被稳定在12个晶胞以下的磷灰石晶体则能够进入胶原纤维内部。因此，他们提出了一种可能的纤维内矿化机制——抑制剂排除理论，即抑制磷灰石晶体生长的大分子成核抑制剂被排除在胶原纤维外部，通过选择性抑制纤维外晶体生长，促进较小磷灰石晶体进入胶原纤维内部形成纤维内矿化。为了验证这一假说，该课题组进行了一系列研究。实验建立了均质成核体系，使用高浓度钙磷溶液作为矿化液，以胎球蛋白作为其中添加的唯一大分子成核抑制剂。矿化实验结果表明，胎球蛋白决定了矿物生长的位置，即在胎球蛋白存在的情况下，矿物只在胶原纤维内生长，而在没有胎球蛋白的情况下，矿物则在胶原纤维外的溶液中生长。胎球蛋白的分子量为48kDa，根据胶原纤维的尺寸排除特性，将被排除在胶原纤维外。一方面，除胎球蛋白外，血浆中还存在着一些促成核因子，它们可以促进纤维外一些较小晶体的生成，这些晶体可以迅速扩散进入胶原纤维内继续矿化；另一方面，胎球蛋白可稳定这些纤维外的较小晶体，抑制其在纤维外继续生长，当这些晶体进入胶原纤维内部失去成核抑制剂的抑制作用时，可通过外延性生长形成磷灰石晶体，实现纤维内矿化。为进一步验证胎球蛋白的作用，Price等使用具有与胶原纤维相似的尺寸排除作用和内部含水腔隙的人工合成基质，发现在仅含有胎球蛋白和高浓度钙离子、磷酸根离子的液体环境中同样能实现合成基质内部的矿化，结果进一步说明，胶原纤维在矿化中的作用是提供具有尺寸排除特性的腔隙，在任何一种具有与胶原纤维相似的尺寸排除作用的基质中，胎球蛋白均可通过选择性地抑制基质外的矿物生长，来诱导基质内部的晶体生成。此外，该课题组使用分子量为5.7kDa的小分子成核抑制剂骨Gla蛋白进行研究，发现尺寸足够小、能够自由渗透入胶原纤维内部的小分子成核抑制剂可以阻止胶原纤维内部的矿物生长，不能实现选择性胶原纤维内矿化，也间接支持了抑制剂排除理论。

抑制剂排除理论肯定了胶原纤维在矿化中的积极作用，但是，该理论仍存在一些缺陷：①该理论认为矿化前驱体是以磷酸钙晶体的形式进入纤维内，再在纤维内部外延性生长形成磷灰石晶体，这属于经典结晶理论的范畴；②对于纤维外晶体是在何种作用的驱动下进入胶原纤维内部，该理论并未给出合理解释和说明；③目前仍缺乏直接的体内证据来证明胎球蛋白等大分子成核抑制剂确实可以通过选择性地抑制晶体在胶原外生长，来促进胶原纤维内矿化。

（三）库伦引力矿化理论

库伦引力矿化理论认为胶原纤维与矿化前驱体之间的电荷相互作用是纤维内矿化的动力。Sommerdijk课题组和Landis课题组均支持这一理论，但他们分别从不同的角度对这一机制进行了解释。

其中一种观点认为，无定形前驱体与胶原纤维之间复杂的相互作用对纤维内矿化起着重要的调控作用。在HAP成核抑制剂（非胶原蛋白/非胶原蛋白类似物）存在的条件下，胶原纤维的结构、超分子组装以及电荷分布能够调控纤维矿化过程。结合纳米尺度低温透射电镜、低温电子断层扫描和分子模拟等研究方法，他们发现胶原纤维与成核抑制剂在纤维内矿化过程中起协同作用，可以有效地对矿化过程进行调控。靠近胶原纤维C-端的正电荷区域能够与带负电荷的ACP相互作用并介导其向胶原纤维内渗透。此外，在孔区和重叠区的带电氨基酸团簇形成成核位点，诱导ACP向平行排列的定向磷灰石晶体转化。该理论还认为，在生物体内，非胶原蛋白不仅可以稳定无定形前驱体，还通过与ACP形成带负电荷的复合体以便ACP进入胶原纤维内部。

胶原纤维由单个胶原分子以1/4错位的方式平行交错排列组成，这种排列方式使得胶原纤维67nm周期性重复结构中，存在a、b、c、d、e五类电荷不同的带，如图9-3所示。其中，b、c带位于重叠区，d、e带位于孔区，而靠近胶原纤维C-端的a带横跨孔区和重叠区，其位于孔区的部分长约6nm，为一段带高度正电荷的区域，并且具有最低的静电势能。在超饱和钙磷溶液中，PAsp首先与钙离子、磷酸根离子反应形成直径较小的钙磷团簇，随后这些团簇聚集形成直径为30~70nm的稳定PAsp-ACP复合物。PAsp-ACP复合物带负电荷，而a带带有大量正电荷，二者之间能够通过静电作用相互吸引。乙酸双氧铀染色结合冷冻透射电镜观察发现，在PAsp介导的矿化过程中，ACP首先在胶原纤维a带处聚集并渗透入胶原纤维内，因此认为ACP向胶原纤维内的渗透具有位点特异性。这种位点特异性渗透可能与ACP和该位点胶原纤维之间的特定反应有关，也就是说，胶原纤维a带与PAsp-ACP复合物之间的正负电荷相互吸引在介导ACP渗透入胶原纤维内的过程中起重要作用。据此推断，在生物体内，带负电的NCPs不仅可以稳定无定形前驱体相，还可以与其形成带负电荷的复合物，促使成核前驱体进入胶原纤维。

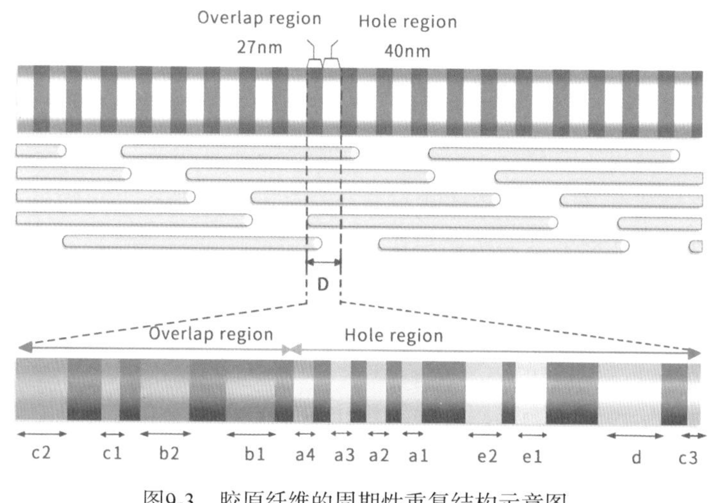

图9-3　胶原纤维的周期性重复结构示意图

虽然库伦引力矿化理论强调了胶原纤维和NCPs-ACP复合物之间相互作用的重要性，从电荷相互吸引的角度解释了生物矿化的机制，但仍有以下几个问题值得思考：①随着胶原纤维对带负电荷的PAsp-ACP复合物的吸引和结合，带电氨基酸残基的正电荷将逐渐被中和并最终达到电中性，因此在此种理论下的纤维内矿化是非常有限的，无法形成持续不断的矿化；②除了a带，胶原纤维表面的c带也带正电荷，但在实验中，在冷冻透射电镜下仅观察到PAsp-ACP复合物对a带的特异性吸附，而在c带处未见特异性吸附；③该理论仅说明了ACP吸附结合到胶原纤维上的机制，但无法解释矿化前驱体通过何种途径或驱动力进入胶原纤维内部并置换内部间隙中的水分。

另一种观点事实上也支持库伦引力矿化理论，但他们认为纤维内矿化是通过经典结晶理论的途径实现的，无需非胶原蛋白的参与。为探究胶原纤维上可能作为磷灰石成核中心并介导随后的晶体生长的位点，他们通过胶原纤维的分子堆积模型对Ⅰ型胶原纤维的一级、二级和三级结构进行检测和分析，研究了各种带电氨基酸在胶原纤维孔区和重叠区中的相对位置。通过对胶原纤维介导的磷酸钙非均质成核过程进行分子动态模拟发现，在超饱和钙磷溶液中，胶原纤维上带正电荷的区域能够吸引并结合磷酸根离子，带负电荷的区域能够吸引并结合钙离子。钙离子和磷酸根离子在孔区富集并进入纤维内，然后通过外延性生长的方式形成HAP晶体。

但该理论存在以下不足之处：①根据既往体外仿生矿化相关研究，在没有非胶原蛋白参与的情况下，通过经典结晶理论形成的HAP仅能在胶原纤维外和纤维表面无序沉积，并不能实现有序排列的纤维内矿化；②未讨论非胶原蛋白和其他一些小分子在生物矿化中的作用，可能不能适用于生物体内的情况；③该理论是在计算机模拟的基础上得出的，缺少体内外相关实验数据的支撑和佐证。

（四）渗透压-电荷双平衡理论

库伦引力矿化理论提出，胶原纤维上特定位点与聚阴离子-ACP复合物之间的正负电荷相互作用力是纤维内矿化的关键。然而与该理论提出的静电吸引作用相反，牛丽娜等发现，聚阳离子同样可以在钙磷溶液中稳定ACP，形成带正电荷的矿化前驱体复合物，进而诱导纤维内矿化的发生。

限于静电排斥的传统思维，仿生矿化大多以聚阴离子或两性聚电解质等来模拟非胶原蛋白的阴离子特性，鲜有聚阳离子用于纤维内仿生矿化的研究。有研究发现，带正电荷的添加剂——聚丙烯氯化铵（polyallylamine hydrochloride，PAH）能够引起方解石形态的剧烈变化，从而形成类似于PAsp通过PILP相产生的碳酸钙薄膜和纤维。该研究虽然发现聚阳离子可以诱导形成液-液相分离和稳定ACP形成液相前体，但是由于静电排斥思维的限制，并未对其诱导纤维内矿化的能力进行探究。随着研究的深入，牛丽娜课题组以聚阳离子化合物PAH成功诱导了胶原纤维内矿化。研究利用多种胶原模型，通过冷冻透射电镜、改良高效液相色谱法和原子力显微镜等技术分别对聚阴离子和聚阳离子诱导的纤维内矿化进行检测和分析，并通过分子动态模拟技术对仿生矿化过程进行模拟重现，提出了“渗透压-电荷双平衡诱导纤维内矿化”的理论。该理论指出，静电作用并不是磷酸钙前驱体进入胶原纤维的唯一因素，在建立Gibbs-Donnan平衡的基础上实现的长程相互作用与短程静电相互作用共同为聚电解质稳定的成核前驱体提供进入胶原纤维内并启动纤维内矿化的驱动力。

PAH与钙离子、磷酸根离子形成的PAH-ACP带正电荷且渗透压较ACP高出约20倍，而 PAH-ACP分子量较大，无法完全进入胶原纤维，因此会导致纤维外环境中的高渗透压和高正电荷。根据Gibbs-Donnan平衡理论，在半透膜两侧需建立两种平衡——电荷平衡和渗透压平衡。PAH-ACP带有大量正电荷，将吸引阴离子、排斥阳离子，因此纤维外溶液中阳离子浓度较低，Na^+和Ca^{2+}等阳离子将从纤维内移至纤维外，过量的正电荷使纤维外的电化学势增高，纤维内的Cl^-和HPO_4^-等阴离子移出以建立电化学平衡，并导致胶原纤维外渗透压增高，为了维持内外渗透压平衡，纤维内部间隙中的水分子移至纤维外，形成纤维内负压。在短程静电作用下，流体样ACP进入胶原纤维内以维持纤维内的液体体积，进而发生纤维内矿化。体外矿化实验的结果表征和分子动态学模拟表明，该理论对于PAsp等聚阴离子同样适用。

该课题组通过分子动力学模拟，在分子水平上重现了“渗透压-电荷双平衡诱导纤维内矿化”的过程，也间接验证了Gibbs-Donnan平衡在聚电解质诱导的纤维内矿化中的存在。根据实验及分子动态模拟结果，该理论可以总结为：聚电解质分子量较大，聚电解质-ACP复合物将会被排除在具有半透膜性质的胶原外，内外不均的离子浓度和电荷分布造成胶原内外环境中的渗透压力差和电荷差，而溶液和纤维内的小分子可以自由通过胶原纤维，在这种通过离子迁移从而在胶原内外建立渗透压平衡和电中性的过程中，形成了ACP移动进入胶原纤维内的驱动力，进而诱导纤维内矿化的形成。

这一理论跳出了传统纤维内矿化理论的思维定式，借鉴生物界中普遍存在的Gibbs-Donnan平衡，较为系统全面地解释了胶原纤维、NCPs和ACP三者之间的相互作用关系，不仅为生物矿化机制的揭示提供了重要线索，更为仿生矿化材料的设计和构建提供了新的方向。但是，该理论目前仍缺乏直接实验证据的支持，有待在生物矿化研究中进一步验证。

（五）胶原纤维/HAP自组装理论

胶原纤维本身对HAP晶体形成的调控作用一直是生物矿化研究的讨论热点，传统矿化理论大多强调了非胶原蛋白在调控纤维内矿化过程中的重要性，而Nassif教授课题组却提出：纤维内矿化无需非胶原蛋白的参与，经过修饰以后的胶原纤维自身即可诱导完成纤维内矿化，这与支持库伦引力矿化理论的Landis课题组的结论相似，强调胶原纤维自身对诱导矿化的作用。该理论还认为，钙磷是直接以钙离子和磷酸根离子而非无定形成核前驱体的形式进入胶原纤维内部。

为了模拟生物体内在细胞分泌胶原后的胶原纤维生成动力学，该课题组建立了基于透析过程的连续胶原注射模型，使用胶原原液可制备出高浓度的胶原基质。研究发现，将含有高浓度钙离子、磷酸根离子以及碳酸根离子的溶液加入高浓度酸性胶原溶液中后，通过升高反应体系的pH值，胶原分子将进行自组装形成钙离子被组装到胶原内部的胶原纤维，称为胶原/碳酸羟基磷灰石（collagen/carbonated hydroxyapatite，Coll/CHA）基质。将此种经修饰后的胶原纤维置于模拟体液（simulated body fluid，SBF）中进行矿化，在没有NCPs或NCPs类似物存在的情况下，胶原纤维能够螯合大量钙离子、磷酸根离子和碳酸根离子，自发地实现胶原纤维内矿化。在胶原纤维/HAP自组装体系中，局部无机组分（钙离子、磷酸根离子和碳酸根离子）的浓度升高至过饱和状态将导致碳酸磷灰石晶体的沉积，且局部无机离子浓度增加发生在胶原纤维的孔区，即磷灰石晶体最初的成核位点。当第一个磷灰石晶体在Coll/CHA基质中成核和生长之后，晶体在SBF所提供的无机离子作用下继续生长和增多。由于研究中所观察到的碳酸磷灰石晶体在胶原纤维中的取向与在骨中观察到的相同，该理论认为胶原还可以作为结构模板，对最初Ca-P核的形成以及随后的晶体生长进行调控。研究认为，胶原纤维是磷灰石晶体生长的启动和定向因子，对磷灰石晶体在骨中的尺寸和分布也起着重要作用。此外，胶原纤维对磷灰石中磷酸盐的水化环境和局部结构也有影响。

Nassif基于胶原/HAP的自组装过程，建立了与生理状态下的骨组织在组成和结构上更为相似的矿化模型，从物理-化学的角度解释了胶原内矿化的机制。但是，在生物矿化过程中确实存在多种NCPs的参与，而他们的理论过度忽略了NCPs的作用，无法对这一事实进行解释。

随着技术的不断进步，通过分子动态模拟等新技术的应用，胶原纤维、ACP和NCPs及其类似物在纤维内矿化过程中的相互作用及调控作用得到了进一步的深入探究。上述理论分别从不同的角度和重点提出了对纤维内仿生矿化机制的看法。尽管各有局限，但仍对探索生物矿化机制具有重要启示意义，为牙本质仿生修复提供了理论基础和依据，将有助于仿生矿化修复材料的构建。

在上述研究的基础之上，许多仿生分子被应用到牙本质仿生矿化的研究中，下一节将对其研究进展进行详细阐述。

（何婷）

第三节　非胶原蛋白类似物诱导的牙本质仿生矿化

牙本质有机基质中有5%~10%为NCPs。在牙本质仿生矿化的过程中，牙本质胶原基质作为矿化模板，而非胶原蛋白则主要发挥促进或抑制成核作用，从而调控牙本质的仿生矿化。

大部分NCPs为酸性，并且富含天冬氨酸、磷酸丝氨酸和谷氨酸。由于含有大量的羧基和磷酸基官能团，NCPs带有大量阴离子，因此具备吸引阳离子的作用，如钙离子。在非经典矿化结晶学说中，基本的矿化单元为由NCPs稳定的纳米级预成核簇（prenucleation clusters）。这些预成核簇进一步聚集成为较大的类液态ACP纳米颗粒。这些较大的前驱体仍是直径在10~30nm的纳米级单位，可通过毛细作用渗透进入胶原纤维内部的微纤维内水分子腔隙，并沿微纤维排列，进一步自组装形成可过渡为磷灰石纳米晶体的亚稳态晶相（图9-4）。总体来说，由NCPs稳定的纳米前驱体在胶原纤维的内部和表面首先通过自组装形成较大的亚稳态晶相，进而融合形成单晶的磷灰石小板，从而完成牙本质仿生矿化。NCPs由于可与胶原纤维结合，并影响磷灰石沉积的速度及晶体的外形，因而具备引导牙本质仿生矿化的潜能。

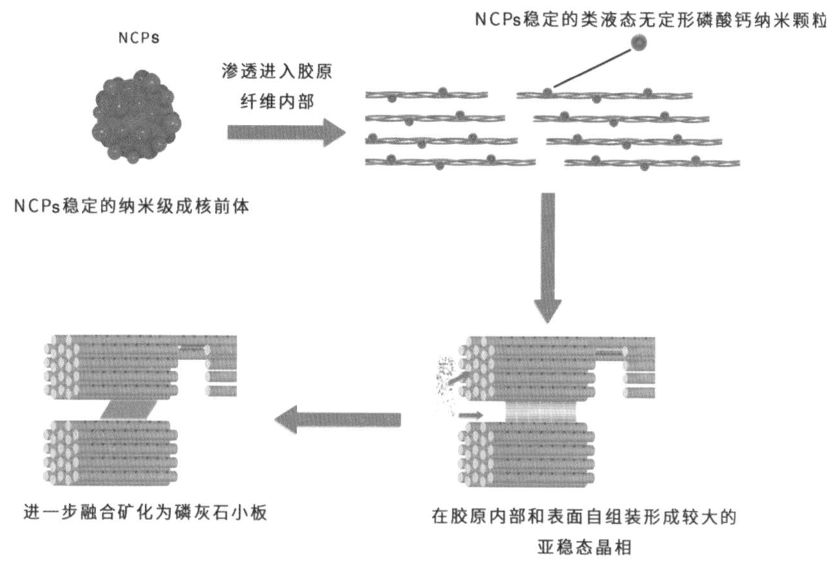

图9-4　NCPs诱导的牙本质胶原仿生矿化示意图

牙本质基质中的NCPs主要有牙本质基质蛋白1（dentin matrix protein-1，DMP1）、牙本质涎磷蛋白（dentin sialophosphoprotein，DSPP）、骨涎蛋白（bone sialoprotein，BSP）、骨桥蛋白（osteopotin，OPN）和细胞外基质磷酸糖蛋白（matrix extracellular phosphoglycoprotein，MEPE）。其中DSPP将被进一步剪切为N-端产物牙本质磷蛋白（dentin phosphoprotein，DPP）和C-端产物牙本质涎蛋白（dentin sialoprotein，DSP）。以上蛋白均属于小整合素结合配体N-端联结糖蛋白（small integrin-binding ligand N-linked glycoprotein，SIBLING）家族的NCPs。这类蛋白的的特征是具有富含酸性丝氨酸和天冬氨酸的细胞外基质磷酸糖蛋白（Acidic Serine Aspartate-Rich MEPE，ASARM）相关基序。*SIBLING*基因中的ASARM基序与其编码的多肽在牙和骨的矿化中发挥关键作用。这些富含酸的结构域或磷蛋白可以在牙本质的生物矿化过程中充当成核剂、抑制剂、锚定分子和晶体生长调节剂等来调控牙本质生物矿化。这些功能特征的发现，使我们寻找并利用NCPs类似物诱导牙本质仿生矿化成为可能。

在上述NCPs中，DMP1表现为高度磷酸化，在牙和骨骼中都有表达。DMP1的表达与牙本质矿化有关，DMP1缺失会导致牙体硬组织矿化缺陷。其N-端富含天冬氨酸，发挥稳定ACP和抑制磷灰石形成的作用；其C-端富含谷氨酸和丝氨酸，为磷灰石的成核位点。磷酸化DMP1的丝氨酸尾部可以结合二价阳离子（如钙离子），通过静电吸附作用使HAP沉淀于其表面，充当HAP结合到胶原蛋白基质的功能性介质。总之，DMP1具有钙结合能力和对胶原的高亲和力，负责调节晶体的成核、生长和矿物质的形成。

DPP在天然牙本质中约占牙本质NCPs总量的50%，是牙本质中含量最多的非胶原蛋白。DPP含有大量重复的天冬氨酸（aspartic acid，Asp）和磷酸化的丝氨酸（phosphoserines，Pse），这些氨基酸以重复序列(Asp-Pse-Pse)*n*和(Asp-Pse)*n*形式出现。这些高含量的特征氨基酸使得DPP带有大量的负电荷，因此与钙离子有高强度的亲和力。DPP与牙本质矿化位点以及矿化速率的控制有关。体外实验表明，在牙本质的矿化前沿，DPP结合在Ⅰ型胶原纤维上，可以调控HAP晶体的形成和生长；在前期牙本质转化为成熟牙本质的过程中，DPP结合在HAP晶体的表面，抑制或减缓晶体的生长，从而调控晶体的形状和大小。在没有胶原基质的钙磷溶液中，DPP及其同源类似蛋白的加入并不会形成磷灰石晶体。总之，DPP作为DSPP的裂解产物，参与纤维内矿化及管间牙本质矿化，调控矿物质晶体的初始形成和进一步成熟。

DSP约占NCPs总量的5%~8%，由于这种蛋白含有大量的糖基和涎酸，因此被命名为牙本质涎蛋白。DSP为一种蛋白聚糖，其糖基化位点的硫酸软骨素4或硫酸软骨素6可与氨基多糖结合，形成酸性较强的高相对分子质量DSP，后者或为牙本质基质中DSP的活性形式，在上皮和间充质内充当信号分子而参与成牙本质细胞和成釉细胞的分化，可能与牙本质矿化的起始有关。

BSP是一种酸性涎蛋白，包含约300个氨基酸残基，富含谷氨酸、磷酸化的丝氨酸和酪氨酸。BSP参与矿物成核和矿物晶体生长的初始阶段。与DPP相比，BSP具有更高效的诱导HAP成核的能力：在达到相同的成核效果上，BSP所需浓度仅为DPP的1/30。BSP的3D蛋白结构呈现多样性，并且它的结构与仿生矿化过程中的成核能力密切相关。

显然，NCPs提供了诱导牙本质仿生矿化的良好策略。然而，天然NCPs的提取非常困难且价格高昂，在对天然NCPs结构和功能研究的基础上，通过寻找NCPs类似物来替代NCPs发挥调控作用成为牙本质仿生矿化应用的可能途径。NCPs在结构特征上富含天冬氨酸、谷氨酸、磷酸化丝氨酸和磷蛋白等的结构特征，且这些结构域又发挥了调控矿化的主要作用，所以常常以结构相似的聚电解质和聚氨基酸大分子来作为模拟NCPs功能的NCPs类似物。

迄今为止，已有多种类型的NCPs类似物被研究报道。根据这些NCPs类似物所带电性分类，其可分为聚阴离子化合物、聚阳离子化合物和两性聚电解质。聚阴离子化合物主要包括聚天冬氨酸（poly-aspartic acid，PAsp）、聚丙烯酸（polyacrylic acid，PAA）、聚乙烯膦酸（poly-vinyphosphonic acid，PVPA）、三偏磷酸钠（sodium trimetaphosphate，STMP）；聚阳离子化合物主要为聚丙烯氯化铵。两性聚电解质主要有羧甲基壳聚糖和磷酸化壳聚糖。另外，合成多肽、聚酰胺-胺型树枝状大分子（PAMAM）以及酪蛋白磷酸肽-无定形磷酸钙复合物（CPP-ACP）等也是报道较多的NCPs类似物。本节将依次详述各类NCPs类似物诱导的牙本质仿生矿化。

一、聚阴离子化合物

（一）聚天冬氨酸（PAsp）

矿化相关蛋白具有典型的富含天冬氨酸基团的特点，这些基团在矿化调控中起到关键作用。聚天冬氨酸为一种富含羧基的聚电解质，带有大量负电荷，可作为DMP1类似物发挥调控矿化作用。PAsp可与矿化前驱体结合，其形成的复合体带有大量负电荷，而胶原蛋白C-端附近携带正电荷，因此PAsp与矿化前驱体的复合体可通过静电作用结合胶原纤维，介导ACP渗入胶原纤维内并进一步矿化。另外，PAsp也可直接结合胶原表面的羧基端，这对矿化的发生和矿物形成速率的调控至关重要。PAsp在钙磷矿化中扮演的角色与其所处体系相关。在溶液体系中，处于游离态的PAsp主要起到矿化抑制剂的作用，通过富集局部钙离子、磷酸根离子，诱导亲水性的类液态ACP形成，抑制ACP结晶为HAP，令ACP结晶速率减慢。通过非经典结晶途径，具有良好流动性的ACP可自由渗透至胶原纤维内，之后通过自组装完成进一步的矿化。在非溶液体系中，PAsp可与底物结合发挥矿化成核剂的作用：PAsp直接结合胶原后，可在胶原纤维局部富集钙离子、磷酸根离子，直接诱导胶原纤维矿化。近期研究发现，PAsp的抑制成核作用与其分子质量相关，在相同浓度下相对分子质量大的PAsp更能有效抑制HAP结晶。体外模型证实，以重组Ⅰ型胶原为矿化模板，PAsp可成功诱导胶原纤维内矿化，成束的带状矿物晶体沿胶原纤维排列，沿其原纤维的长轴取向，其结构与在胶原矿化组织中发现的相似。PAsp的作用与其浓度也具有相关性，不同浓度PAsp对磷酸钙的形成及其成核动力均有调控作用。随着PAsp浓度的增加，磷酸钙的形成转化率降低，结晶所需要的时间也缩短。PAsp的抑制成核作用呈浓度依赖性，在较低PAsp浓度下（低于3.9μg/mL和7.81μg/mL），可以观察到与HAP形状相似的板状晶体，但平均粒径明显较小；随浓度升高，晶体长度逐渐缩短；而当PAsp的浓度高于62.5μg/mL时成核被完全抑制，无法检测到晶体的存在。

利用PAsp再矿化脱矿的牙本质，可用于牙本质龋损的修复。在使用乙酸和乳酸进行牙本质脱矿的人工牙本质龋模型中，添加了PAsp的实验组成功促进了全层脱矿牙本质的再矿化，且牙本质弹性模量也得到了恢复；而未添加PAsp组只发生了表层的再矿化，内层脱矿牙本质未发现有效再矿化。这证实了PAsp的存在能够促进由口腔致龋菌产生的两种主要酸性物质造成的龋损再矿化。PAsp也可成功再矿化酸蚀牙本质-树脂粘接界面，因此可以大幅度提高粘接持久性。将PAsp作为ACP稳定剂一同整合入牙本质粘接剂中，可成功诱导胶原纤维内外矿化和脱矿牙本质再矿化，并且这一粘接剂可持续释放钙离子、磷酸根离子长达28天，具有良好的生物相容性。将PAsp作为预处理剂浸泡脱矿牙本质后再进行粘接，结果发现，用PAsp预处理后的粘接混合层界面的再矿化程度升高了7.5倍，混合层的弹性模量大幅回升，且在6个月后依然保持粘接初期的高粘接强度，这同样证实了PAsp的应用能成功再矿化酸蚀后的脱矿牙本质粘接界面，使用PAsp作为仿生分子，配合离子释放型树脂基系统，在树脂-牙本质粘接界面的再矿化领域有良好应用前景。

（二）聚丙烯酸（polyacrylic acid，PAA）

PAA为侧链含有羧基的阴离子聚合电解质，对钙离子、磷酸根离子有很强的结合力。PAA可模拟DMP1的ACP结合位点，主要作为ACP的稳定剂，使ACP处于具有类液体流动性的亚稳态纳米前驱体相，防止ACP纳米微粒聚集成更大的纳米颗粒；也有助于类液态的ACP纳米颗粒占据脱矿的胶原纤维，在其相变为磷灰石晶体前，能够快速渗透入胶原纤维内，最终在纤维内相变。PAA在钙磷溶液中的作用与其浓度相关。研究发现，浓度为100mg/L的PAA是磷灰石成核及生长的促进剂，溶液中形成了粒径范围75~100nm的磷灰石晶体。而仅当浓度大于500mg/L时，PAA才发挥成核抑制剂的作用，帮助形成并稳定纳米级ACP（直径<50nm）。PAA结合的胶原蛋白可在2D胶原蛋白模型中形成纤维内矿化，而未经PAA预处理的胶原纤维则无法矿化。

然而，由于PAA与胶原的结合能力有限，在牙本质仿生矿化中，常常需要将其与含聚磷酸盐的仿生分子联用，如聚乙烯基膦酸（poly-vinyphosphonic acid，PVPA）或三聚磷酸盐（STMP）。有研究报道，单独使用PAA用于脱矿牙本质再矿化时，只可观测到零星的纳米晶体沉淀，没有成功诱导明显的牙本质再矿化。与PVPA联用后，脱矿牙本质再矿化才得以启动，PAA联用PVPA可在溶液中使厚度约为5μm的脱矿牙本质发生全层再矿化，同样利用此方式也成功再矿化了酸蚀-粘接系统中的脱矿牙本质混合层。PAA联用PVPA诱导的牙本质仿生矿化在牙本质酸蚀-粘接系统中突破了传统粘接方式粘接持久性不足的障碍。尽管应用了氯己定等基质金属蛋白酶抑制剂，牙本质混合层总存在富含水的裸露胶原，因此在老化后胶原不可避免地发生不同程度的降解。而经过仿生矿化后，胶原间的纳米间隙被成功矿化，最大限度地降低了胶原降解。PAA也可与STMP联用，PAA将ACP稳定在纳米前驱体状态，联合STMP的胶原结合作用和钙磷吸附成核作用，成功诱导纤维内矿化。有研究者将PAA+STMP添加到粘接剂的预处理剂中，而将钙离子、磷酸根离子整合入粘接剂中，这种新型粘接剂成功再矿化了混合层，纤维内矿化被证实，并且在长达6个月的老化后表现出持久的粘接强度和更少的纳米微渗漏，这证明将PAA和钙离子、磷酸根离子同时整合入粘接剂的这一仿生矿化方式具有良好的临床应用潜能。另外，PAA与STMP也被混合入硅酸三钙水门汀中，用于再矿化人工牙本质龋模型，发挥其调节仿生矿化的作用。结果证实这种新型水门汀在6周的再矿化时间中达到了76.6%的相对再矿化率，优于其阳性对照的再矿化强度，但没有达到脱矿牙本质的完全再矿化。PAA与STMP联用还可以增强以无机三氧化物聚合物（mineral trioxide aggregate，MTA）为钙磷来源的再矿化效果，在牙本质龋损和粘接混合层都取得了高度的纤维内再矿化效果。

（三）聚乙烯基膦酸（PVPA）

PVPA为含膦酸酯基团的聚电解质仿生分子，能够与胶原纤维表面以及内部胶原微纤维的特定区域结合，可模拟DMP1以及DPP的作用，与胶原特定位点结合，使胶原纤维高度磷酸化。随着与PVPA结合，胶原纤维以及胶原微纤维成为带有负电荷的高度磷酸化的矿化基质区，从而吸引ACP进入胶原分子之间的孔区。最终大量的ACP通过静电作用从胶原纤维的孔区进入胶原内部，并随着ACP转化为成熟的磷灰石晶体而完成胶原纤维内矿化。PVPA模拟了DPP与胶原的相互作用，可引导纳米前驱体与胶原结合，并引导纳米磷灰石晶体沿着胶原微纤维和胶原纤维表面固定。PVPA锚定的纳米晶体可以通过自组装引导其余晶体，形成更大的介观晶体。这些介观晶体最终通过非经典矿化途径转变为磷灰石小板，这些磷灰石小板同时出现在胶原纤维内和纤维表面，从而完成牙本质的仿生矿化。另外，PVPA还具有抑制基质金属蛋白酶（MMP）的作用，这在维持牙本质粘接的持久性方面有良好的应用前景。

PVPA对于由PAA诱导的仿生矿化是不可缺少的，PVPA的缺失将导致PAA稳定的ACP无法定位于胶原纤维。以波特兰水泥为钙磷来源的PVPA联用PAA，已被证明可再矿化酸蚀-粘接系统中的脱矿牙本质混合层，但以玻璃离子作为钙磷来源的再矿化体系则没有成功诱导粘接界面的牙本质仿生矿化。因为粘接剂中的粘接单体甲基丙烯酸酯也含有磷酸酯基团，有研究表明粘接剂中的磷酸和磷酸酯也可发挥介导晶体成核作用。但进一步研究证实，PVPA的缺失导致了纤维内矿化的缺失，粘接界面形成的大的磷灰石晶体无法进入胶原内部，这种矿化方式不可称为仿生矿化，证实PVPA的仿生矿化作用不可被粘接剂中的磷酸酯取代。

（四）三偏磷酸钠（sodium trimetaphosphate，STMP）

STMP是常用于食品工业的一种磷酸化试剂，是六元环上含三个磷的环状结构。STMP易溶于水，属于多聚磷酸盐。STMP不仅可以通过共价键与脱矿的胶原蛋白结合，还可以吸引ACP纳米前驱体并在胶原蛋白基质内诱导磷灰石成核。STMP连接矿化晶体和胶原纤维的这一作用通常需要在碱性条件下完成（pH>11）。在碱性溶液中，STMP的六元环被氢氧化钠的羟基打开，STMP水解为三聚磷酸钠。三聚磷酸钠有三个磷酸基团，通过与羟基反应，在磷酸基团和胶原侧链上含羟基基团的氨基酸之间发生共价连接。此外，STMP的磷酸基团固定在胶原纤维上，作为钙离子的吸附位点，成为钙磷成核启动剂，其引导生成的钙磷沉淀与骨和牙本质的矿化前沿晶体类似。总之，STMP在牙本质仿生矿化中主要发挥胶原纤维结合与矿化模板作用。

然而，STMP不能作为单一的NCPs类似物用于诱导牙本质仿生矿化。仅用STMP处理后的脱矿牙本质胶原在再矿化溶液中出现的钙磷沉淀直径为0.5~2μm，而胶原纤维间隙直径约为100nm，过大的晶体直径导致其无法进入纤维内间隙，因此未发生纤维内矿化。而当再矿化溶液中加入PAA后，在4小时观察到直径为20~50nm的ACP纳米球，在24小时成功检测到了纤维内矿化，标志着牙本质仿生矿化的成功。同样，STMP联用PAA也被成功用于再矿化约300μm深度的牙本质龋：浓度为2.5%的STMP用于磷酸化牙本质胶原，以含PAA的波特兰水泥作为钙磷来源进行矿化。然而，在4个月后发现胶原降解的情况，这说明STMP虽然具有仿生矿化的应用前景，但在具体应用中还需考虑加入MMP抑制剂。然而，也有研究报道1.5%浓度的STMP完全抑制了MMP的活性，尤其是MMP2及MMP9，当与氢氧化钙联用时成功增加了脱矿牙本质的再矿化量。虽然这一研究并未证实其是否完成了纤维内矿化，但揭示了STMP具有抑制MMP活性的重要特性，这在牙本质粘接持久性中具有重要意义。进一步的研究将STMP与PAA联合应用于牙本质粘接剂中，使仿生矿化体系由水溶液改进为更有利于临床使用的粘接剂。研究者将STMP联合PAA整合至粘接剂的预处理剂中，而将可提供钙离子、磷酸根离子的磷酸钙整合入粘接剂中，这种新型粘接剂的应用成功使混合层发生纤维内矿化，并且在长达6个月的老化期后表现出持久的粘接强度和更少的纳米微渗漏。此外，STMP还被报道可与PAsp联用诱导牙本质仿生矿化。STMP联合PAsp作为预处理剂浸泡脱矿牙本质后，再进行含波特兰水泥树脂水门汀粘接，1个月后粘接界面的再矿化程度升高了2倍，但与未经任何仿生分子处理的对照组相比无显著差异，6个月后粘接强度也有所下降，只有单独使用PAsp的实验组保持了更高的粘接强度。作者推测这可能是因为STMP与水门汀中的无机填料锌反应形成了聚磷酸复合物，从而影响了再矿化和粘接效果。另外，考虑到STMP属于多聚磷酸盐类，因为其可以完全溶解碱性磷酸酶，影响碱性磷酸酶的活性而抑制矿化，作者认为STMP不是一种理想的牙本质矿化仿生分子。这一研究提示了STMP的应用具有一定局限性。

虽然单独使用STMP无法诱导牙本质纤维内矿化，但依靠STMP良好的胶原磷酸化功能，可以在脱矿牙本质产生一个具有更多负电荷的界面，从而降低胶原和水溶液间的界面自由能。与氟相比，使用STMP处理后，部分脱矿牙本质表面产生更显著的再矿化，因此，STMP在牙本质表面浅龋的再矿化应用中也具有一定潜能。

二、聚阳离子化合物

由于非胶原蛋白具有阴离子特性，传统的仿生矿化机制认为带负电的非胶原蛋白(或者非胶原蛋白类似物)能稳定钙磷溶液，形成带负电荷的矿化前驱体，因此如前文所述，在牙本质仿生矿化领域中，大部分研究都使用富含羧基的酸性聚合物来模拟非胶原蛋白的功能，并集中于聚阴离子诱导的纤维内矿化。根据库伦引力矿化理论，如果增加胶原上的正电荷，势必会加速对带负电荷的矿化前驱体的吸附以及加速纤维内矿化的形成。然而，有研究却发现在胶原上交联聚阳离子链，如PAH可以显著增加胶原的表面电势，但是却抑制了聚天冬氨酸诱导的纤维内矿化。受到在碳酸钙研究中聚阳离子也能诱导液相分离和稳定结晶前驱体的启发，有学者进一步发现聚阳离子也可以稳定钙磷溶液形成带正电荷的矿化前驱体，并可以诱导纤维内矿化的形成。聚阳离子诱导纤维内矿化的这一实验现象在鼠尾胶原、重组的牛皮胶原、脱矿的牙本质胶原、脱矿的骨胶原等不同的胶原模型中被反复印证。这些实验现象提示，传统的基于库伦引力的仿生矿化机制、经典的聚阴离子诱导的纤维内矿化理论并不全面。

聚阳离子诱导纤维内矿化现象的发现在生物矿化机制研究领域中具有里程碑式的意义，其扩大了非胶原蛋白类似物的范围，颠覆了经典的库伦引力诱导纤维内矿化的理论，表明单纯以库伦引力诱导纤维内矿化的理论为基础，试图通过增加胶原表面正电荷促进聚阴离子诱导胶原矿化的方法并不完备。这提示我们胶原生物矿化的研究不应该仅仅局限于酸性的非胶原蛋白，大量的碱性蛋白甚至是广泛存在的蛋白聚糖都有可能影响生物矿化的进程。

三、两性聚电解质

两性聚电解质就是既能当酸又能当碱用的电解质，在溶液中存在着两性离解平衡，既能离解出H^+又能离解出OH^-或者和H^+结合，既能与酸也能与碱起反应而被中和。它们虽有酸碱性，但只能作为弱酸和弱碱，其酸性和碱性可能均等，亦可不等。

甲壳素（Chitin）是一种天然丰富的黏多糖，是甲壳类、昆虫等无脊椎动物的支撑物质，由葡萄糖醛酸残基的均聚物组成。壳聚糖是氨基葡萄糖和N-乙酰氨基葡萄糖的阳离子共聚物，是天然多糖甲壳素的部分脱乙酰衍生物。壳聚糖具有独特的生物相容性、生物降解性、生物粘附性和无毒性。壳聚糖及其衍生物广泛应用于生物医药、水处理、化妆品、农业和食品工业。但由于壳聚糖具有很强的氢键结构，其结晶结构非常稳定，不溶于中性或碱性溶液，因此其应用受到很大的限制。壳聚糖仅在pH6.5以下的酸性水溶液中（低于壳聚糖的pKa）才能溶解，解聚和化学改性可以提高壳聚糖的溶解度。壳聚糖具有反应性氨基、一级羟基和二级羟基，可在温和的反应条件下进行化学修饰，改变其性质。

羧甲基壳聚糖（carboxymethyl chitosan，CMC）是一种水溶性壳聚糖衍生物，与其他水溶性壳聚糖衍生物相比，由于其具有易于合成的特点、两性化特性和广阔的应用前景而得到广泛的研究。CMC既有羧基又有氨基，是一种典型的两性聚电解质，这使得它可以在其等电点以下或以上作为阳离子聚电解质或阴离子聚电解质。Chen等模拟DMP1在牙本质生物矿化过程中对牙本质的稳定作用，采用羧甲基壳聚糖-无定形磷酸钙纳米复合物（CMC-ACP）在牙本质模型中再矿化脱矿牙本质。实验结果表明，CMC可以稳定ACP，形成CMC-ACP纳米复合物，并通过冻干处理制成支架材料。在单层胶原模型中，从CMC-ACP纳米复合物的支架中释放ACP纳米颗粒，溶解后通过间隙区渗透到胶原纤维中，实现胶原纤维内矿化。使用这种方法，完全脱矿的牙本质在牙块模型中被部分再矿化。黄紫华等通过构建二维及三维胶原模型，探讨了CMC在胶原纤维仿生矿化中的作用及优化体外仿生矿化的策略。CMC诱导胶原仿生矿化3天，可见胶原纤维内针状矿化晶体沉积，选区电子衍射证实为HAP。仿生矿化14天的三维胶原膜矿化物含量为18.39%，可见HAP的特征性衍射峰。因此CMC可通过稳定液相矿化前驱体的方式在体外诱导胶原纤维的仿生矿化，同时促进形成矿化程度相对较高的胶原-羟基磷灰石复合物，为胶原纤维仿生矿化的最终临床应用提供了实验依据。Lin等采用CMC作为NCPs类似物，通过CMC-ACP纳米复合物的形成，在酸性条件（pH值<3.5）下稳定ACP。在ACP纳米颗粒和酸性胶原分子同时存在的情况下，ACP纳米颗粒可以在胶原自组装过程中整合到胶原纤维中，在体外实现胶原的纤维内矿化。这种矿化模式不同于现有机制，为开发矿化胶原支架材料提供了一种新的策略。

在壳聚糖衍生物中，磷酸化壳聚糖（Pchi）具有杀菌能力、生物相容性、生物可吸收性和金属螯合性。更重要的是，由于Pchi的磷酸基团对钙离子具有螯合能力，固定化Pchi分子可以结合钙离子形成成核位点，而游离Pchi分子对溶液中磷酸钙沉积的形成具有抑制作用。Andrew等证明Pchi可以结合钙离子形成成核位点，诱导磷酸钙层的形成，为再矿化创造了理想的条件。Xu等利用磷酸化壳聚糖对部分脱钙的牙本质切片进行再矿化，对以Ⅰ型胶原为主要成分的部分脱矿牙本质的表面，采用Pchi共价固定在胶原表面上进行修饰，随后将牙本质切片放入再矿化溶液中进行再矿化，并对再矿化效果进行了研究。实验结果表明，当部分脱矿的牙本质表面缺少残余晶体时，氟对牙本质再矿化的影响是有限的，而Pchi共价固定能显著诱导部分脱钙牙本质表面沉积磷酸钙矿物。作者认为Pchi模仿磷酸化NCPs与胶原蛋白的成核作用，共价固定化Pchi牙本质胶原蛋白可以产生一个带负电荷表面暴露的胶原蛋白，减少胶原蛋白和溶液之间的界面自由能，从而显著增加部分脱矿牙本质表面的钙磷沉积。

四、多肽类

仿生多肽是指先从人体蛋白中筛选出有特定功能的多肽序列，再通过体外合成的方法得到的具备相同序列及重要生理功能的多肽。多肽的生物相容性和生物降解性使其成为适用于临床的理想物质。此外，矿物晶体可以根据纳米尺度的肽的二级结构，有序地组装和生长。合成多肽纯度更高，保质期更长，人工合成也解决了人体来源的蛋白提取困难、价格昂贵等诸多问题。此类多肽的发现及应用为仿生矿化研究提供了新思路。

（一）DPP来源的多肽

DPP是牙本质中含量最丰富的非胶原细胞外基质成分，在牙本质矿化过程中对HAP的成核起着促进和调节作用。人类DPP中含有数个天冬氨酸-丝氨酸-丝氨酸（DSS）氨基酸重复序列，研究认为此重复序列是HAP成核的主要功能片段。Yarbrough等设计合成了几种肽，并将其用于脱矿牙本质的再矿化研究。结果表明，在4DSS、4ESS、4NSS、4DTT、4ETT、4NTT几种多肽中，4DSS的HAP结合力最强。对于2DSS、4DSS和6DSS，HAP的结合力随着DSS序列重复次数的增加而增强，而6DSS和8DSS的强度相似。在牙本质矿化实验中，8DSS取得了最佳的矿化效果。有研究进一步用8DSS处理脱矿后的离体牙本质样本并置于模拟的唾液环境中，检测结果表明8DSS处理后的脱矿牙本质表面硬度和弹性模量均得到了恢复，脱矿牙本质表面粗糙度下降，牙本质小管内及管间的胶原纤维被大量矿物晶体包裹。其后续研究采用8DSS诱导牙本质小管堵塞。结果表明，8DSS对酸蚀牙本质具有良好的结合能力，并通过诱导牙本质小管内矿物质的沉积显著降低牙本质渗透性。4周后，所有牙本质小管均被大量再生矿物质堵塞，使牙本质小管直径明显减小。再生矿物质沉积在牙本质小管的深处，即使在酸性刺激后也能保证有效的堵塞，再生矿物质主要为HAP。这表明8DSS在牙本质过敏症的治疗中具有广阔的应用前景。

以上研究都局限于简单的钙磷沉积，没有涉及牙本质胶原纤维。大量的研究证明，非胶原蛋白中的磷酸化基团在胶原纤维矿化的过程中发挥重要作用。DPP中的DSS序列超过90%的丝氨酸被磷酸化，Charles Sfeir等受到启发设计了基于DPP的衍生多肽，其中包含3个氨基酸的重复序列Ser-Ser-Asp，实验中多肽多达80%的丝氨酸可被酪蛋白激酶磷酸化。他们进一步检测了这些多肽诱导胶原纤维矿化的能力，在这些磷酸化多肽的存在下，形成了与骨和牙本质胶原纤维结构相似的矿化胶原纤维。磷酸化的DPP衍生多肽可以成功地合成有机相和无机相结合的仿生复合纳米纤维，使磷酸化多肽的仿生纳米结构材料用于矿化组织修复和再生迈出了第一步。

（二）DMP1来源的多肽

DMP1可稳定溶液中的钙离子、磷酸根离子而形成成核前驱体，成核前驱体聚集于牙本质胶原纤维内发生晶体取向生长，在胶原分子间隙形成单磷灰石晶粒，所以DMP1是调控牙本质生物矿化的重要NCPs之一。DMP1中羧基端富含酸性氨基酸基团，可吸引钙离子，当处于含磷酸根离子的环境时，磷酸钙矿物晶体在Ⅰ型胶原纤维之间成核，ACP进一步排列成为稳定的HAP，其中的调控机制仍有待进一步研究阐明。胶原吸附及HAP吸附功能是DMP1调控牙本质矿化的关键。He等的研究展示了DMP1与Ⅰ型胶原的特异性结合，结合区域位于Ⅰ型胶原的N-端肽区域。多肽图谱显示DMP1中有两个酸性团簇与Ⅰ型胶原相互作用，是位于C-端的

DSESSEEDR和SEENRDSDSQDSSR。通过位点定向诱变，进一步证实了这些结构域的胶原结合特性。透射电镜分析显示DMP1定位于胶原纤维的间隙区。纤维波形发生实验进一步证明，DMP1在体外加速了胶原纤维的组装，并增加了重组胶原纤维的直径。钙离子和磷酸根离子存在的体外矿化研究表明，磷灰石仅沉积在胶原结合的DMP1位点。因此，DMP1与胶原纤维上的其他NCPs的特异性结合可能是胶原基质组织和矿化的关键步骤。He等报道了DMP1引导HAP形成的过程是一个由DMP1结合钙离子并开始矿物沉积的多步骤过程。有晶核存在的ACP沉淀成熟，形成纳米晶，随后，这些晶体向*c*轴方向扩展并聚结成微尺度晶体。DMP1的功能域表征表明，两个具有代表性的酸性团簇，即pA（ESQES）和pB（QESQSEQDS）分子间组装成β片状模板对矿物成核是必不可少的。蛋白质介导的纳米晶的起始可能为通过多肽序列的自组装来构建纳米复合材料提供一种新的方法。Padovano等将DMP1中有胶原吸附功能的氨基酸序列（DSESSEEDR）分别连接DMP1中2种不同的具有HAP吸附功能的氨基酸序列（ESQES、QESQSEQDS），构成两种多肽：pA（DSESSEEDR-Ahx-ESQES）和pB（DSESSEEDR-Ahx-QESQSEQDS）。结果发现2种多肽都能较强地吸附Ⅰ型胶原，调控矿物沉积并且稳定钙离子、磷酸根离子成核前驱体，促进HAP的成核、生长及柱状HAP晶体形成。根据HAP的形态和钙磷比，确定了pA与pB的比例为1：4是理想的促牙本质再矿化的比例。结合BSP中与磷灰石成核有关的氨基酸序列和DMP1中与胶原纤维吸附有关的氨基酸序列，有学者合成了一个多肽片段EEEEEEEEDSpESpSpEEDR。他们把脱矿的牙本质片浸泡在含有该多肽的溶液中24小时，然后将其放置在含有钙离子、磷酸根离子的再矿化溶液中，之后可以观察到牙本质再矿化。此外，HAP晶体不仅沉积在暴露的胶原纤维层表面，还沉积在脱矿的管周牙本质的胶原纤维中。这表明，该合成肽的使用可以使胶原纤维表面和微纤维间隙区域矿化。另有学者以DMP1中有胶原吸附功能的氨基酸序列（DSESSEEDR）以及釉原蛋白中与HAP成核有关的C-端亲水氨基酸序列（TKREEVD）为基础，构建了一种新型的多肽分子DSESSEEDRTKREEV。结果发现，此多肽能在体外吸附牙本质胶原，且在含钙离子、磷酸根离子的溶液中促进HAP晶体成核、生长，促进脱矿牙本质表面晶体沉积。

五、聚酰胺–胺型树枝状大分子（PAMAM）

树枝状结构广泛存在于生物界和非生物界，PAMAM树枝状分子是合成、表征和商品化最早的一类树枝状大分子，该分子具有分子结构精确、高度几何对称、外围含大量功能基团、分子内存在空腔、相对分子质量可控和分子本身具有纳米尺寸等诸多特点，有“人工蛋白”的美誉。因其内部含有大量的酰胺基团，类似蛋白质中的肽键，具有可控制的三维结构以及单分散的特性，PAMAM被认为是某些NCPs以及多肽的理想替代物。不同代的PAMAM具有不同的结构，第一代和第二代是线性分子，第三代或更高代是具有更多官能团的球形分子，可使PAMAM分子在矿化过程中吸收更多的钙离子。

有研究以烷基链修饰扇形PAMAM分子中心，外端接枝天冬氨酸，构建两亲性树枝状分子。在水溶液中该分子可形成球形自组装体，进一步聚集成链，此自组装结构理论上可作为三维矿化支架。PAMAM分子也能模拟NCPs在牙本质生物矿化过程中的作用。有研究者根据NCPs的结构特点成功合成了磷酸化PAMAM分子。该分子具有与DMP1等NCPs类似的作用，即在较低浓度下促进矿物晶体成核和生长，在浓度较高时转为抑制作用。其在溶液中可模拟NCPs稳定ACP，并诱导脱矿的牙本质胶原纤维仿生矿化。有研究者使用第四代PAMAM-COOH分子实现了胶原纤维的矿化，并且在体内外都可以促进牙本质再矿化。PAMAM联合$Ca(OH)_2$溶液预处理能更有效地促进脱矿牙本质再矿化。PAMAM-NH_2分子通过戊二醛诱导的共价交联作用与完全脱矿的牙本质胶原纤维结合后，可在体外溶液环境中诱导脱矿牙本质再矿化。Tao等比较了PAMAM-OH、PAMAM-NH_2和PAMAM-COOH促进脱矿牙本质再矿化的能力，结果PAMAM-NH_2和PAMAM-COOH表现出了相似而且更强的再矿化能力。PAMAM在诱导牙本质再矿化方面存在巨大的潜能，但其诱导牙本质再矿化的机制、再矿化层的物理化学特性等问题还需要大量的研究来阐明。

六、酪蛋白磷酸肽–无定形磷酸钙复合物（CPP–ACP）

CPP-ACP是由酪蛋白磷酸肽和无定形磷酸钙形成的纳米复合物。CPP包含丝氨酸-丝氨酸-丝氨酸-谷氨酸-谷氨酸序列，可通过其丰富的磷酸化丝氨酸残基与ACP簇结合，阻止ACP生长到成核和沉淀所需的临界尺寸。CPP也可将磷酸钙稳定在牙表面，为再矿化提供丰富的钙离子、磷酸根离子来源。另外，ACP还可在牙菌斑局部提供一个过饱和的钙离子、磷酸根离子微环境，从而抑制脱矿并促进再矿化。在CPP-ACP的诱导下，尺寸稳定的ACP可渗入胶原纤维中，并通过逐步转化为纳米磷灰石晶体而完成胶原纤维内矿化。将CPP-ACP加入一种玻璃离子水门汀，可增强牙本质的抗酸蚀作用。持续应用CPP-ACP可完全消除牙本质磨耗，间断应用CPP-ACP能够减少牙本质损耗。以上结果表明，CPP-ACP具有缓冲和再矿化酸蚀磨耗牙本质的潜能。脱矿牙本质的胶原纤维区在CPP-ACP的作用下会同时出现胶原纤维间再矿化和胶原纤维内再矿化。

七、琼脂糖水凝胶

有研究者设计了一种新的仿生矿化系统，在脱矿的牙本质表面诱导HAP层的形成。该系统用含0.26M Na_2HPO_4的0.5%琼脂糖凝胶覆盖酸蚀牙本质片，再用一层无磷酸根离子的琼脂糖凝胶覆盖，然后在无离子凝胶表面加上0.13M的$CaCl_2$溶液矿化体系并处于37℃的水浴中，在不同的时间间隔更换凝胶和$CaCl_2$溶液。结果表明，在体外矿化10天后，HAP晶体相互紧密堆积，完全覆盖牙本质表面，堵塞牙本质小管。该课题组后续采用这种新型的琼脂糖水凝胶仿生矿化体系在家兔模型中对牙本质进行再矿化，先去除了兔门牙唇面的牙釉质，将牙本质暴露于口腔环境中，再利用自定义托盘将水凝胶仿生矿化系统应用于暴露的牙本质表面。最后，经过一定时间的矿化后，牙本质表面再矿化组织由高度有序的HAP晶体组成。这些新析出的HAP晶体沿*c*轴密集排列，垂直于牙面，彼此紧密结合。脱矿牙本质发生再矿化，新生的HAP晶体堵塞牙本质小管。再矿化组织的纳米硬度和弹性模量与天然牙本质相似。

八、其他

除以上提及的NCPs类似物，还有一些其他类型的NCPs类似物用于牙本质再矿化的研究。有研究证明L-谷氨酸能够促进由PAA稳定的无定形晶体向HAP相变，从而促进钙缺乏的牙本质胶原纤维再矿化。柠檬酸可以吸附在胶原纤维上，显著降低生物基质与无定形磷酸钙前驱体之间的界面能，进而促进胶原纤维内HAP的形成。氯己定可以抑制牙本质胶原纤维的降解，将氯己定负载到ACP纳米颗粒上，在适当条件下持续释放的氯己定和ACP可以起到抑制胶原纤维降解和促进胶原纤维矿化的作用。戊二醛可以诱导胶原纤维矿化，从而提高胶原的力学性能和抗酶降解的生物稳定性。

尽管NCPs类似物已被大量研究报道成功地诱导了牙本质仿生矿化，但目前的实验结果表明，这种仿生矿化后的牙本质在矿化程度以及晶体的有序性等方面与天然牙本质还存在一定的差距。例如，虽然在仿生矿化过程中可以实现牙本质的纤维内矿化，但是牙本质的最大修复深度限制在约100μm。此外，大部分研究已报道的仿生矿化实验条件为液体环境，这与实际临床应用环境存在巨大差异，使这些仿生矿化方法在临床应用上仍存在障碍。因此，在未来的研究中应更加考虑如何将牙本质的仿生矿化方法应用于临床。另外，理想的仿生分子应同时拥有良好的矿物离子吸附能力、胶原纤维特定区域结合能力以及纳米晶体尺寸控制能力，以获得更接近天然硬组织的矿化结构。仿生矿化领域仍将不断地开发新的具有上述特点的人工仿生材料，以期为临床治疗提供新的思路和选择。

（丁隆江　陆君卓）

第四节　基质微环境与牙本质仿生矿化

牙本质仿生矿化主要涉及纳米级别的无定形磷酸钙进入纤维内空间、无定形磷酸钙在特定位置进行成核相变这两个过程。仿生矿化材料通过调节基质微环境溶液里的钙离子、磷酸根离子等离子，稳定和引导ACP，促进新生HAP成核、生长，从而诱导胶原纤维的矿化和牙本质的仿生矿化。除了矿化材料本身的作用和效果，牙本质仿生矿化还受牙本质所处的基质微环境的调节和影响。基质微环境主要包括离子强度、过饱和度、微环境pH值、电荷及渗透压、微量元素等。

一、离子强度

目前牙本质仿生矿化研究模型多集中于体外含钙离子、磷酸根离子的再矿化液体系，模拟了人体内口腔唾液环境。仿生矿化过程中，钙离子和磷酸根离子是反应的基础物质，没有它们的参与，仿生矿化无法实现。Ⅰ型胶原则形成有机支架维持晶体形成的相应空间，同时调节各类矿物盐离子流入，调控晶体形成。

再矿化液主要由不同比例的钙、磷、氟等离子构成。其中钙和磷的比例与含量对仿生矿化的程度和范围有明显影响。研究表明，提高微环境中钙离子、磷酸根离子的浓度并使之在口腔环境中处于过饱和状态可以促进矿物的生长。在胶原纤维矿化的相关研究中，将高浓度的钙离子加入自组装的胶原溶液，钙离子可进入胶原纤维内部，修饰胶原纤维，主动诱导纤维内矿化。高浓度的钙离子可使钙和矿物质加快沉积，但对钙离子渗透进深层会有影响，而低浓度的钙离子则可以渗透进深层，有利于矿化。当处于含磷酸根离子的环境时，磷酸钙矿物晶体在Ⅰ型胶原纤维之间成核，ACP能进一步排列成稳定的HAP，其中的调控机制仍有待进一步研究阐明。当与牙面直接接触的微环境内有高度饱和的钙离子和磷酸根离子时，虽然脱矿的牙体组织可以再矿化，但是这种高度饱和的钙离子和磷酸根离子却只能使牙面表层发生有限的再矿化，对牙体深层的矿化效果则较差。与此相反，长时间应用浓度低的钙离子和磷酸根离子，反而会得到更好的矿化效果，使深层也发生再矿化，当钙磷比为1.67时再矿化液效果较好。

二、过饱和度

当局部环境的钙离子、磷酸根离子浓度高到一定程度时，会形成ACP、磷酸八钙、磷酸二钙二水化合物等中间矿物相；当离子浓度过饱和时，会形成稳定的HAP。脱矿溶解和形成再矿化与否取决于HAP饱和程度引起的吉布斯自由能变化。

$$Ca_{10}(PO_4)_6(OH)_2 \rightleftharpoons 10Ca^{2+} + 6(PO_4)^{3-} + 2(OH)^-$$

该方程式从左到右为离子不饱和时的脱矿反应，右到左为离子过饱和的再矿化反应，是一个动态的物理化学过程。人类唾液内的钙离子和磷酸根离子为过饱和状态，这种过饱和状态可以防止牙体的钙被唾液溶解，并且唾液呈微酸性，更有利于使唾液内的钙离子、磷酸根离子呈过饱和状态。在生理条件下，唾液中磷酸钙盐的过饱和状态不是恒定的，而是处于亚稳定态，这种亚稳定态对牙的生理性再矿化有利，当pH值发生轻度变化时，就会发生磷酸钙类物质的沉淀。

牙本质晶体最初形成阶段称为过饱和液中的异相成核，在这一过程中，大量的细胞外基质成分作为可能的成核位点存在。研究发现，CPP-ACP能维持病损处局部钙离子、磷酸根离子过饱和态，维持一定的离子渗透梯度，其作用于牙本质纤维可见大量ACP形成，而人工体液由于不能达到钙离子、磷酸根离子的过饱和状态，裸露的胶原纤维缺乏钙磷沉积的保护，牙本质胶原基质发生塌陷。

三、微环境pH值

牙齿表面与生物膜界面微环境的酸碱度是脱矿和再矿化的重要影响因素。在人体口腔环境中有糖类物质发酵产酸时，牙面的pH值会下降至5.0以下，从而引起牙齿脱矿，并且由于牙面生物膜的存在，细菌产生的酸与牙面接触的时间延长，脱矿的时间随之延长。在强酸性的环境下，矿物离子含量会因为牙体组织的脱矿而增加，如果没有继续产酸，pH值将上升，可能发生牙体再矿化。所以牙本质仿生矿化过程不仅受各类离子调节，也受其所处微环境的pH值影响。当pH值增大时，钙离子在基质中的扩散能力增强，而磷酸根离子的扩散能力则减弱。在特定范围内pH值升高有利于HAP的形成，而微酸性或中性条件则不利于HAP形成。牙齿表面的矿物质密度损失也与pH值成线性关系，pH值在5.2~4.0，矿物质的损失随着pH值降低而增加；pH值为4.0时，3周后脱矿区中心的矿物质可完全丧失。

仿生矿化体系中，游离的钙离子、磷酸根离子易和酪蛋白磷酸肽（casein phosphopeptide，CPP）以微弱的化学力结合形成稳定的CPP-ACP，其中的钙离子、磷酸根离子与口腔环境中游离的钙离子、磷酸根离子保持着动态平衡，该平衡受pH值的影响较大。当体系的pH值较高时，大量钙离子、磷酸根离子会以CPP-ACP形式存在；而pH值较低时，CPP-ACP被释放，使脱矿牙本质表面维持过饱和的钙离子、磷酸根离子，这种动态平衡会持续提供钙离子、磷酸根离子以促进再矿化。牙本质矿化的关键在于胶原纤维矿化，胶原蛋白的自组装很大程度上依赖外界pH值，因为胶原分子上的带电氨基酸是平衡的，有利于拉长结构，在pH值和胶原等电点接近时形成纤维结构。研究发现，当pH值为3时，数天内都未发生胶原蛋白的纤维形成；而当pH值为5时，胶原纤维缓慢形成，且随着时间线性增长。在胶原纤维同步自组装矿化模型中，将pH值为2的CMC-ACP加入透析袋，缓慢升高pH值，ACP能够深入微纤维内并同步完成矿化，证明pH值是胶原纤维矿化的重要影响因素。除此之外，pH值对矿化晶体结构形态也有明显影响，微酸性条件容易诱导形成棱锥形的晶体，偏碱性的环境易于诱导形成片层的磷酸钙沉淀和HAP晶体。研究表明，原本酸性环境中的ACP颗粒在提高pH值后聚集形成晶体相，缩短向HAP转化的时间，诱导胶原纤维的矿化。

四、电荷及渗透压

牙本质矿化过程中，NCPs对于纤维内矿化的调控是整个矿化环节的关键。

NCPs富含谷氨酸和天冬氨酸，带有大量羧基而具有阴离子特性。带负电荷的NCPs及其类似物、其他聚阴离子能结合大量钙离子，在超饱和的磷酸钙溶液中能抑制沉淀生成，维持溶液稳定，实现牙本质仿生矿化。与该特性相符合的矿化理论是库伦引力矿化理论：矿化前驱体带负电荷，吸附于带正电荷的胶原位点，产生的库伦引力促进纤维内矿化形成。胶原表面同时存在带正电荷和带负电荷的区域，带负电荷的磷酸根离子与胶原表面正电荷结合，带正电荷的钙离子与其表面负电荷吸附，矿物离子聚集于纤维内提供HAP的成核位点。

和上述理论不同的是，研究发现向钙磷溶液中添加带正电荷的聚阳离子后，能和聚阴离子一样诱导生成ACP液相前驱体。有学者在胶原上交联了带正电荷的聚丙烯氯化铵，促进纤维内矿化的形成，提出渗透压-电荷双平衡诱导胶原纤维内矿化理论，指出在仿生矿化体系中，电荷中性平衡和渗透压平衡促使ACP渗透入胶原间隔，而不仅是静电吸引发挥作用。胶原纤维类似半透膜，聚电解质的分子量大，无法渗入纤维内部，内外环境的渗透压之差由此产生；同时外部的聚电解质具有大量的电荷，在纤维内外之间形成电荷差；渗透压不平衡和电荷不平衡均向着平衡方向变化时，就会在胶原内外形成驱动力，使得矿化前驱体向胶原内部移动。

五、微量元素

在生物矿化过程中，微量元素也常常参与晶体矿化。牙本质内无机物主要是HAP晶体，它除了含有Ca^{2+}、PO_4^{3-}、OH^-，还含有少量Na^+、K^+、Mg^{2+}、CO_3^{2-}、HPO_4^{2-}、柠檬酸根等，以及微量元素锶、钡、铅、锌、锂、锰等。在生物体内，HAP晶体处于含多种无机盐离子的体液环境中，加上局部低饱和度的条件，即可发生异相成核反应并被胞外蛋白调控，进行有序的定向生长和成熟。它的稳定性还与这些微量元素的含量相关。某些元素可促进或抑制HAP成核以及晶体的生长。

氟、锶、锡、硅、镧、锌等都可以促进再矿化，如锶或铝元素可以提高ACP复合材料的再矿化性能，减缓胞内ACP向HAP的转化，延长矿物离子的释放时间。经锌纳米颗粒处理后的牙本质具有良好的力学性能、矿化度和结晶度，可使已龋坏的颈部牙本质发生功能性再矿化。其中以氟离子的影响最为显著。氟化物以各种形式存在，如氟化钙、氟羟基磷灰石，作为氟离子再矿化的来源。少量的氟即可影响脱矿和再矿化过程，使HAP变为氟羟磷灰石。氟离子可取代HAP的OH^-，使得离子半径变短，因此氟磷灰石在结构上具有更大的稳定性，能抵抗酸对矿化物的溶解。早在20世纪Levine等就发现向矿化液中添加氟化物后，龋损牙本质再矿化形成氟磷灰石晶体。不同氟离子浓度均可激发脱矿牙本质再矿化，氟离子除了能替代羟基整合到HAP晶格，还可以替代磷酸根，导致钙磷比增加。研究表明，氟离子还可诱导ACP转化为晶态磷灰石相，帮助封闭牙本质小管。然而，与牙釉质再矿化相比，氟化牙本质再矿化效果较差，这可能是由于氟化物主要再矿化的是牙本质病变中的残余晶体，但在牙本质中存在有机基质，残余晶体的含量较低。但大量的氟离子进入晶格，就会干扰正常的HAP成核和生长，可能形成部分矿化不良的区域。过量氟离子还会干扰成釉细胞中的钠钙交换，从而破坏钙离子的转运，影响钙稳态。

大多数牙本质仿生矿化的体外研究在液相环境中进行，微环境对于牙本质矿化各个阶段的影响不可忽视。除了寻找高效的仿生矿化材料外，进一步探究基质微环境中影响矿化的各类因素，研究其对矿化过程的调控，以及思考如何综合利用这些因素来构建一个更佳的矿化环境从而获得更好的矿化效果，是牙本质仿生矿化未来值得研究的问题。

（田甜　卢子倩）

小　结

本章重点介绍了牙本质矿化胶原的自组装、纤维内仿生矿化、NCPs类似物和基质微环境在牙本质仿生矿化中的作用。目前关于牙本质仿生矿化的研究虽已在多方面获得较大突破和成就，但仍存在一定的局限性：①通过仿生矿化形成的牙本质相较于天然牙，机械力学性能不足，矿化程度和晶体排列的有序性也与天然牙本质有一定差异，且矿化时间普遍较长；②目前的仿生矿化大多在液体环境中完成，临床应用受限；③纤维内仿生矿化机制仍有待进一步探究和验证。因此，未来的牙本质仿生矿化研究，需要在深入探究和阐明作用机制的基础上，进一步开发便于临床应用的新仿生矿化材料，缩短再矿化时间，提高再矿化程度，获得在组成、结构和功能等方面与天然牙更加接近的牙本质仿生修复材料。

参考文献

[1] 牛丽娜，焦凯. 纤维内仿生矿化机制研究进展[J]. 口腔疾病防治，2018，26（6）：347-353.

[2] Alauddin S G D, Anusavice K J, Mecholsky J. In vitro human enamel remineralization using bioactive glass containing dentifrice[J]. Journal of Dental Research, 2005, 84:2546.

[3] Cui F Z, Wang Y, Cai Q, et al. Conformation change of collagen during the initial stage of biomineralization of calcium phosphate[J]. Journal of Materials Chemistry, 2008, 18(32):3835-3840.

[4] Chen Z, Cao S, Wang H, et al. Biomimetic remineralization of demineralized dentine using scaffold of CMC/ACP nanocomplexes in an in vitro tooth model of deep caries[J]. PLoS One, 2015, 10(1):e0116553.

[5] Plomp E, Von Holstein I C C, Kootker L M, et al. Strontium, oxygen, and carbon isotope variation in modern human dental enamel[J]. American Journal of Physical Anthropology, 2020, 172(4):586-604.

[6] Gu L, Kim Y K, Liu Y, et al. Biomimetic analogs for collagen biomineralization[J]. Journal of Dental Research, 2011, 90(1):82-87.

[7] Gower LB. 6-Biomimetic Mineralization of Collagen, Aparicio C, Ginebra M P, eds. Biomineralization and Biomaterials[M]. Boston: Woodhead Publishing, 2016:187-232.

[8] He L, Hao Y, Zhen L, et al. Biomineralization of dentin[J]. Journal of Structural Biology, 2019, 207(2):115-122.

[9] Kar K, Amin P, Bryan M A, et al. Self-association of collagen triple helic peptides into higher order structures[J]. Journal of Biological Chemistry, 2006, 281(44):33283-33290.

[10] Mann S. Biomineralization and biomimetic materials chemistry[J]. Journal of Materials Chemistry, 1995, 5(7):935-946.

[11] Landis W J, Jacquet R, Lowder E, et al. Tissue engineering models of human digits: effect of periosteum on growth plate cartilage development[J]. Cell Tissue Organs, 2009, 189(1-4):241-244.

[12] Lin M, Liu H, Deng J, et al. Carboxymethyl chitosan as a polyampholyte mediating intrafibrillar mineralization of collagen via collagen/ACP self-assembly[J]. Journal of Materials Science & Technology, 2019, 35(9):1894-1905.

[13] Nudelman F, Bomans P H H, George A, et al. The role of the amorphous phase on the biomimetic mineralization of collagen[J]. Faraday Discuss, 2012, 159:357-370.

[14] Niu L N, Zhang W, Pashley D H, et al. Biomimetic remineralization of dentin[J]. Dental Materials: Official Publication of the Academy of Dental Materials, 2014, 30(1):77-96.

[15] Nurrohman H, Nakashima S, Takagaki T, et al. Immobilization of phosphate monomers on collagen induces biomimetic mineralization[J]. Bio-medical Materials and Engineering, 2015, 25(1):89-99.

[16] Niu L N, Jee S E, Jiao K, et al. Collagen intrafibrillar mineralization as a result of the balance between osmotic equilibrium and electroneutrality[J]. Nature Materials, 2017, 16(3):370-378.

[17] Olszta M J, Cheng X G, Jee S S, et al. Bone structure and formation: a new perspective[J]. Materials Science and Engineering R-reports, 2007, 58(3-5):77-116.

[18] Orgel J, Antonio J D S, Antipova O. Molecular and structural mapping of collagen fibril interactions[J]. Connective Tissue Research, 2011, 52(1):2-17.

[19] Osorio R, Sauro S, Watson T F, et al. Polyaspartic acid enhances dentine remineralization bonded with a zinc-doped Portland-based resin cement[J]. International Endodontic Journal, 2016, 49(9):874-883.

[20] Price P A, Toroian D, Lim J E. Mineralization by inhibitor exclusion the calcification of

collagen with fetuin[J]. Journal of Biological Chemistry, 2009, 284(25):17092-17101.

[21] Padovano J D, Ravindran S, Snee P T, et al. DMP1-derived peptides promote remineralization of human dentin[J]. Journal of Dental Research, 2015, 94(4):608-614.

[22] Qi Y P, Li N, Niu L N, et al. Remineralization of artificial dentinal caries lesions by biomimetically modified mineral trioxide aggregate[J]. Acta Biomaterialia, 2012, 8(2):836-842.

[23] Silver F H, Landis W J. Deposition of apatite in mineralizing vertebrate extracellular matrices: a model of possible nucleation sites on type Ⅰ collagen[J]. Connective Tissue Research, 2011, 52(3):242-254.

[24] Tao S Y, Fan M L, Xu H H K, et al. The remineralization effectiveness of PAMAM dendrimer with different terminal groups on demineralized dentin in vitro[J]. RSC Advancesances, 2017, 7(87):54947-54955.

[25] Wong R H, Palamara J E, Wilson P R, et al. Effect of CPP-ACP addition on physical properties of zinc oxide non-eugenol temporary cements[J]. Dental Materials, 2011, 27(4):329-338.

[26] Xu Z, Neoh K G, Lin C C, et al. Biomimetic deposition of calcium phosphate minerals on the surface of partially demineralized dentine modified with phosphorylated chitosan[J]. Journal of Biomedical Materials Research Part B, Applied Biomaterials, 2011, 98(1):150-159.

第十章　牙体硬组织仿生矿化的应用

目前临床上针对龋性或非龋性牙体硬组织疾病的主要修复方式是采用银汞合金或复合树脂材料进行物理充填。然而，银汞合金不具备牙体光泽，具有潜在的汞毒性。复合树脂材料具有良好的机械强度和美观性，但粘接持久性不足，严重影响其在口腔中的使用寿命。此外，树脂材料与天然牙在热膨胀系数、机械性能和抗老化性等方面的区别，导致牙体硬组织和树脂材料之间容易形成微渗漏，进而引发充填体周围继发龋。如何提高牙体硬组织疾病临床治疗的成功率，并最大限度地保留牙体组织，阻断和逆转疾病进展成为目前亟待解决的问题。随着仿生医学的兴起与发展，通过仿生矿化的方式模拟牙齿形成的过程，促进脱矿牙齿的再矿化，复制出与天然牙体矿化组织相似的矿化相，恢复牙齿的机械性能和生物力学性能，为修复牙体硬组织缺损、实现微创牙科的临床治疗提供了新的方法和思路，有望成为一种极具牙科应用前景的策略和技术。

第一节　微创牙科学与牙体硬组织仿生矿化

随着龋病发生机制的深入研究以及新型材料和粘接技术的不断发展，在龋性或非龋性牙体缺损等的治疗过程中已不再强调“预防性扩展”的备洞要求，而是聚焦于龋病预防、实现再矿化和最小的牙科创伤等方面。微创修复作为一种更积极的、预防为主的、微痛或无痛的治疗理念逐渐获得口腔医师的认可和推广。

一、微创牙科学的概念与发展

微创牙科学来自英语“minimal intervention dentistry”“minimally invasive dentistry”或“preservative dentistry”。虽然微创牙科学的概念已经在口腔医学领域广泛应用，但目前应用最广泛的还是在龋病修复和牙体硬组织修复领域。基于学科范畴，本章中介绍的微创牙科学（minimal intervention dentistry，MID）主要指的是在龋性牙体缺损的治疗过程中采用生物学方法而不是传统的牙体手术以期最大限度地减少对天然牙体组织的破坏。其目的主要在于阻止甚至逆转牙齿脱矿的进程，修复缺失的牙体结构和功能，最大限度地发挥牙体硬组织的愈合潜能。

微创牙科学的核心概念和原则强调尽可能多地保留牙体组织，尽量避免不必要的牙体磨除，最终使患牙能正常行使功能。微创治疗的原则主要包括以下六个方面：①龋病的早期诊断；②个体龋病易感性评估和牙菌斑控制；③针对非开放病损部位的再矿化治疗；④对病损部位做微创洞形设计；⑤对已形成龋损的病损部位进行微创洞形预备；⑥对失败充填体进行修补而不对其进行完全去除和重新充填等。

微创牙科学产生于人类对龋病发生机制的深入了解、龋病检测手段的不断完善以及新型材料和粘接技术的不断发展。传统的龋病治疗以经典的GV Black洞形制备为指导思想，即采用涡轮机去腐并充填，窝洞制备要求底平壁直，并对病损部位做预防性扩展，不可避免地去除了过多的牙体组织。医学模式的转变、对龋病认识的深化以及材料和充填技术的进步，衍生了微创龋病治疗并推动其发展。目前，在龋病治疗过程中已不再强调GV Black的龋病备洞要求，而是更加强调龋病预防、最小的牙科创伤以及牙体硬组织仿生矿化愈合潜能，以期尽量保存健康的牙齿结构。微创牙科学这一全新治疗理念的提出实现了过去强调的预防性扩展充填的观念向无痛微创治疗观念的转变。

二、微创牙科学治疗技术

龋病的早期干预可能使龋病过程停止甚至实现仿生再矿化，因此龋病的早期发现和诊断对微创牙科显得尤为重要。龋病活性较难在早期及时判定，临床上可以通过椅旁牙菌斑和唾液测试来评估龋病危险性，并进行长期系统监测。目前，临床上主要利用临床表现和X线片所获得的资料进行分析以进行早期诊断。此外，电子传导方法、定量荧光光导技术、光学连续断层技术等可显著增加早期诊断的准确性。

微创牙科学的治疗是建立在大量科学依据上的，目的是保留更多的天然牙体组织。早期龋一旦被发现，若未出现牙体硬组织的丧失，并不需要马上进行修复治疗，可优先选择生物治疗的方式强化再矿化作用发挥牙体硬组织的愈合潜能，或使用某些化学制剂（氟、氯已定和木糖醇）调节口腔菌群生态平衡。当牙体组织最终不得不采取修复措施时，我们应在预备过程中尽可能多地保留牙体组织，同时使用具有仿生矿化潜能的修复材料。

（一）微创洞形的设计与预备

龋损所在的部位和大小是龋病治疗修复过程中影响洞形设计的两个主要因素。随着牙体粘接材料的迅猛发展和龋病早期诊断技术的提高，越来越多的学者认为，适合传统银汞充填修复的GV Black窝洞分类系统和预备原则会损失过多的天然牙体组织。因此，Mount和Hume等专家提出了一种新的洞形分类系统（表10-1），以方便临床医生更好地进行微创洞形设计。

根据这一分类系统，Mount提出了龋损治疗的微创洞形设计原则，具体包括：①微创洞形设计原则只适合治疗大小在0~2级的龋损；②0级的龋损无需备洞，直接通过窝沟封闭或再矿化等手段予以治疗，但必须严格控制牙菌斑并且监测患者的龋病易感性；③1.1类龋损可行预防性树脂充填修复；④1.2类龋损在洞形预备过程中，应尽可能减少对健康牙体组织的磨除，去除腐质即可，而不追求洞形的底平壁直；⑤2.1类龋损可做隧道或槽状洞形预备设计，以保存边缘嵴的天然结构；⑥2.2类龋损在洞形预备时可采用改良Ⅱ类洞形，无需制备殆面鸠尾，尽可能多地保存健康牙体组织。这一原则在牙科领域内极大地推广了微创治疗理念，并且在实践中逐渐为广大临床工作者所认可。

表10-1　Mount & Hume窝洞分类

部位	龋损分级				
	0=无龋洞	1=龋洞较小	2=龋洞中等大小	3=大面积龋损	4=牙体广泛缺损
1=点隙窝沟	1.0	1.1	1.2	1.3	1.4
2=邻面	2.0	2.1	2.2	2.3	2.4
3=颈部	3.0	3.1	3.2	3.3	3.4

（二）龋病微创预备技术

龋病微创治疗是指在龋病治疗过程中，尽可能保存更多的牙体组织，减轻或者消除治疗过程中给患者带来的不适与痛苦的一类治疗技术及理念的总称，应始终贯穿龋病治疗的全过程。龋病微创治疗理念的实现有赖于一系列微创洞形预备技术。目前微创洞形预备技术主要有以下几类：

1. 无创修复治疗

无创修复治疗（atraumatic restorative treatment，ART）最初针对受医疗资源限制，无法获得足够的牙科治疗的人，它是指以手动器械去除软化的脱矿牙体组织，随后以粘接性修复材料充填清理后的窝洞和点隙窝沟。由于使用调拌玻璃离子作为粘接性修复材料，无需电动牙科设备和光照固化，从而可以在任何条件下提供预防性和修复性的治疗。无创修复技术只能应用于可以直接到达或通过手动器械到达牙本质龋损的病例。它的优点在于：①无需使用电动器械，只使用手动器械去除软化的脱矿牙本质和脆弱的牙釉质，从而实现最小量的窝洞制备，保存大量的牙体组织；②点隙窝沟可以和窝洞同时充填或封闭；③无痛治疗，无需局部麻醉；④减少常规修复治疗导致的牙科焦虑症；⑤所使用的手动器械价格低廉，易于获得；⑥便于控制感染，费用低廉。虽然无创修复治疗是在条件较差的“野外”完成的，但其短期的临床疗效仍令人较为满意，近3年的研究表明，其存留率为85%~88%，远高于同等条件下完成的银汞修复。

2. 化学机械预备法

化学机械预备法（chemo-mechanical techniques）是指首先使用化学药物软化龋损组织，然后再以手动器械将其去除并清理干净。目前这一预备方法的代表是伢典系统（Carisolv®）。该系统由有色凝胶和5支不同的手用工具组成，其中Carisolv凝胶由氨基酸混合体红色凝胶和次氯酸钠无色凝胶两种独立的化学成分组成。使用时将两组份混合注入龋洞，待其完全软化龋损组织后，再选择配套的手用工具将龋坏组织清除。Carisolv可选择性地快速溶解软化龋损组织。与其他预备技术相比，化学机械预备法可有效清除洞壁的玷污层，增强材料与牙体组织之间的粘接性能。而且，化学机械预备法与高速涡轮手机磨除法相比，产生的疼痛有显著差异，且在洞形制备过程中无噪声、无震动，广泛适用于儿童或有牙科畏惧症的患者。但此方法的不足之处在于椅旁操作时间相对较长，对于某些潜在龋损，仍需借助涡轮手机获得径路。

3. 机动机械预备法

机动机械预备法（mechanical rotary techniques）是指采用高速空气涡轮手机来制备洞形的方法。为了保存健康牙体组织，临床上应选择小号车针并采用保守洞形设计来体现微创原则。机动机械预备法包括隧道洞形预备技术和槽状洞形预备技术。与传统的Ⅱ类洞预备方法相比，微创预备技术减少了对龋损周围健康牙体组织的磨除，较好地保留了牙体邻面的解剖结构和与邻牙的接触关系。

4. 空气喷砂预备法

空气喷砂预备法（air abrasion system）是一种能广泛被患者接受的微创窝洞预备技术。它利用高速运动的三氧化二铝微粒流撞击牙体组织时所产生的能量来切割龋损组织。空气喷砂预备法在洞形预备过程中不产热，产生的噪声和震动较小，可最大限度地减少对健康牙体组织的损害；同时此法预备出的窝洞内部线角圆钝，不仅易于充填，还可以分散修复体和牙体组织的内部应力，从而降低充填体和牙体组织发生折裂的概率，延长充填体的寿命。大量关于空气喷砂预备法的研究表明，与车针预备相比，其对修复体造成的损伤更小，不会形成毁灭性的破损、边缘破裂。不容忽视的是过度使用空气喷砂预备法可能导致牙釉质严重磨损，甚至对暴露的牙龈上皮造成严重的腐蚀。因此，在使用空气喷砂预备法的过程中建议使用橡皮障和强力吸引器以对邻牙牙体、充填体及软组织进行保护。

5. 声波预备法

声波预备法（micro-sonic abrasion）是利用涂有金刚砂的金属工作尖高频震动后产生的能量对龋损组织进行切割。声波预备法依托高频声波震颤系统，通过空气驱动的手机完成。使用不同角度及功能的声波锉可实现任何位置洞形的精确切割和修形，从而将对邻牙的损伤降到最低。由于声波预备法既可以去除龋损组织也可切割正常牙体组织，故主要用于修整窝洞外形。与此同时，在预备过程中应注意用尖头探针及时探测牙体组织的硬度，以防止过度切削牙体组织。

6. 激光窝洞预备法

激光窝洞预备法（laser cavity preparation）是利用激光去除龋损组织并进行窝洞预备。目前，应用于口腔领域的激光主要有Nd:YAG激光、CO_2激光、Ho:YAG 激光、Er:YAG激光、Er，Cr:YSGG激光等。通过长期的临床应用和实验研究，人们发现Er:YAG和Er，Cr:YSGG激光最有效，在选择性去除龋损组织的同时，保持了健康牙体组织的完整性。激光去腐机制是组织受激光辐射时，水分气化，水分子携带能量作用于光照处组织，内部压力增大超过牙体组织可承受的强度而产生微爆炸，从而对组织进行有效的切割。激光预备法切削精确、无震动、无异味、无需麻醉，且可封闭牙本质小管有效防止术后敏感的发生。此外，低能量的激光具有杀灭变异链球菌的作用，这对于有效杀灭残留于脱矿牙本质中的细菌有重要意义。

7. 臭氧技术

臭氧在口腔科的应用已有70多年的历史，随着安全臭氧器的出现，臭氧逐渐在龋病治疗上得到应用。臭氧去腐技术基于其杀菌作用及再矿化作用，臭氧单独使用时可用于治疗尚未形成龋洞的早期龋，当与ART或空气喷砂联合使用时可治疗已形成龋洞的龋损。其优点是治疗效果可靠、治疗时间短、治疗过程舒适、患者易接受。目前已有大量关于臭氧去腐技术的实验室研究，也有用于龋病的报道，但尚缺乏足够的临床证据，未来有可能成为很好的微创龋病治疗技术。

三、仿生矿化在微创牙科学中的意义

当今口腔健康观念的普及与更新，为牙体硬组织仿生矿化的研究和发展带来了新的契机。微创牙科学强调对牙体硬组织疾病的最小干预治疗，最大限度地保存牙体组织，并恢复其外形、功能和美感。将微创牙科学的治疗理念融入口腔临床治疗的各个领域，以新的治疗模式替代传统治疗方法，让患者在更加安全的条件下获得牙体硬组织的仿生矿化，是现代口腔医学发展的必然趋势。牙体硬组织仿生矿化是微创牙科的重要治疗技术之一。利用脱矿牙釉质表面尚未发生损坏的牙体硬组织结构进一步仿生再矿化出与天然牙釉质相近的结构组织，对于保留整个牙体而言起着至关重要的作用。牙釉质仿生矿化，对于临床预防和治疗牙釉质早期龋坏具有极高价值。而牙本质的仿生矿化对预防和微创治疗牙本质龋、根面龋和牙本质过敏症均具有重要的临床价值。仿生矿化的最大优点是依靠仿生分子完成天然矿物晶体的自组装和排列，然而，目前绝大多数的仿生矿化研究均在实验室条件或液相环境中进行。为获得更加贴近天然牙体硬组织的矿化结构，未来的仿生矿化研究将不仅局限于实验室，还将更加侧重于临床应用效果方面，以期为微创牙科的临床治疗提供新的思路和选择。牙体硬组织仿生矿化技术在微创牙科学的推广应用也将极大地提高微创牙科学临床治疗的成功率。

（王琨　范莹莹）

第二节　仿生矿化技术在牙科材料中的应用

牙体硬组织缺损修复的仿生矿化主要有亚稳态的含钙磷的矿化液、纳米磷灰石晶体在牙体表面沉积以及近期的将具有矿化诱导功能的离子或其衍生物、大分子功能模板等添加到牙科修复材料或口腔卫生保健产品中，以诱导牙体硬组织矿化，为牙体缺损、边缘微渗漏以及牙本质过敏症等的防治提供方案。本节就仿生矿化技术在牙科材料和口腔卫生保健产品中的应用研究进行分类介绍。

一、树脂粘接材料

微创的龋病治疗理念提倡保留未被细菌感染的脱矿层，这对深龋的治疗尤其重要。但粘接过程中粘接剂渗入脱矿的牙本质胶原纤维网形成的混合层深度往往只有1~10μm，远远不及脱矿层的深度，而含水较多的混合层底部胶原裸露带正是树脂-牙本质粘接界面的薄弱区域，成为影响树脂粘接耐久性的关键结构因素。此外，牙本质结构和组成的不均匀性使得树脂-牙本质粘接剂比树脂-牙釉质粘接剂更不耐用。树脂-牙本质粘接的缺陷可导致微渗漏、染色、继发龋、术后敏感和牙髓炎症等，这些情况的相互作用又可进一步加速树脂-牙本质粘接的降解和失效。因此，需要更加稳定的粘接材料来延长树脂修复寿命。体外研究中利用仿生矿化技术使粘接界面成功再矿化的报道为粘接修复带来了新的契机，提示可以通过将各种有机或无机材料添加到树脂类材料中来促进脱矿牙体硬组织仿生矿化，从而提高树脂粘接类材料的理化性能和粘接耐久性。

具有促矿化能力的粘接材料可以提供碱性离子，如钙离子和磷酸根离子来中和酸，这些材料有助于部分脱矿牙本质区域中剩余HAP晶体的外延生长，使得混合层区域的脱矿区可以发生再矿化并且修复微裂纹，从而增加粘接剂修复体的预期寿命。再矿化粘接剂的另一个优点是它们能捕获新形成晶体中的基质金属蛋白酶（MMP）和胶原蛋白，在脱矿的牙本质组织中抑制MMP和组织蛋白酶，保护胶原免于降解。

部分学者已经成功将无定形磷酸钙纳米粒子添加到复合树脂和粘接剂中作为钙离子和磷酸根离子的来源。采用原位龋齿模型，含纳米无定形磷酸钙（nano amorphous calcium phosphate，NACP）的复合材料可有效防止修复体-牙釉质边缘的脱矿。而NACP掺入粘接剂后并不影响粘接强度。有学者成功合成了NACP和具有抗菌性能的二甲基氨基十二烷基甲基丙烯酸酯（DMADDM）的纳米颗粒，并将其掺入复合材料并粘接剂中，结果显示含有NACP的粘接剂可以在大鼠龋病模型中诱导第三期牙本质形成和减少牙髓炎症。一种新型可再充电粘接剂（5%MPC、5%DMAHDM和30%NACP）除了可以通过NACP进行再矿化并中和酸以抑制龋齿，还可以减少多种生物膜的生长、代谢活动和多糖的产生。PAMAM具有与NCPs相同的模板和顺序功能，在牙本质的生物矿化中发挥关键作用。第三代PAMAM-NH2已经被证明是诱导牙本质仿生再矿化的良好模板。DMADDM被称为“人工蛋白”，具有明确的大小、许多反应性官能团和受控的空间结构。有学者将PAMAM-NH2和DMADDM掺入粘接剂中，两者对牙本质粘接性能没有产生不利影响，可以抑制细菌生物膜的生长和代谢活动，并对牙本质具有明显的再矿化作用。同时，DMADDM与树脂聚合物的网络发生共价键合，随着时间的推移，其并不会从粘接剂树脂中丢失或释放。然而，含有PAMAM和DMADDM的粘接剂的耐久性仍需要进一步研究。

HAP也是用于仿生再矿化的磷酸钙源的填充剂之一。HAP填充剂在纳米尺度上的使用改善了牙本质粘接剂的机械性能，并支持树脂复合物与牙齿之间的混合层。与微米HAP相比，纳米HAP具有更高的离子释放能力，并且它可以与粘性树脂一起流入牙本质小管。有学者已经提出假说，认为粘接剂中的HAP纳米棒可以通过胶原网络的-COOH、-OH和-NH_2与HAP颗粒的-OH基团之间的氢键结合而促进牙齿的胶原网络生物矿化，实现树脂-牙本质界面处的牙本质再矿化。

生物活性玻璃具有抗微生物和再矿化活性，它可以通过连续释放碱性离子来增加其环境中的pH值。研究表明，通过掺杂特定的功能离子，如锌、银、各种二氧化硅、铌、氟化物和铜等，可以增强生物活性玻璃的生物活性。有学者使用30%的铌基生物活性玻璃混入粘接剂中，增加其不透射线性而不影响其生物活性、显微硬度、粘接强度和转化程度。也有学者证明了含Cu^{2+}的纳米生物活性玻璃粘接剂可有效地引起树脂-牙本质界面的MMP失活和促进牙本质再矿化。

微渗漏是树脂-牙本质粘连失败的主要原因，这也促使越来越多的学者研究如何改善粘接材料的粘接持续性。使用具有仿生矿化功能的粘接剂可以提供碱性离子，起到对酸的中和作用，并有助于脱矿牙本质区域中剩余HAP晶体的生长。这增强了粘接材料的粘接强度并延长了其预期寿命。然而，由于实验室研究与临床结果之间存在较大差距，未来仍然需要更多的原位试验和临床研究来进一步证实改性粘接剂的仿生矿化效果。

二、窝洞充填材料

复合树脂具有色泽美观、粘接固位效果好以及可塑性强等优点。树脂充填修复已逐渐成为目前最为理想的牙体修复方法，广泛应用于因龋病、外伤等原因造成的牙体缺损修复。但复合树脂也存在一定的问题，如在充填过程中因发生固化收缩，形成边缘缝隙引发微渗漏，从而导致继发龋的发生，在很大程度上降低了充填体的使用寿命和治疗成功率。

羧甲基壳聚糖（carboxymethyl chitosan，CMC）作为支架材料得到的CMC/ACP纳米复合物能有效促进脱矿的牙釉质和牙本质再矿化，作为直接盖髓剂覆盖在脱矿牙本质表面后再矿化深度可达近400μm。以硅酸钙波特兰水门汀（Portland cement，PC）为代表的硅酸盐材料是一种常见的水硬性材料，与临床上广泛应用的三氧化矿物聚合物（mineral trioxide aggregate，MTA）结构相似，其主要成分氧化钙（CaO）能通过在溶液中发生水合反应生成$Ca(OH)_2$，释放出的钙离子作为矿物离子可以在牙釉质或牙本质表面沉积。同时，OH^-的产生可造成局部高碱性环境，使其具备一定的抗菌性。Gandolfi等将波兰特水门汀的衍生物铝硅酸钙或含氟的铝硅酸钙混入复合树脂，与脱矿的牙本质块紧密接触并置于含磷缓冲液中，发现改良后复合树脂能提供钙离子，促进脱矿牙本质表面的矿物沉积。有学者首次尝试将CMC和波兰特水门汀同时添加入复合树脂对其进行改性。在由双酚A甲基丙烯酸缩水甘油酯（Bis-GMA）、甲基丙烯酸-2-羟基乙酯（HEMA）、4-二甲胺基苯甲酸乙酯（EDMAB）和樟脑醌（CQ）组成的亲水性树脂基质中加入CMC、PC和KH_2PO_3得到一种含CMC-钙磷微充填体的仿生矿化树脂。将树脂覆盖在人工脱矿的牙本质块表面1个月后发现，牙本质块的表面显微硬度显著增加，与正常的牙本质无显著性差异，同时牙本质的渗透性和缺陷位点显著减少。将牙本质块重新与商品化的复合树脂进行粘接，不论使用全酸蚀还是自酸蚀粘接系统，仿生矿化树脂处理过的牙本质块表现出极高的粘接强度，表明经CMC-钙磷微充填体改良的树脂能够诱导脱矿牙本质的仿生再矿化，提高脱矿牙本质的粘接性能。脱矿牙本质的仿生再矿化过程得益于亲水性的树脂在固化后吸收水分，促进CMC、钙离子和磷酸根离子的释放，CMC可作为成核抑制剂，而PC和磷酸二氢钾则为无定形磷酸钙的形成提供持续的钙离子和磷酸根离子来源，最终实现脱矿牙本质的仿生再矿化。

石墨烯、氧化石墨烯（graphene oxide，GO）及其衍生物正在逐渐成为组织工程、分子药物传递、癌症治疗、生物传感和生物成像的可靠材料，并在骨修复或器官再生领域具有极高的应用前景。石墨烯相关纳米材料已被证实能够诱导细胞的生物矿化与成骨分化，以及促进HAP的仿生矿化。石墨烯作为一种具有较高生物安全性的支架材料，能够促进人类间充质干细胞的增殖和成骨分化。GO不仅能诱导骨髓间充质干细胞的成骨分化，还具有诱导牙髓干细胞的成牙和成骨分化、牙周膜干细胞成骨和成牙骨质分化，以及诱导牙囊干细胞分化形成牙周膜等能力。GO与明胶形成的复合材料能促进钙离子和磷酸根离子的吸附，从而诱导HAP在材料表面的形成。在树脂材料中加入石墨烯材料不仅提升树脂材料的机械性能，同时还能增强其抗菌性能。有学者在以BisGMA和HPMA 作为主要成分、二甲基丙烯酸三甘醇酯（TEGDMA）作为稀释剂、过氧化苯甲酰（BPO）作为光引发剂得到的牙科树脂水门汀里添加不同浓度的GO后发现，当GO含量在0.5%以内时，树脂水门汀的挠曲强度和抗折强度随着GO含量的增加而增强。有学者在以Bis-GMA和TEGDMA作为主要基质的纳米复合树脂中加入不同浓度的石墨烯-金（Gr-Au）纳米粒子后发现，Gr-Au纳米粒子能增加纳米复合树脂在水中的转化率，从而增加填料在基质中的稳定性并减少残余单体的释放。同时，Gr-Au纳米粒子还能改变复合树脂的表面特性，在树脂材料中加入适量的Gr-Au纳米粒子可以调整材料的表面亲疏水性、表面自由能、表面粗糙度等性能，从而实现抑制牙菌斑生物膜形成及增加树脂稳定性等目的。通过原位结合技术合成GO与HAP纳米复合材料，GO片状结构还可以充当HAP矿化的成核位点。

自20世纪90年代年问世以来，玻璃离子水门汀（glass sonomer cement，GICs）因其与牙本质良好的粘接性、释放氟离子、凝固过程中体积收缩小、色泽相对美观等优点，在牙科修复领域得到广泛的应用。由于在固化过程中能释放氟离子，GICs具有一定的预防邻牙脱矿、促进脱矿牙釉质和牙本质再矿化以及抑制致龋菌生长的作用，在临床中多用于Ⅴ类洞或根面龋的充填、窝洞衬层垫底、窝沟封闭、牙冠粘接等。尽管GICs具有众多优点，但由于其对水敏感、固化后耐久性及耐磨耗较差、拉伸强度和挠曲强度不高等缺陷，并不适合作为受力较大部位的长期充填材料。而且GICs的氟释放能力有限，在最初固化的24小时内氟释放量最大，但仅在6周后氟释放量就稳定在一个较低的水平。随着树脂改性玻璃离子水门汀（RMGICs）的引入，GICs材料的力学性能得到了极大的提高，但其氟释放能力仍然有限，对致龋菌引起的继发龋的预防能力依旧不足。近年来，众多纳米材料如磷酸钙纳米颗粒、玻璃纳米纤维、陶瓷纳米颗粒和碳纳米结构等纳米添加剂被广泛应用于改善GICs的理化特性。由于ACP纳米颗粒具有低结晶度、高表面活性、高溶解度的特点，其在酸性环境中能释放出大量磷酸根离子和钙离子，中和周围的酸性环境，与此同时，它还能进一步促进HAP的生成，在充填体和牙体硬组织交界面上实现脱矿牙齿硬组织的仿生矿化，因此将其作为添加剂加入充填材料中进行继发龋的预防。

此外，众多学者也在不断尝试利用ACP来改善RMGICs的各种理化性能和防龋能力。有研究发现，脱矿牙本质经CPP-ACP再矿化处理后，其与RMGICs之间粘接面的抗剪切强度显著增加，且RMGICs的氟释放也显著增加。应用CPP-ACP作为窝洞表面处理剂还能减少牙本质窝洞边缘的微渗漏，当窝洞经聚丙烯酸和CPP-ACP处理，充填RMGICs且延迟3分钟再进行光固化时，牙本质边缘的封闭性显著提高，但CPP-ACP表面处理对牙釉质边缘的封闭性无显著影响。而当研究人员将ACP直接加入RMGICs中后，ACP能在不减弱粘接面抗剪切强度的同时，提升磷酸根离子和钙离子的释放量，显著抑制周围牙釉质的脱矿，提高RMGICs的防龋能力。此外，ACP的加入还会影响RMGICs的理化和生物特性。在生物特性方面，ACP不仅能增加RMGICs的生物相容性，还能提高hMSCs的碱性磷酸酶活性，促进其成骨分化。

三、其他牙科材料

（一）牙面保护漆

牙体硬组织在口腔环境中不断进行着脱矿与再矿化反应，二者交替发生并维持动态平衡。牙釉质脱矿与再矿化之间的pH值临界值是5.0，当pH值低于此临界值时牙釉质易脱矿。目前研究表明，氟保护漆治疗牙釉质脱矿具有良好效果，但也会导致氟中毒的发生，临床上使用的氟保护漆，大多建议对3岁以下儿童谨慎应用，应用频率不超过每半年一次。因此如何在牙釉质再矿化的同时减少氟的使用成为研究的热点。当CPP-ACP与氟化物联合使用时，CPP-ACP可以与氟离子结合形成酪蛋白磷酸肽-无定形磷酸氟钙（CPP-ACFP），CPP-ACP则作为载体发挥氟离子的运输作用，进一步增加协同防龋矿化的效果。护牙素的主要成分就是CPP-ACP，其再矿化作用目前已得到广泛认可，在临床上也已经广泛应用。其通过黏附在牙面上形成薄膜从而延长与牙面的接触时间，主要应用于牙釉质表面形态的恢复及脱矿牙釉质再矿化，并且护牙素的使用可有效预防氟中毒的发生。

（二）盖髓材料

根据龋损进展程度，龋坏牙本质可有不同的组成结构，其具有不同的超微结构和化学结构。外层受感染的牙本质已发生不可逆变性，治疗时应将该层去除；内层尚未受到感染的脱矿牙本质，可逆且能够实现再矿化，应予以保存。因此，在重要的牙髓治疗过程中，非感染龋性牙本质的再矿化对最大限度地保留牙体组织具有重要意义。牙本质中含有丰富的有机基质，从而使牙本质再矿化比牙釉质再矿化更加困难。这可能归因于牙本质再矿化既不是通过自发沉淀也不是通过有机基质（主要是Ⅰ型胶原蛋白）上的矿物成核，而是通过病变中残留晶体的生长。此外，脱矿牙本质中的胶原基质提供了一个再矿化支架，因此该再矿化支架可以增强深龋中牙本质的再矿化。随着对牙体硬组织生物矿化研究的深入，学者有望为深龋牙本质脱矿再矿化提供一种仿生策略和方法。MTA具有良好的物理化学性质和生物相容性，可用于穿孔修复、根端充填等治疗，有学者将MTA包被于羧甲基壳聚糖支架，成功地合成了具有高钙螯合能力的新型多孔CMC支架材料，随后利用体外循环实验及脱矿牙齿模型证实了具有MTA涂层可以进一步增强CMC支架的生物活性。然而作为潜在的新型盖髓材料，该支架材料的体内效果和临床效果将有待进一步验证。

HAP能释放钙离子且具有较高的pH值，可以促进牙体硬组织屏障形成，但是将HAP用于直接盖髓可能引发牙髓炎症或坏死，有学者研究纳米HAP作为盖髓剂的可能，纳米HAP的化学成分和结构与天然骨及牙釉质中的HAP晶体相似，具有优良的生物相容性和安全性，且能够深入胶原网并成为成核中心，为促进再矿化提供条件。研究证明，它可以成功诱导出具有连续性、结构规则的牙本质桥，且引发的牙髓炎症反应也比氢氧化钙轻微，且随时间延长牙髓反应减弱。基于以上研究，纳米HAP也可以作为一种新型直接盖髓材料。此外，BAG可促进牙髓细胞的增殖、分化及矿化，且由于其非晶体结构，可能较MTA具有更高的生物活性，国内目前已经成功构建了以BAG为主要成分的双组份新型盖髓剂，并证实其具有良好的体内直接盖髓效果，与MTA相比，具有固化时间短、生物相容性好、封闭性好等优点，具有广泛的临床应用前景。

（三）正畸托槽粘接材料

所有的正畸器械都具有潜在的致龋性，正畸矫治器周围的斑块可使牙齿表面脱矿，出现白垩色相间的病变，形成正畸白斑（white spot lesion，WSL），影响正畸患者的美观，并可进一步发展为龋病，因此，WSL的预防十分重要。引起WSL的主要原因包括：①变异链球菌和乳酸菌产生的乳酸溶解牙齿表面矿物质；②正畸器械表面粗糙引起牙菌斑堆积等会促进细菌生长，导致牙釉质表面脱矿；③为了增加正畸器械的粘接性，磷酸的使用引起牙釉质表面矿物质的过度流失，导致医源性WSL。

近年来，有大量学者尝试通过在托槽粘接体系中添加生物活性材料来预防WSL。例如，在现有的粘接材料中添加BAG，当BAG在牙齿表面时，其中的饱和离子将无定形磷酸钙层转化为磷灰石结晶。同时，BAG通过释放离子增加局部pH值，起到缓冲作用，降低了正畸托槽附近发生WSL的可能性。通过在BAG中添加氟化物可以实现促矿化作用。Nam等认为，含氟BAG具有良好的结构稳定性，可用于临床树脂粘接，有效预防WSL的发生。此外，他们将氟化石墨烯与BAG混合制成的生物材料（FGtBAG）添加进正畸粘接树脂中，并发现脱矿牙釉质的显微硬度随着试剂浓度的增加而增加，FGtBAG在酸性环境中能够释放更多的离子，形成HAP。因此，含FGtBAG的正畸粘接树脂具有预防WSL的临床应用潜力。

四、口腔保健产品

口腔健康是国民身心健康的重要标志，而自我口腔保健是维护口腔健康的有效手段，目前，已经有很多学者研究并开发出了具有仿生矿化功能的物质，并在此基础上将其添加到牙膏、漱口水、口香糖等口腔保健产品中，使其在人们的日常生活中能够发挥矿化功效。

（一）CPP-ACP无糖口香糖

作为一种稳定的钙磷再矿化系统，CPP-ACP能够使牙釉质表面的钙离子、磷酸根离子浓度升高，在牙面储存钙离子并缓慢释放，从而减少牙釉质的脱矿并促进脱矿牙釉质的再矿化，能够产生良好的再矿化效能，目前已成为龋病微创治疗的主要再矿化药剂之一。有研究者对含有CPP-ACP的无糖口香糖进行了一项随机、可控的临床试验，在为期两年的研究中，2720名在校儿童被随机分配到试验组（含CPP-ACP无糖口香糖）和对照组（不含CPP-ACP无糖口香糖），所有受试者都接受预防程序，包括含氟漱口水、含氟牙膏和获得专业护理。受试者被要求咀嚼指定的口香糖10分钟，每天3次，并在上学日监督一次，在试验结束时进行了标准化数字X线拍摄。结果表明，与不含CPP-ACP的口香糖相比，含CPP-ACP口香糖的受试者在24个月后龋病发生率降低了18%，再矿化的发生率增加了53%。另有研究发现，含有CPP-ACP的无糖口香糖较不含有CPP-ACP者具有更强的抗酸性，并能够增加正畸患者的唾液流量，提高脱矿牙釉质再矿化的可能性，减少龋白斑的发生。尽管每片CPP-ACP口香糖含钙量不高，但咀嚼含CPP-ACP的口香糖3小时后仍可以从牙菌斑中监测到CPP，这一结果表明CPP-ACP在牙釉质表层下病损再矿化的能力明显优于其他含钙材料。有研究者使用带有牛牙釉质块的口内佩戴装置进行CPP-ACP对脱矿牙釉质再矿化的体内实验，受试者咀嚼含或不含CPP-ACP的口香糖，然后取下牛牙釉质块，检测牛牙釉质的表面硬度，结果显示，与不含CPP-ACP的口香糖相比，含CPP-ACP口香糖组的矿物沉积效果显著，硬度恢复率达到了30%。

与氟化物相比，CPP-ACP具有良好的促矿化效能，且天然无毒，同时其操作简便，可在家自行使用，减少了医生的工作强度，有利于在人群中推广。此外，CPP-ACP还适用于特殊人群：①可用于儿童，CPP-ACP为生物蛋白类再矿化剂，不存在氟化物使用时过量吞咽造成的安全问题；②也可用于孕妇，CPP-ACP能缓冲唾液酸性，可解决孕吐造成的口腔环境偏酸性易引起牙釉质脱矿的问题；③对高氟区及不能用氟化物的人群寻求比较安全的替代品具有重要意义。目前，CPP-ACP在欧美、日本等国家已被广泛添加进无糖口香糖、漱口水、牙膏等日常生活用品中。

（二）纳米HAP牙膏

纳米HAP是颗粒尺寸在1~100nm的HAP，相比普通尺寸的HAP，纳米HAP粒径小、比表面积大，具有量子尺寸效应，故在抗龋、美白和脱敏等各方面表现出明显优于普通HAP的效应，因此也有学者称其为活性HAP。此外，纳米HAP还具有良好的唾液蛋白、葡聚糖吸附能力和良好的抗变异链球菌黏附作用，阻止牙菌斑形成，从而发挥有效的防龋作用。因此，纳米HAP已成为防龋牙膏的研发热点之一。

近年来，国内外已成功开发出含有纳米HAP的保健牙膏。在美国、日本等国家含纳米HAP牙膏已投入生产，成为日常口腔保健用品。美国专利uS6358494是一种以纳米HAP和氟化物为主要成分的双管牙膏，临床试验发现该牙膏可起到美白、固齿等作用，深受好评。日本有学者报道过一种含有纳米HAP粉末的新型补牙牙膏，除了具备一般牙膏的功能外，因其重要成分HAP在唾液中酸性成分的作用下，可与牙釉质紧密结合在一起，还可以有效修补脱矿区的裂缝和微孔。纳米HAP牙膏在中国的开发相对较晚，目前，国内已经有部分学者报道了纳米HAP牙膏在治疗早期牙釉质龋方面具有明显的再矿化功效。纳米HAP牙膏能够明显促进人工龋的再矿化。一方面，人工合成的纳米HAP与牙釉质结构尺寸相近，因龋病导致晶体间隙扩大，增大了纳米HAP直接填充晶体间隙的可能性；另一方面，人工纳米HAP的尺寸效应使其颗粒表面原子数比例增加，具有更多的生物活性，增加钙离子的迁移作用，加速脱矿区的再矿化效应。纳米HAP在防龋牙膏中的应用具有明显的临床功效和较高的经济社会效益，显示出良好的应用前景。

（三）其他口腔应用

NovaMin™是一种含磷硅酸钠的生物活性陶瓷，可以通过陶瓷内部释放钙离子及磷酸根离子促进脱矿牙釉质再矿化。Bijle等研究发现含2%精氨酸的氟化钠牙膏与单纯的氟化钠牙膏相比，能显著增加脱矿牙釉质的再矿化。另有临床试验发现，Oral Essentials Sensitivity Formula®（Oral Essentials，Beverly Hills，CA 90210）漱口水和Sensodyne®（GSK，Warren，NJ 07059）漱口水均能在脱矿牙釉质中产生再矿化的功效。而添加了硅酸钙介孔纳米颗粒的氯己定具有离子释放和氯己定释放、细胞毒性低、抗菌性能好、促进体外矿化等特点。此外，在传统含氟牙膏中添加纳米三磷酸偏钙（Nano-TMP）、甘油磷酸钙等均能够增加脱矿牙釉质的再矿化。

（李浩然　涂欢芯　彭琇　杨阳）

第三节　仿生矿化的应用前景

牙体硬组织是高度矿化、高度有序组装的生物结构。当前，牙体硬组织缺损的修复主要采用异质的复合树脂、玻璃离子、金属、陶瓷等材料。但各类异质修复材料的结构、组成和性质都与牙体硬组织存在差异，并与牙体硬组织间存在界面问题，这些都是导致修复体边缘微渗漏、牙本质过敏症、继发龋、修复体脱落、修复失败等问题的重要因素。此外，上述材料对牙体硬组织缺损的修复均属于创伤性修复，不可避免地会造成牙体硬组织的破坏。近年来，随着新型材料的研发与问世，传统的机械性、经验性牙体预备原则逐渐被生物性、化学性原则取代。通过生物学疗法诱导缺损牙体硬组织实现自愈性修复，是目前口腔医学领域的研究重点和热点。随着分子生物学、分子化学、分子仿生学和纳米技术的发展，以及人们对引发牙体硬组织缺损等不同疾病的认识的不断深入，仿生矿化技术在微创牙科治疗中必将拥有更为广阔的应用前景。

分子仿生设计是当前牙体硬组织修复材料设计的主导思想，依据生物矿化过程的有机基质调控理论，牙体硬组织仿生矿化材料设计的基本理念是在温和的生理条件下，通过无机分子与具有特异识别功能的有机大分子进行自组装或共同组装，形成具有复杂结构的仿生材料。材料设计的主要思路是先形成有机物的自组装体，无机前驱体在自组装聚集体和溶液相的界面处发生化学反应，自组装体的有机模板调控无机晶体的成核、取向和生长，进而调控晶体形态、大小和显微结构。为了探究组成和形态上与牙体硬组织相近的HAP活性材料，越来越多的研究者将仿生学应用到材料领域，在体外模拟机体环境，以基质材料为模板，在其表面形成无机矿化物，并控制无机矿化物的形成过程及成分，从而制备出具有独特微细结构并具有优异的生物学性能的复合材料。浙江大学唐睿康教授团队在最新的研究中发现，将富含磷酸钙团簇的溶液滴加到人工龋表面，随后将其置于人工唾液中，48小时后牙釉质表面形成一层2~3μm的与原牙釉质结构相同、完整结合的矿物结构，实现了真正意义上牙釉质的仿生矿化修复。

近年来，随着仿生矿化研究的深入，纳米HAP被认为更接近生物体内矿化组织的基本组成单元，具有与生物体内的磷酸钙更相似的特点。多项研究设计获得了具有各种形貌和尺寸的纳米磷酸钙或者纳米无机-有机复合材料，并发现其具有较强的牙釉质吸附能力和良好的生物安全性。在临床上，通过体外诱导纳米磷酸钙的定向排列并使之转化为HAP以模拟天然牙体硬组织结构，可以从生物学角度修复牙体硬组织。研究发现，相比尺寸很大的普通HAP和无定形HAP，纳米HAP颗粒可以更牢固地吸附在牙釉质表面，且在酸性环境或欠饱和溶液中可以保持稳定，不易溶解。当牙釉质表面吸附了纳米颗粒后，这些颗粒可以有效保护牙釉质表面，避免其在酸性条件下发生进一步脱矿溶解。由于具有与牙釉质基本组成单元相似的尺寸，纳米HAP颗粒与牙釉质具有良好的生物相容性，可以作为一种十分有效的仿生矿化材料，在牙釉质缺损的临床修复治疗中表现出很好的应用前景。在最新的一项研究中，研究者将微创高强度聚焦超声与HAP纳米棒相结合用于脱矿牙本质的仿生矿化，经过两者联合治疗，研究者观察到脱矿牙本质中重新形成了完整的胶原-纤维网络结构，并带有矿物沉积的迹象。牙本质具有特殊的组成成分和分级结构，目前学者已根据牙本质生物矿化机制初步建立了利用牙本质基质或NCPs类似物诱导仿生矿化的观点。牙本质仿生矿化在聚合物诱导的液态前驱体（Polymer-induced liquid-precursor，PILP）等理论基础上逐渐发展起来。然而，目前牙本质仿生矿化多局限于体外研究，考虑到口腔环境的复杂性，未来还需要开展大量相关的基础研究和体内研究。

45S5生物活性玻璃（BAG）是由钙、磷、硅、钠等多种无机离子组成的具有优良生物相容性、钙磷储备性和成骨活性的生物活性材料，主要用于牙本质过敏症、牙周炎及牙槽骨重建等口腔医学领域，其安全性已得到广泛认可。生物活性玻璃具有与人体自身组织的矿化特征相匹配的矿化能力，近年来，诸多学者证实了生物活性玻璃具有促进脱矿牙体硬组织再矿化的作用。Bakry等通过研究证实生物活性玻璃处理脱矿牙釉质后的再矿化效果优于氟化物凝胶。6%BAG处理后早期牙釉质龋表面的钙磷比接近正常釉质表面，再矿化效果显著。而渗透树脂与BAG联合使用对早期牙釉质龋的修复效果明显优于单独使用渗透树脂及其与氟化物的联合应用。另有研究发现，酸蚀的牙釉质经过介孔BAG M58S处理后，能够形成与牙釉质结构相似的矿化层，且具备良好的力学强度。此外，将含有氟化石墨的BAG与正畸粘接树脂混合后，该复合材料表现出显著的抗菌活性和再矿化性能，这种新型树脂材料为临床预防正畸后牙釉质白斑病变的发生提供新的思路和方法。BAG还能够诱导牙本质表面矿物的形成，且新形成物能够耐受酸性刺激，成为理想的诱导牙本质仿生矿化的生物材料。综合目前的体外研究结果，BAG对脱矿牙体硬组织的再矿化效果可能较其他再矿化生物材料，包括氟化物和CPP-ACP更加明显，但大量前瞻性临床研究及随机对照试验对各种配方中BAG优缺点的评估，是实现BAG在牙体硬组织仿生矿化临床应用的重要前提。

目前，基于仿生矿化理论，对与牙体硬组织结构、功能相似的生物材料的研究大多仍停留在体外实验阶段。因体外实验要求高、周期较长且缺少口腔内复杂生态环境的影响，新形成晶体的致密度、纯度与天然牙体硬组织仍存在一定差距，在机械性能方面也有所欠缺；同时，新生晶体的生长速度、理化性质也缺乏进一步的研究及论证。在今后的研究中，我们还需要进行大量的基础研究和临床试验来验证牙体硬组织仿生矿化材料在口腔环境中的生物性能、矿化效果和临床应用的可行性。

（王秀清）

小　结

牙体硬组织仿生矿化的最终目标是形成具有天然牙体生物特性的牙釉质、牙本质和牙骨质。随着一个个难题被攻破，牙体硬组织仿生矿化材料的成功研发将推动当前的牙体硬组织修复的历史性革新，同质性的仿生材料将替代当前异质性材料，解决材料与牙体硬组织间生物性能不匹配、界面不连续等问题，甚至将进一步促进缺损牙体硬组织本身的自愈性修复，实现牙体硬组织真正意义上的再生。牙体硬组织仿生矿化具有广阔的发展前景，其未来发展将有赖于实验手段的不断提高、研究数据的不断积累和一代代学者的不断努力。

参考文献

[1] Ajdaharian J, Takesh T, Anbarani A, et al. Effects of a novel mouthwash on dental remineralization[J]. Dentistry (Sunnyvale), 2017,7(5):432.

[2] Bakry A, Marghalani H, Amin O, et al. The effect of a bioglass paste on enamel exposed to erosive challenge[J]. Journal of Dentistry, 2014,42(11):1458-1463.

[3] Bijle M, Ekambaram M, Lo E, et al. The combined enamel remineralization potential of arginine and fluoride toothpaste[J]. Journal of Dentistry, 2018,76(1):75-82.

[4] Gandolfi M, Taddei P, Siboni F, et al. Biomimetic remineralization of human dentin using promising innovative calcium-silicate hybrid “smart” material[J]. Dental Materials, 2011,27(11):1055-1069.

[5] Ge Y, Ren B, Zhou X, et al. Novel dental adhesive with biofilm-regulating and remineralization capabilities[J]. Materials, 2017,10(1):26.

[6] Iacoboni I, Perrozzi F, Macera L, et al. In situ syntheses of hydroxyapatite-grafted graphene oxide composites[J]. Journal of Biomedical Materials Research Part A, 2019, 107(9): 2026-2039.

[7] Ma Y, Zhang N, Weir M, et al. Novel multifunctional dental cement to prevent enamel demineralization near orthodontic brackets[J]. Journal of Dentistry, 2017, 64(3):58-67.

[8] Mount G J, Hume W R. A new cavity classification[J]. Australian Dental Journal, 1988,

43(3): 153-159.

[9] Rolla G. Why is sucrose so cariogenic? The role of glucosyltransferase and polysaccharides[J]. Scand Journal of Dental Research, 1989, 97(2):115-119.

[10] Shao C, Jin B, Mu Z, et al. Repair of tooth enamel by a biomimetic mineralization frontier ensuring epitaxial growth[J]. Science Advances, 2019, 5(8):eaaw9569.

[11] Tezvergil-Mutluay A, Seseogullari-Dirihan R, Feitosa V, et al. Effects of composites containing bioactive glasses on demineralized dentin[J]. Journal of Dental Research, 2017, 96(6):999–1005.

[12] Wang L, Li C, Weir M, et al. Novel multifunctional dental bonding agent for Class-V restorations to inhibit periodontal biofilms[J]. RSC Advancesances, 2017, 7(46):29004-29014.

[13] Zhang X, Deng X, Wu Y. Remineralising Nanomaterials for Minimally Invasive Dentistry[M]. Switzerland: Springer International Publishing, 2015.

附　录

中英文名词对照

Hertwig’s上皮根鞘 Herwig’s epithelial root sheath
β-磷酸三钙 β-tricalcium phosphate, β-TCP
X射线衍射 X-ray diffraction spectrometry, XRD
X射线能谱仪 X-ray energy dispersive spectrometer, EDS
X射线光电子能谱 X-ray photoelectron spectroscopy, XPS
HAP结合肽 hydroxyapatite-binding peptides, HABPs

A

暗层 dark zone

B

病损体部 body of lesion
表层 surface zone
表面显微硬度 surface microhardness, SMH
斑釉 mottled enamel
表面显微硬度恢复 surface micro-hardness recovery, SMHR
波兰特水门汀 Portland cement, PC
玻璃离子水门汀 glass sonomer cement, GICs

C

成釉蛋白 ameloblastin, AMBN
细胞黏附分子 cell adhesion molecule, CAM
细胞外基质磷酸糖蛋白 extracellular matrix phosphoglycoprotein, MEPE

成牙本质细胞突起 odontoblastic process
成牙本质细胞突周间隙 periodontoblastic space
成熟不全型釉质发育不全 hypomaturation amelogenesis imperfecta, HMAI
重组全长猪釉原蛋白 recombinant full-length porcine amelogenin, rP172

D

岛结构 island
蛋白酶 proteinases
第三期牙本质 tertiary dentin
定量光导荧光技术 quantitative light-induced fluorescence, QLF
电阻抗仪 electrical caries monitor, ECM
等电点 isoelectric point, p*I*

E

儿童早期龋 early childhood caries, ECC
二水磷酸二钙 dicalcium phosphate dihydrate, DCPD

F

非釉原蛋白 non-amelogenin
非胶原蛋白 non-collagenous proteins, NCPs
反应性牙本质 reactionary dentin
氟磷灰石 fluorapatite,FAP
非龋性牙颈部病变 noncarious cervical lesions, NCCLs
发育不全型釉质发育不全 hypoplastic amelogenesis imperfecta, HPAI
氟牙症&氟斑牙 dental fluorosis
氟化二胺银 silver diamine fluoride, SDF
乏钙羟磷灰石 calcium-deficient hydroxyapatite, CDHA
傅里叶变换红外光谱仪 fourier transform infrared spectrometer, FTIR spectrometer
傅里叶变换衰减全反射红外光谱 attenuated total reflectance fourier transform infrared, ATR-FTIR
富亮氨酸釉原蛋白多肽 leucine-rich amelogenin peptide, LRAP
富组蛋白 histatins, HTN
富酪蛋白 statherin, STATH
富脯氨酸蛋白 proline-rich proteins, PRP

分子模拟 molecular simulation, MS

G

碱性磷酸酶 alkaline phosphatase, ALP
骨涎蛋白bone sialoprotein, BSP
骨桥蛋白 osteopontin, OPN
骨钙素 osteocalcin, OCN
骨粘连蛋白 osteonectin
管周牙本质peritubular dentin
管间牙本质intertubular dentin
骨钙素 osteocalcin
钙化不全型釉质发育不全 hypocalcified amelogenesis imperfecta, HCAI
功能化β-磷酸三钙 functional β-tricalcium phosphate, fTCP
骨生成性 osteoproductive
骨引导性 osteoconductive
高分辨率透射电子显微镜 high resolution transmission electron microscopy, HRTEM
光纤维透照技术 fiber-optic transillumination, FOTI
共聚焦激光扫描显微镜 confocal laser scanning microscopy, CLSM
光散射法 light scattering
光学相干断层扫描仪 optical coherence tomgraphy, OCT
胱蛋白 cystatins, CST

H

坏死崩解层 zone of destruction
环境扫描电镜 environmental scanning electron microscopy, ESEM
横断显微照相术 transverse micro radiography, TMR
横断显微硬度 cross-sectional micro-hardness, CSMH
化学机械预备法 chemo-mechanical techniques

J

介晶 mesocrystal
介观组装 mesoscopic assembly
基质金属蛋白酶 matrix metalloproteinases, MMP

颈环 cervical loop

精氨酸-甘氨酸-天冬氨酸 Arg-Gly-Asp, RDG

继发性牙本质 secondary dentin

浆细胞膜糖蛋白 plasmacell membrane glycoprotein

金属蛋白酶 metalloproteinases, MMPs

近表面脱矿 near-surface demineralization

激光荧光检查方法 laser fluorescence methods, LF

基质囊泡 matrix vesicles, MVs

具拓扑结构的纤维内矿化胶原 hierarchical intrafibrillarly-mineralized collagen, HIMC

聚丙烯酸 polyacrylic acid, PAA

聚天冬氨酸 polyaspartic acid, PAsp

聚谷氨酸 γ-polyglutamic acid, γ-PGA

聚酰胺-胺型树枝状分子 polyamide amine dendrimer, PAMAM

聚二乙烯基二甲基氯化铵 polyvinyldimethylammonium chloride, PDDA

聚合物诱导的液体前驱体 polymer-induced liquid-precursor, PILP

聚乙烯基膦酸 polyvinylphosphonic acid, PVPA

聚丙烯氯化铵 polyallylamine hydrochloride, PAH

甲壳素, 几丁质 chitin

聚乙交酯 polyglycolide acid, PGA

机动机械预备法 mechanical rotary techniques

K

科尔夫纤维 korff fibre

壳状牙 shell tooth

可溶酚醛树脂 resol resin, RS

壳聚糖-羟基磷灰石 chitosan-hydroxyapatite, CHA

壳聚糖釉基质衍生物 enamel matrix derivative, CS-EMD

壳聚糖-釉原蛋白 chitosan-amelogenin, CS-AMEL

壳聚糖 chitosan, CS

L

酪蛋白磷酸肽 casein phosphopeptide, CPP

磷酸一钙 monocalcium phosphate anhydrous, MCPA

磷酸二钙 dicalcium phosphate anhydrous, DCPA

磷酸三钙 tricalcium phosphate, TCP
磷酸四钙 tetracalcium phosphate, TTCP
磷酸八钙 octacalcium phosphate, OCP
酪蛋白磷酸肽-无定形磷酸钙 casein phosphopeptide-amorphous calcium phosphate, CPP-ACP
磷硅酸钙钠 calcium sodium phosphatesilicate, CSP
冷冻扫描电镜 cryo scanning electron microscopy, Cryo-SEM
酪蛋白磷酸肽-无定形钙氟磷 casein phosphopeptide-amorphous calcium fluoride phosphate, CPP-ACFP
酪蛋白衍生物-磷酸钙复合物 casein derivatives coupled with calcium phosphate, CD-CP
磷酸化壳聚糖-无定形磷酸钙 phosphorylated chitosan and amorphous calcium phosphate, Pchi-ACP

M

马拉瑟上皮剩余 Malassez epithelial rest
磨损 abrasion
磨耗 attrition
没食子酸 gallic acid, GA
没食子酸甲酯 methyl gallate, MG
模拟体液 simulated body fluid, SBF

N

扭折 kink
囊性纤维化传导跨膜调节蛋白 cystic fibrosis conduction transmembrane regulatory protein, CFTR
粘多糖连接序列 glycosaminoglycan-attachment sequence,SGDG
粘多糖 glycosaminoglycans
纳米氟化银 nanosilver fluoride, NSF
纳米级金属氟化物 nanosilver metal fluorides, NMF
纳米羟基磷灰石 nano-hydroxyapatite, nHAP
柠檬酸 citrate

P

平滑面龋 smooth surface caries
葡萄籽提取物 grape seed extract, GSE
偏振光显微镜 polarized light microscopy, PLM

Q

羟基磷灰石 hydroxyapatite, HAP
前期牙本质 predentine

R

溶质载体 solute carrier, SLC

S

生物矿化 biomineralization
沙比纤维 Sharpey's fibre
丝氨酸蛋白酶 serine proteinases
生电性碳酸氢根协同转运蛋白 electrocatalytic bicarbonate cotransporter, NBCe
酸性富含半胱氨酸的蛋白质 secreted protein, acidic and rich in cysteine, SPARC
髓周牙本质 circumpulpal dentin
上皮向间充质细胞转化 epithelial-to-mesenchymal transition, EMT
酸蚀症 erosion
生物腐蚀 biocorrosion
四环素牙 tetracycline stained teeth
酸性磷酸氟 acidified phosphate fluoride, APF
生物活性玻璃陶瓷 bioactive glass, BAG
三偏磷酸钠 sodium trimetaphosphate, TMP
扫描电子显微镜 scanning electron microscope, SEM
数字成像光纤透照技术 digital imaging fiber-optic transillumination, DIFOTI
数字放射减影 digital subtraction radiography, DSR
三聚磷酸钠 sodium trimetaphosphate, STMP
三乙胺 triethylamine, TEA
羧甲基壳聚糖 carboxymethyl chitosan, CMC
声波预备法 micro-sonic abrasion

T

台地 terrace
台阶 step
糖胺聚糖 glycosaminoglycan, GAG
托姆斯突 tomes process
碳酸酐酶 carbonic anhydrases, CAs
透明层 hyaline Hopewell-Smith layer
托姆斯颗粒层 Tomes granular layer
透明层 translucent zone
脱矿层 zone of demineralization
透射电子显微镜 transmission electron microscope, TEM
天冬氨酸-丝氨酸-丝氨酸 aspartate-serine-serine, DSS
天氨酰胺-丝氨酸-丝氨酸三肽 asparagine-serine-serine, 3NSS
唾液获得性摸仿生单宁酸 salivary acquired pellicle bioinspired tannic acid, SAP-TA

W

无定形磷酸钙 amorphous calcium phosphate, ACP
无定形碳酸钙 amorphous calcium carbonate, ACC
无细胞外源性纤维牙骨质acellular extrinsic fiber cementum, AEFC
无细胞无纤维牙骨质 acellular afibrillar cementum, AAC
五倍子提取物 Galla.chinensis extract, GCE
微计算机断层扫描技术 micro computed tomography, micro-CT
无机焦磷酸盐 inorganic pyrophosphate, PPi
无机磷酸盐 inorganic phosphate, Pi
无机三氧化物聚合物 mineral trioxide aggregate, MTA
微创牙科学 minimal intervention dentistry, MID
无创修复治疗 atraumatic restorative treatment, ART

X

向连接 oriented attachment
衔接蛋白 adaptor protein, AP
小整合素结合配体n链糖蛋白 small integrin-binding ligand N-chain glycoproteins, SIBLINGs
小富含亮氨酸的蛋白多糖 small leucine-rich proteoglycans, SLRPs

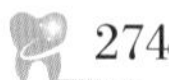

限制板 lamina limitans
细胞性固有纤维牙骨质 cellular intrinsic fiber cementum, CIFC
细胞性混合分层牙骨质 cellular mixed stratified ementum, CMSC
细菌侵入层 zone of bacterial invasion
细胞外基质大分子 extracellular matrix macromolecules, ECM
楔状缺损 wedge-shaped defect
选区电子衍射 selected area electron diffraction, SAED
显微硬度测定 micro hardness, MH
细胞外基质磷酸糖蛋白 matrix extracellular phosphoprotein, MEPE

Y

诱导时间 induction time, τ
釉原蛋白 amelogenin, AMEL
釉蛋白 enamelin, ENAM
釉丛蛋白 tuftelin
釉成熟蛋白 amelotin
釉质牙本质界 dentinoenamel junction, DEJ
釉质溶解蛋白 enamelysin
牙釉质基质蛋白 enamel matrix protein, EMPs
阴离子交换蛋白 anion exchange protein, AE
牙本质涎磷蛋白 dentin sialophosphomtein protein, DSPP
牙本质唾液蛋白dentin sialoprotein, DSP
牙本质磷蛋白dentin phosphoprotein, DPP
牙本质基质蛋白 dentin matrix protein, DMP
原发性牙本质 primary dentin
牙本质外围层 peripheral outer layers
牙本质小管 dentinal tubule
牙乳头 dental papilla
釉梭 enamel spindle
牙骨质附着蛋白 cementum attachment protein,CAP
牙滤泡 dental follicle
牙髓牙本质复合体 pulp-dentin complex
牙本质过敏症 dentin hypersensitivity, DH
釉质发育不全 amelogenesis imperfecta, AI
遗传性牙本质发育不全 dentinogenesis imperfecta, DGI
一水合磷酸一钙 monocalcium phosphate monohydrate, MCPM

原子力显微镜 atomic force microscopy, AFM
釉原蛋白衍生多肽 amelogenin-derived peptides, ADPs
预成核簇 prenucleation clusters
伢典系统 Carisolv
氧化石墨烯 graphene oxide, GO

Z

转铁蛋白受体 transferrin receptor, TFRC
罩牙本质 mantle dentin
组织非特异性碱性磷酸酶 tissue nonspecific alkaline phosphatase, TNAP
纵向显微放射照相术 longitudinal microradiography, LMR
自组装单分子层 self-assemble monolayers, SAMs
正畸白斑 white spot lesion, WSL